Christiane Bößel

Small Town Kisses

W0248920

Eine Liebe gegen alle Regeln

Jeder weiß, dass Kaden ein Idiot ist. Spätestens nachdem er Parkers beste Freundin entjungfert, ihr die große Liebe vorgelogen und dann die Stadt ohne ein Wort verlassen hat. Parker beschließt, sich an ihm zu rächen, sollte sie ihn jemals wiedersehen. Als er ein Jahr später nach Minot zurückkehrt, ergreift sie ihre Chance. Es kann schließlich nicht so schwer sein, Kaden zu verführen und bloßzustellen, so wie er es mit ihrer Freundin getan hat. Doch je mehr Zeit sie mit ihm verbringt, desto schwerer fällt es ihr, ihren Plan in die Tat umzusetzen …

CHRISTIANE BÖSSEL, geboren 1975, hat ursprünglich als Krankenschwester gearbeitet, bevor sie Germanistik und Philosophie studierte. Sobald sie alle Buchstaben konnte, fing sie an zu schreiben. Mit ihren Erzählungen hat sie mehrmals den Augsburger Poetry Slam und einen Schreibwettbewerb gewonnen und ist in verschiedenen Anthologien vertreten.
Seit 2014 schreibt sie Liebesromane und Fachbücher. Wenn sie nicht neue Geschichten erfindet, unterrichtet sie in der beruflichen Bildung Jugendliche und Erwachsene. Außerdem ist sie büchersüchtig, liebt Nudeln, ihren Garten und skurrile Bildunterschriften im Privatfernsehen. Sie lebt mit Mann, Sohn und zwei Katern als Landei in Bayern.

Christiane Bößel

Small Town Kisses

Morgan & Nate

FOREVER

Forever by Ullstein
forever.ullstein.de

Originalausgabe bei Forever
Forever ist ein Verlag
der Ullstein Buchverlage GmbH, Berlin
Juni 2020 (1)

© Ullstein Buchverlage GmbH, Berlin 2020
Umschlaggestaltung:
zero-media.net, München
Titelabbildung: © FinePic®
Innengestaltung: deblik Berlin
Gesetzt aus der Quadraat Pro powered by pepyrus.com
Druck- und Bindearbeiten: CPI books GmbH, Leck

ISBN 978-3-95818-563-0

Februar

Morgan

Eine Socke traf mich am Kopf. Nur weil ich im Laufe der Jahre die Reaktionsfähigkeit einer Profibaseballerin entwickelt hatte, landete sie nicht in der Pfanne mit dem Rührei.

Ich drehte mich um, verschränkte meine Arme vor der Brust und setzte meinen strengen Blick auf, der allerdings wie so oft keine Wirkung zeigte. Meine Brüder bemerkten mich nicht einmal. Donovan peitschte Tristan kichernd mit der anderen Socke auf die Schultern und ins Gesicht. Gut, dass sie frisch gewaschen war. Seinen Bruder zu ärgern war eine seiner Lieblingsbeschäftigungen. Tristan versuchte ihn abzuwehren, schaffte es aber nicht und rutschte mit seinem Stuhl außer Reichweite.

»Feigling«, rief Donovan ihm lachend nach und lehnte sich mit zufriedenem Grinsen zurück.

Die Zwillinge waren vor Kurzem fünfzehn geworden, verhielten sich aber oft immer noch wie Kindergartenkinder. Kinder, die mehr Nahrung vernichteten als eine Horde T-Rex. Dad hatte Frühschicht und war schon vor Stunden zur Arbeit gegangen, weshalb er heute wenigstens von dem Chaos meiner Brüder verschont blieb.

Parker schob sich mit genervtem Teenager-Zicken-Blick ihre Cornflakes in den Mund und ignorierte gekonnt ihre Brüder. Ich frühstückte meist erst, wenn die drei in der Schule waren.

Ich ließ die Socke auf den Boden fallen, sparte mir jeglichen Kommentar oder Erziehungsversuch, weil es ohnehin sinnlos war, verteilte den Speck und die Eier auf zwei Tellern und schaltete den Herd aus.

Jedem meiner Brüder stellte ich seine Portion hin, zog meine Schürze aus und setzte mich dann selbst. Mein Kaffee war mittlerweile kalt, also stand ich wieder auf, goss ihn ins Waschbecken und schenkte mir einen neuen ein.

»Wann kommt ihr heute nach Hause?«, fragte ich in die Runde.

Parker hob lediglich ihre Hand und spreizte ihre Finger ab. Dazu gab sie ein Geräusch von sich, das vermutlich ihre Genervtheit und Missbilligung ausdrücken sollte. Früher war sie lieb und fröhlich gewesen und sorglos wie ein Hippie auf LSD durch den Tag gesprungen. Bis Mom uns verließ. Danach verwandelte sich Parker in ein Kind voll Wut und Trauer, das nicht verstehen konnte, warum seine Mom es im Stich gelassen hatte. Nun war sie dreizehn. Und das Einzige, was sich seitdem verändert hatte, war ihr Körper. Von einem dürren kleinen Mädchen mit langen Zöpfen war sie zu einer Teenagerin herangewachsen, der man bereits ansehen konnte, wie attraktiv sie einmal als Frau sein würde. Daran änderten auch ihr chronisch mürrischer Gesichtsausdruck und ihr Desinteresse an Jungs nichts. Vom Aussehen her kam sie nach Mom, schlank und sportlich, mit dichten blonden Haaren und leuchtend blauen Augen.

Ich dagegen hatte Dads und Grannys Figur geerbt. Klein, rund, weich, mit großem Busen (den natürlich nur von Granny), schwarze, borstig dicke Haare und unspektakulär braune Augen. Ich hätte die Hälfte meiner Haare spenden können und hätte immer noch mehr als die meisten anderen Leute gehabt. Dad nannte mich deswegen manchmal liebevoll Perückenköpfchen.

Meine Brüder waren eine perfekte Mischung aus beiden Elternteilen, ihre Körper irgendwo zwischen Kind und Mann, noch etwas schlaksig und ungelenk, aber mit definierten Muskeln, ihre Züge begannen bereits kantiger zu werden. Für Fremde sahen sie völlig identisch aus, aber ich hatte keine Probleme, sie zu unterscheiden. Schon allein wegen ihrer unterschiedlichen Charaktere.

»Ich gehe noch ins Studio und treffe mich dann mit Vic«, antwortete

Donovan mit vollem Mund und schaufelte sich eine weitere Gabel Ei-Bacon-Mix in den Mund.

Tristan zog die Augenbrauen nach oben. »Schon wieder eine Neue?«

»Du bist doch nur neidisch«, ärgerte ihn Donovan. »Nur weil du keine abbekommst ...«

Doch Tristan unterbrach ihn. »Ich könnte schon, aber ich *will* nicht.«

Donovan lachte, als wäre es total absurd, dass Tristan eine Freundin haben könnte.

Tristan war bei Liebesdingen, wie in so vielen Dingen, das genaue Gegenteil von Donovan. Ging nie auf Dates, brachte nie ein Mädchen mit nach Hause oder erwähnte eines. Zumindest bekam ich nichts davon mit.

Vor sechs Monaten hatten sich Tristan und Donovan im Fitnessstudio angemeldet. Genau genommen nur einer der beiden. Um Geld zu sparen. Da außer mir, Dad und Parker und meiner besten Freundin Laura ohnehin kaum jemand die Twins, wie sie in der Stadt genannt wurden, auseinanderhalten konnte, wechselten sie sich im Studio ab. Dazu hatten sie sich extra identische Trainingsklamotten besorgt und die gleiche Frisur schneiden lassen, obwohl sie sonst auf ihre Individualität beharrten. Ich fand ihre Strategie moralisch höchst fragwürdig, aber da wir tatsächlich quasi immer pleite waren, nahm ich es stillschweigend hin. Nicht einmal Dad wusste davon. Nur Laura, die praktischerweise im Fitnessstudio arbeitete, war eingeweiht. Sie hätte sich ohnehin nicht täuschen lassen. Dazu kannte sie meine Brüder viel zu lange und zu gut.

Tristan schluckte seinen Bissen herunter, bevor er antwortete. »Wir haben Probe. Wir wollen heute das ganze Stück durchspielen. Kann also spät werden.«

Tristan spielte seit der vierten Klasse begeistert Schultheater. Und er war gut. Das fand ich nicht nur, weil ich seine stolze große Schwester war. Er hatte wirklich Talent. Bestimmt würde er einmal ein berühmter Schauspieler werden, mit einem Stern auf dem Walk of Fame und Oscars und Hauptrollen in Blockbustern. Ich wünschte es ihm.

Meine Geschwister sollten nicht wie ich in Minot versauern. Mit einem mittelmäßigen Highschoolabschluss, ohne Ausbildung, ohne College, als schlecht bezahlte Hilfskraft in einem wenig erfolgreichen Buchladen. Aber irgendjemand hatte sich nach Moms Verschwinden um die anderen drei Kinder kümmern müssen. Und da ich die Älteste war – und Dad Geld verdienen musste – hatte ich die Rolle der Ersatzmom übernommen. Mit gerade mal sechzehn. Statt wie meine Freundinnen Partys zu feiern, Jungs zu treffen, sich für Colleges zu bewerben oder auszuschlafen, ging ich zu Elternabenden, flickte Löcher in Klamotten, tröstete beim ersten Liebeskummer, verscheuchte Monster aus Schränken, versorgte aufgeschlagene Knie, übte Lesen und Rechnen, backte Kekse, wusch Berge an Wäsche, kaufte ein, hörte zu, sang in den Schlaf, hielt Dad den Rücken frei. Meine eigenen Hausaufgaben erledigte ich, wenn alle im Bett lagen.

Manchmal stellte ich mir das Leben meiner Geschwister in der Zukunft vor. Tristan, der erfolgreiche Schauspieler, Parker, das Supermodel mit dem düsteren Blick, der das Leid der Welt symbolisierte. Und Donovan, attraktiver Bad Boy, der die Modelkolleginnen seiner Schwester hinter der Bühne verführte und sein ausschweifendes Leben von seinen reichen Geschwistern finanzieren ließ.

Ich selbst spielte in diesen Träumen keine Rolle. Minot und der Buchladen würden für immer meine Welt bleiben. Ich musste froh sein, dass ich ohne Ausbildung überhaupt eine Stelle gefunden hatte. Es gab Schlimmeres, als seine Zeit zwischen Büchern zu verbringen und dafür auch noch bezahlt zu werden. Ich liebte Bücher. Schrieb sogar selbst Geschichten – oder versuchte es zumindest. Wenn meine Chefin gut gelaunt war, erlaubte sie mir manchmal, Bücher mit nach Hause zu nehmen. Aber nur, wenn ich ihr versprach, sie ohne Leserillen zurückzugeben.

Leider war sie selten gut gelaunt.

Als schließlich alle meine Geschwister das Haus verlassen hatten, spülte ich das Geschirr, stellte es zum Abtrocknen auf die Arbeitsfläche und wechselte ins Wohnzimmer auf die Couch. Ich legte meinen Kopf auf die Lehne, schloss die Augen und genoss die Ruhe im Haus. Diese paar Minuten Stille und Nichtstun gönnte ich mir morgens. Das leise Ticken der Uhr machte mich schläfrig. Wie so oft fehlte mir Schlaf, weil ich bis nach Mitternacht mit dem Haushalt beschäftigt gewesen war. Fünf Leute machten eine Menge Dreck und Chaos. Dad war mir dabei keine Hilfe, er war mit zwei Jobs völlig ausgelastet. Wie ich hatte er nie ein College besucht und verdiente als Fahrer für eine Großbäckerei nicht genug, um uns durchzubringen. Deswegen putzte er zusätzlich mehrmals die Woche nachts Büros. Für nichts war er sich zu schade, damit seine vier Kinder gut versorgt waren. Er liebte uns zu sehr, um uns auch noch im Stich zu lassen, obwohl er wegen des Verschwindens von Mom genauso litt wie wir. Schließlich hatte sie nicht nur ihre Kinder, sondern auch ihren Mann verlassen. Niemand wusste, wieso. Von einem Tag auf den anderen war sie weg gewesen. Hatte einen Koffer gepackt, das letzte Geld vom Konto abgehoben und sich unsichtbar gemacht. Ohne Erklärung. Ohne jemals wieder Kontakt mit uns aufzunehmen. Wir mussten ohne sie weiterleben und versuchen, nicht zu verzweifeln. Dad schaffte das Geld heran, ich war für alles andere zuständig. Nach der Highschool suchte ich mir ebenfalls sofort einen Job. Ich hätte gerne Literatur studiert, aber wir konnten uns nicht einmal das Community College leisten und für ein Stipendium waren meine Noten zu schlecht. Wir brauchten die zusätzlichen Dollars, die ich im Buchladen verdiente. Die Zwillinge fraßen uns arm, dazu Parkers Besuche beim Psychologen, das Haus ... Ich wollte um jeden Preis verhindern, dass meine Geschwister auch noch arbeiten mussten. Sie sollten sich auf die Schule konzentrieren, damit sie es irgendwann besser hatten als ich. Wenigstens waren meine Geschwister über Dad krankenversichert. Mein Arbeitsvertrag beinhaltete das nicht. Würde ich ernsthaft krank werden, wäre das eine finanzielle Katastrophe.

Unsere Katze Shiva kam angetrottet und maunzte jämmerlich. Weil sie es aufgrund ihres Alters nicht mehr selbstständig auf die Couch schaffte, hob ich sie hoch und setzte sie auf meinen Schoß, wo sie sich nach ausgiebigem Treteln zusammenrollte und schnurrend döste. Shiva war der einzige Luxus, den ich mir leistete. Am Tag nach Moms Weggehen hatte sie hungrig vor der Türe gehockt und seitdem war sie geblieben.

»Du müffelst.« Als Antwort miaute Shiva, ließ sich schwerfällig von der Couch plumpsen und stolzierte so würdevoll davon, wie es ihre alten Knochen zuließen.

»Du riechst auch nicht besser«, wollte sie mir damit vermutlich sagen. Da sie recht hatte, ging ich duschen.

Normalerweise sparte ich, wo es ging, aber beim Duschen ließ ich mir grundsätzlich Zeit, verbrauchte unverschämt viel Wasser und blieb so lange unter dem heißen Strahl, bis meine Haut schrumpelig wurde.

Alle Flächen waren beschlagen, als ich aus der Duschkabine stieg. Ich wickelte mir ein Handtuch um den Körper und wischte mit einer Hand den Spiegel frei. Fuhr mit den Fingern über meine selten verschwindenden Augenringe und beugte mich vor, um mich näher betrachten zu können.

»Du hast schon schlimmer ausgesehen«, diagnostizierte ich mir selbst. »Aber auch schon besser«, fügte ich murmelnd hinzu.

Sorgfältig cremte ich mich ein, legte ein wenig Wimperntusche und Lipgloss auf und lief nackt in mein Schlafzimmer. Dad hatte mir letztes Jahr das ehemalige Elternschlafzimmer überlassen und war auf die Couch gezogen, so dass Parker und ich nun beide ein eigenes Zimmer hatten. Die Zwillinge wohnten zusammen in einem. Zwar beschwerten sie sich regelmäßig lautstark über die fehlende Privatsphäre, aber mehr Platz hatten wir eben nicht. Wir konnten ja kein extra Zimmer herbeizaubern. Eigentlich wohnten Frauen mit über zwanzig nicht mehr zuhause, aber eine eigene Wohnung konnte ich mir nicht leisten und außerdem brauchte mich meine Familie. Dad brauchte mich. Um sie komplett sich selbst zu überlassen, waren Parker, Tristan und Donovan schlicht noch zu jung.

Aus meinem Schrank nahm ich meine Lieblingsjeans und eine einfarbige Bluse.

Shiva wartete mit empörtem Blick vor meinem Zimmer, strich um meine Beine und miaute. Dann humpelte sie voraus in die Küche und blieb vor ihrem leeren Napf stehen. Im Alter wurde unsere Katze immer vergesslicher. Doch ihr zu erklären, dass sie bereits gegessen hatte, war ungefähr so erfolgsversprechend, wie Parker zum Lächeln bringen zu wollen. Deswegen gab ich ihr einen Löffel voll Thunfisch, schlüpfte in meine Jacke und meine Stiefel und verließ mit meiner Tasche das Haus.

Es war eiskalt an diesem Morgen, weshalb ich meinen Schal fester um den Hals wickelte und meine Arme um mich schlang. Dann hastete ich zum Laden. Das Auto brauchte Dad und Busfahren am Morgen war die Hölle. Teenagergestank reichte mir zuhause.

Ich sperrte gerade die Tür von Harold´s Bookshop auf, als mir jemand auf die Schulter tippte. Erschrocken fuhr ich herum und erkannte meine grinsende Freundin Laura. Sie wohnte nur ein paar Meter weiter und war vermutlich ebenfalls auf dem Weg zur Arbeit. Mit einem Kuss auf die Wange begrüßte sie mich und wünschte mir einen schönen Tag. Aber weil sie wie immer viel zu spät dran war, hatten wir keine Zeit zum Reden.

»Ich ruf dich an«, versprach sie, bevor sie weitereilte.

Nate

Das war sie also. Minot, eine Stadt in North Dakota mit nicht einmal fünfzigtausend Einwohnern. Genannt *The Magic City*. Warum sie so hieß, war mir ein Rätsel. Eine Viertelstunde saß ich mittlerweile untätig in meinem Ford, der älter war als ich selbst, und betrachtete die Gegend vor dem Wohnkomplex, der ab sofort mein neues Zuhause sein sollte. Hier war gar nichts magisch. Nur nass und kalt. Die Leute waren dick in ihre Jacken eingemummelt, die Kragen aufgestellt, die Kapuzen übergezogen. Mit mürrischen Mienen hasteten sie über die Straße, als könnte man vor dem Regen fliehen, wenn man schneller lief. Weder das Wetter noch die Menschen wirkten besonders einladend. Aber ich hatte mir diesen Ort selbst ausgesucht. Ich wollte ja unbedingt in eine andere Klimazone. Weg von der ewigen Hitze in Florida, die meinen Kreislauf noch mehr belastete. Weg von meinem alten Leben.

Weil ich das Lenkrad so krampfhaft umklammerte, fing meine Hand an zu schmerzen. Ich löste den Griff, schüttelte sie und massierte mit der anderen meine steifen Finger und die Handfläche. Dann widmete ich mich meinem Bein. Knetete den Oberschenkel und fuhr mit beiden Händen bis zur Wade hinunter. Dies wiederholte ich ein paarmal, bis ich das Gefühl hatte, dass genug Blut und Leben in meiner verhassten Gliedmaße war, damit ich aussteigen konnte, ohne sofort wegzuknicken. Auf der Fahrt hatte ich zu wenig Pausen gemacht. Das rächte sich jetzt. Wenn ich meinem Körper nicht regelmäßig Ruhe gönnte, mutierte ich noch frühzeitig zum Greis. Bewegungstechnisch gesehen. Mein Kopf brummte vom langen Fahren und meine Konzentration hatte sich schon vor ein paar hundert Kilometern verabschiedet. Ein Wunder, dass ich in meinem Zustand keinen Unfall gebaut hatte.

Ich schloss die Augen, lehnte meinen Kopf an die Kopfstütze und legte meine Hände auf das Gesicht, wölbte meine Finger und stellte mir vor, wie Wärme und Energie meinen Körper von meiner Handfläche aus durchfluteten. Meine Physiotherapeutin hatte mir diese Übung zum Energiesammeln gezeigt. Sie war nicht nur Krankengymnastin, sondern auch Reikimeisterin und seit Kurzem sogar noch Schamanin. Dieses ganze Energiegerede fand ich albern, zu esoterisch und abgehoben, aber es half tatsächlich, obwohl ich anfangs immer wieder von Lachanfällen überfallen worden war. Vielleicht war es auch nur die Konzentration auf mich selbst und den Atem, die mich dabei zur Ruhe gebracht hatten. Hätte mich jemand in diesem Moment beobachtet, hätte er wahrscheinlich gedacht, ich wäre übergeschnappt. Oder tot. Oder betrunken im Auto eingeschlafen.

Nichts davon stimmte. Vor dem Verrücktwerden und Verzweifeln hatten mich meine Eltern und meine verschiedenen Therapeuten bewahrt, dem Tod war ich – wenn auch nur knapp – von der Schippe gesprungen und Alkohol hatte ich seit Jahren nicht mehr angerührt. Seit ich am eigenen Leib erfahren musste, dass die Warnhinweise in den Beipackzetteln, man solle keinen Alkohol zu den Medikamenten konsumieren, nicht aus Spaß da standen. Ein kurzer Rausch war es mir nicht wert, wieder im Krankenhaus zu landen. Ich vermisste Alkohol nicht einmal. Im Gegensatz zu anderem. Einem normalen Leben zum Beispiel. Mit einem Körper, der mich nicht regelmäßig im Stich ließ.

Nach ein paar Minuten nahm ich die Hände von meinem Gesicht, atmete tief ein und öffnete die Tür meines Wagens. Ich freute mich auf mein Appartement und mein Bett. Nach vier Nächten in billigen Motels brauchte ich dringend eine nicht komplett durchgelegene Matratze und meine eigene Bettwäsche. Letzte Woche waren Mom und ich bereits hier gewesen, hatten die Möbelpacker empfangen, die Wohnung eingeräumt, das Bett bezogen, Vorräte eingekauft. Ich hätte das alles auch allein geschafft, ich war erwachsen, aber Mom hatte mich gar nicht gefragt, ob ich ihre Hilfe wollte. Sie half einfach. Und ich ließ sie ausnahmsweise. Sie brauchte das. Wenn ich sie schon verließ, wollte sie mich wenigstens gut aufgehoben wissen. Dabei zog ich nicht das erste Mal aus. In meinem ersten und einzigen Jahr am College in Miami hatte ich mit meinem besten Freund Brian ein Wohnheimzimmer auf dem Campus geteilt. An meinem zwanzigsten Geburtstag war ich wieder in mein altes Kinderzimmer gezogen. Nicht, weil ich vom Studieren genug hatte oder wir uns das College nicht mehr leisten konnten. Nein, nach sechs Monaten Krankenhaus und Reha hatte ich noch nicht einmal selbständig sitzen können, ohne umzufallen. Geschweige denn laufen oder mich alleine anziehen. Oder allein wohnen. Zumindest hatte ich es erfolgreich verhindern können, dass Mom mein Doppelbett gegen ein Pflegebett austauschte und mich im Wohnzimmer einquartierte.

Vier Jahre war das her. Höchste Zeit, wieder selbständig zu werden. Ich hatte es so satt, von anderen abhängig zu sein.

Nicht nur das Klima verschlug mich ans andere Ende des Landes. Ich wollte mir selbst und allen anderen beweisen, dass ich allein zurechtkam. Und vor allem wollte ich niemandem mehr zur Last fallen. Niemand sollte sich verpflichtet fühlen, mich zu pflegen oder das eigene Leben hintenanstellen, um mir meinen Alltag zu erleichtern. Mir. Dem Krüppel.

Ich war nicht verbittert. Ich war realistisch. Das war ein großer Unterschied.

Wenn man nicht darauf achtete, bemerkte man meine Behinderung nicht sofort. Man konnte es als individuelles Bewegungsmuster ansehen. Das war mir nur recht. Es musste nicht jeder wissen, dass mit mir etwas nicht stimmte. Morgen würde ich mich als erstes im Fitnessstudio anmelden, damit das so blieb. Ließ ich meine Übungen schleifen, spürte ich die Einschränkungen umso deutlicher. Zufälligerweise war das Studio nur wenige Minuten von meiner Wohnung entfernt. Was ich allerdings bei meinem letzten Besuch hier noch nicht entdeckt gehabt hatte, war der kleine Buchladen ein paar Eingänge weiter. Früher hatte ich nie viel gelesen. Ich war ein normaler Teenager gewesen, ging auf

Partys und Dates, versuchte, meine spärlichen Muskeln durch Krafttraining aufzupumpen, um bessere Chancen bei den Mädchen zu haben. Das exzessive Training, mein fitter Körper und mein junges Alter waren laut den Ärzten der Grund, warum ich überhaupt noch lebte.

Minot sollte ein Neuanfang sein. Ich konnte zwar meinen Körper nicht auswechseln, meinen Weg konnte ich jedoch frei wählen. Zumindest innerhalb meiner Möglichkeiten.

Ich stieg mit dem linken Fuß voran aus, verlagerte mein Gewicht darauf und hielt mich oben an der Tür fest, dann zog ich das andere Bein nach und schälte mich aus dem Wagen. Es dauerte immer einen Augenblick, bis ich sicher stand, kurz genug, um anderen nicht aufzufallen, aber ich bemerkte es. Nach der langen Reise waren meine Glieder heute besonders steif. Ich hätte auch mit dem Zug fahren oder fliegen können, aber ich liebte meinen alten Ford Pick-up, er verhalf mir zur Unabhängigkeit und ließ mich normaler fühlen. Außerdem war er hoch genug, dass ich bequem ein- und aussteigen konnte. Dass jemand von meiner Familie oder meinen Freunden die weite Strecke auf sich nahm, um mir den Wagen oder mich nach Minot zu bringen, hatte ich abgelehnt. Das war mein Weg. Und ich wollte ihn allein bewältigen.

Ich unterdrückte ein Stöhnen, streckte mich, schlug die Tür zu und sperrte sie ab und humpelte zum Kofferraum, um meinen Rucksack zu holen. Mein Körper und ich brauchten dringend Ruhe. Und einen Pizzaservice. Mom hatte mir zwar bergeweise vorgekochtes Essen in die Gefriertruhe gepackt, aber allein die Vorstellung, auch nur einen einzigen Knopf an der Mikrowelle betätigen zu müssen, kam mir nicht zu bewältigen vor. Die Erschöpfung lähmte meinen Körper und mein Gehirn und ich wünschte mir, ich könnte mich in meine Wohnung beamen.

Meine Schritte klangen schwer auf dem Asphalt, das rechte Bein zog ich ein wenig nach. Ein Außenstehender hätte wahrscheinlich nur ein leichtes Humpeln bemerkt, ich dagegen fühlte mich wie Quasimodo kurz vor dem Sterben. Die paar Schritte zum Haus kamen mir wie tausend Kilometer vor.

Vor dem Aufzug wartete eine junge Frau, etwa in meinem Alter, vielleicht auch ein wenig jünger, die mich offen anlächelte. Ich verzog mein Gesicht gerade so weit, dass es als Lächeln durchgehen würde, und nickte.

»Bist du der Neue? Nate?« Die Fahrstuhltüren öffneten sich und gemeinsam betraten wir die kleine Kabine. Weil der Innenraum gerade einmal Platz für drei oder vier Personen bot, standen wir unangenehm nah beisammen. Fremde Menschen machten mich unwillkürlich nervös. Ich fürchtete immer, dass sie mich auf meine Behinderungen reduzieren würden. Aber die Frau neben mir schien harmlos. Und nett. Wenn auch ein wenig neugierig. Sie wollte vermutlich einfach nur Smalltalk betreiben. Das sollte ich hinbekommen. Also nickte ich wieder.

»Ich weiß das, weil wir nämlich Nachbarn sind. Deine Mom hat bei uns geklingelt und erzählt, dass du demnächst einziehst. Und hier bist du!« Wieder grinste sie.

Genervt schnaubte ich. Klang ganz nach meiner Mom. Als würde sie auf dem Spielplatz einen Spielkameraden für mich organisieren. Ich hasste es, wenn sie mich so behandelte und für mich Dinge regeln wollte, die sie nichts angingen. Es war allein meine Entscheidung, wann und wie ich mich der Welt zeigte. Und wem.

»Aha. Was hat sie denn über mich erzählt?«, nuschelte ich und schämte mich gleichzeitig für meine undeutliche Sprache. Den Zusatz *»Zum Beispiel, dass ich nicht wie andere junge Männer bin?«* ließ ich weg.

»Eigentlich nichts Besonderes«, plapperte meine neue Nachbarin weiter. Sie benahm sich, als wären wir seit Jahren befreundet. »Nur, dass du nicht viel redest, dass das aber nicht daran liegt, dass du unhöflich bist, und wir uns nicht wundern sollen. Außerdem, dass du aus Florida kommst und dass sie nicht mit einzieht.« Sie lachte. »Hätte ich ehrlich gesagt auch seltsam gefunden.« Sie beugte sich ein Stück vor. »Warum zieht man aus dem fantastischen Florida, wo immer die Sonne scheint, in dieses erbärmliche Kaff, wo es gefühlt dreihundert Tage im Jahr regnet und nichts los ist?«

Ich zuckte mit der linken Schulter. Eine Antwort blieb mir erspart, da der Fahrstuhl in unserem Stockwerk hielt. Sie ging wie selbstverständlich neben mir her, schwieg aber jetzt. Trotz ihres Überfalls mochte ich sie, sie strahlte eine zufriedene, natürliche Fröhlichkeit aus. Als Frau war sie nicht mein Typ, aber ich hatte ohnehin kein Interesse an Dates.

Sie zeigte auf ihre Tür. »Magst du mit reinkommen?« Ich zögerte, weil ich nicht wusste, worauf das hinauslaufen sollte. War sie einfach höflich oder wollte sie doch mit mir anbandeln? »Deine Mom hat nicht gelogen, als sie sagte, dass du nicht viel redest.« Sie sah mich an, nicht verurteilend, sondern freundlich. Wie jemand, der jeden nahm, wie er war. »Hast du Hunger?«

Wenn ich erschöpft war, sprach ich tatsächlich nicht gern, insbesondere vor Fremden. Mein Mund machte dann nicht immer das, was ich wollte. Trotzdem antwortete ich. Sie würde mich nicht auslachen. »Ich wollte mir eine Pizza bestellen.«

Meine gesamte rechte Seite schmerzte und mein Bein fing wieder an schlapp zu machen. Deswegen lehnte ich mich an die Wand. Meine rechte Hand schob ich in die Hosentasche, um das Zittern zu verbergen. Für einen Augenblick glaubte ich, eine Frage in ihren Augen aufblitzen zu sehen. Die Frage, die zwangsläufig von jedem irgendwann kam: *Was ist mit dir los?* Aber sie hielt sich zurück. Weshalb sie mir gleich noch sympathischer wurde.

»Ich bin übrigens Laura.« Sie streckte mir ihre Hand hin.

Notgedrungen zog ich meine Hand wieder aus der Tasche, und schüttelte ihre, drückte möglichst fest zu, um einen altersgerechten Händedruck vorzutäuschen. »Nate Flannagan«, sagte ich, obwohl sie das schon von meiner Verräter Mom wusste. Darauf würde ich Mom sicher noch ansprechen.

»Du wirst dir keine Pizza bestellen«, entschied Laura, ohne mich zu fragen. »Du isst bei uns. Petra hat gekocht.« Das E sprach sie seltsam kurz und wie ein Ä aus. Sie zog die Augenbrauen hoch. »Ich hoffe, du bist kein Veganer.«

Empört und etwas zu heftig schüttelte ich den Kopf, was mir sofort Kopfschmerzen bescherte.

Laura stieß erleichtert die Luft aus. »Gut. Petra hat nämlich ihr legendäres Gulasch gemacht. Mit Kartoffeln. Echt ungarisch, wie zuhause. Sie stammt aus Ungarn«, fügte sie hinzu.

Deswegen die ungewöhnliche Aussprache des Namens. Ich seufzte, weil ich ahnte, dass sie mich nicht so einfach aus ihren Fängen lassen würde. Doch erstaunlicherweise machte es mir wenig aus. »Okay, klingt gut.« Ich hatte unglaublich Hunger und frisch gekochtes Gulasch wäre großartig. Ein wenig Gesellschaft würde mir auch nicht schaden. »Aber nur zum Essen. Ich bin ziemlich müde vom Fahren.«

»Bleib so lange du willst«, sagte Laura und schloss die Tür auf.

Ein fantastischer Geruch nach Paprika und Soße empfing uns, zusammen mit einem fröhlichen »Hallo, Dragam.« War das Ungarisch?

»Ich habe einen Gast mitgebracht«, rief Laura in Richtung des Duftes und der Stimme und schüttelte den Kopf, als ich meine Schuhe ausziehen wollte.

Aus einem der Zimmer kam eine Frau, deutlich älter als Laura und ich, ich schätzte sie auf Mitte vierzig, mit lebhaften grünen Augen, burschikosem Kurzhaarschnitt und sehniger Figur. Auch sie reichte mir ihre Hand und schüttelte sie kräftig. Dann überbrückte sie die zwei Schritte zu Laura, zog sie an sich und küsste sie auf den Mund. In einer Art, die eindeutig nicht freundschaftlich war, außer man befand sich in einem Beste-Freundinnen-entdecken-die-Lust-Lesbenporno. Womit ich meine Sorge, Laura könnte an mir interessiert sein, abhaken konnte. Gut.

»Unser neuer Nachbar Nate aus Miami.« Sie wedelte zwischen uns hin und her. »Meine Liebste, Petra aus Budapest.«

Ich folgte den beiden in ein großzügiges, gemütlich eingerichtetes Wohnzimmer, wo an einem kleinen Esstisch für zwei gedeckt war.

Petra zeigte auf einen Stuhl. »Setz dich schon mal, ich hole noch einen Teller und Besteck. Essen ist gleich fertig.«

Ihr Akzent gefiel mir. Dann war ich wenigstens nicht alleine mit meiner nicht perfekten Aussprache. Falls sie sich wunderte oder es sie störte, weil ihre Freundin ungefragt einen Fremden angeschleppt hatte, ließ sie es sich zumindest nicht anmerken.

Das Gulasch schmeckte fantastisch. Sogar die einfachen Kartoffeln, die Petra dazu reichte, waren lecker. Einhändig aß ich zwei Portionen, während sich Petra und Laura über ihren Tag austauschten und mich ab und zu ins Gespräch mit einbezogen. Die Hand, die ich nicht zum Essen brauchte, versteckte ich unter dem Tisch, was nicht auffiel, weil auch Petra und Laura auf Messer und Gabel verzichteten und nur den Löffel benutzten. Ich erfuhr, dass Petra an einer Sprachschule unterrichtete und dass Laura im Fitnessstudio an der Theke arbeitete. Ansonsten ließen sie mich weitestgehend in Ruhe. Offenbar spürten sie, wie wenig gesellschaftsfähig ich heute war.

Bevor ich endgültig am Tisch einschlief, verabschiedete ich mich von den beiden. Ich wollte nur noch eins: mich hinlegen.

Laura begleitete mich zur Tür. »Und, was hast du morgen geplant?«

Durch die Müdigkeit fiel es mir noch schwerer als sonst, die Worte zu formen. »Buchladen.« Ich gähnte. »Später vielleicht Fitnesstudio.«

Sie nickte, als wäre alles klar. »Dann sehen wir uns da. Schlaf gut. Willkommen in Minot.« Sie küsste mich auf die Wange und sah mir nach, bis ich meine eigene Tür geschlossen hatte.

Die Wohnung war still und roch muffig. Also riss ich die Fenster auf und legte mich auf die Couch. Die Ruhe und die kalte Luft taten gut und nach ein paar Minuten merkte ich, wie ich mich entspannte. Trotzdem stemmte ich mich noch einmal hoch, schloss die Fenster und lief ins Bad. Dort schlüpfte ich aus meinen Klamotten, ließ sie auf dem Boden liegen und klettere ächzend in die Badewanne. Ich setzte mich, zuckte kurz wegen der kalten Wanne zusammen, fummelte den Duschkopf aus der Halterung und stellte das Wasser an. Meine rechte Hand, die den Duschkopf hielt, zitterte, Wasser spritzte mir in die Augen. Ich hatte meinen Kulturbeutel inklusive meiner Pflegeprodukte im Auto vergessen, weswegen ich mich mit Moms zurückgelassenem Rosenduschgel einseifen musste. Danach trocknete ich mich ab, zog nur meinen Bademantel an, den Mom bereits aufgehängt hatte, und legte mich wieder auf die Couch. Ich schaltete den Fernseher an und drehte mich auf die Seite. Das Flimmern des Bildschirms lullte mich angenehm ein. Ich schrieb Mom noch eine Nachricht, dass ich gut angekommen war, dann schloss ich meine Augen.

Morgan

Der Regen rann wie in der Autowaschanlage in langen Striemen an den Fenstern des Buchladens herab. Meine Chefin Sheila hasste den Winter und dementsprechend schlechte Laune hatte sie. Eigentlich verabscheute sie alles außer sich selbst, mich eingeschlossen. Sie war eine herrische, arrogante Person, der ihre Nägel und ihre Frisur wichtiger waren als Bücher. Ich fragte mich oft, warum sie den Buchladen ihres Vaters inklusive mir überhaupt übernommen hatte.

Eingestellt und angelernt hatte mich damals Harold und im Laufe der Zeit waren wir beinahe so etwas wie Freunde geworden. Leider war er letztes Jahr an einem Herzinfarkt gestorben. Inmitten seiner geliebten Bücher, vor dem Regal mit den Horrorromanen. Irgendwie makaber, aber es passte zu ihm. Bis Harolds Tochter sich herabließ, sich um den Laden zu kümmern, hatte ich alles allein geschmissen. Nicht so gut wie Harold, aber ich hatte mich durchgebissen, Buchhaltung gelernt, mich über Neuerscheinungen und den Markt informiert und das Sortiment erweitert, um jüngere Leser anzulocken, den Laden umdekoriert, damit er nicht mehr so dunkel und intellektuell wirkte. Bis Sheila plötzlich aus dem Nichts auftauchte, mir jegliche Verantwortung und Kompetenz absprach und sich als neue Chefin aufspielte. Dabei hatte sie weder Ahnung von Literatur noch von der Leitung eines Geschäfts. Und erst recht nicht von Personalführung. Sie behandelte mich und die Reinigungskraft Camilla wie den letzten Dreck. Wenn ich nicht so auf das Geld angewiesen gewesen wäre, hätte ich schon längst gekündigt. Sheila übernahm ausschließlich die angenehmen Tätigkeiten, für alles andere war ich zuständig. Wenn sie überhaupt mal arbeitete. Kunden beraten zum Beispiel war eine Aufgabe, die sie gern an sich riss. Dabei hatte sie in ihrem Leben vermutlich selbst noch kein einziges Buch gelesen. Wäre ich mit einem Vater wie Harold aufgewachsen, hätte ich mein Bett hier im Laden aufgeschlagen und alles verschlungen, was mir zwischen die Finger gekommen wäre. Vorzugsweise konzentrierte Sheila sich bei ihrer »Beratung« auf Männer. Junge, gutaussehende Männer.

Wie der, der als erster Kunde an diesem Tag die Eingangstür öffnete. Ich hatte ihn in Minot noch nie gesehen, aber ich kam auch nicht oft aus meiner kleinen Buchladen-Zuhause-Laura-Welt heraus. Deswegen hieß das nichts. Noch im Türrahmen drehte er sich um und schüttelte seinen Schirm aus. Er hatte dichtes, dunkles Haar, das ihm wegen des Regens ein wenig in der Stirn klebte, und einen athletischen Körper, der viel Training vermuten ließ. Ein einzelner Wassertropfen lief an seinen kantigen Wangenknochen herab. Weil ich durch das Starren abgelenkt gewesen war, fiel das Buch, das ich in der Hand hielt, um es ins Regal zu räumen, herunter und landete polternd am Boden.

Sheila blaffte mir »Pass doch auf!« zu, bevor sie sich mit breitem Lächeln und leuchtenden Augen dem Mann zuwandte.

»Willkommen in *Harold's Bookstore*. Ich bin Sheila. Wie kann ich Ihnen behilflich sein?« Sie richtete sich auf, streckte ihm ihr üppiges Dekolleté entgegen und blinzelte mit ihren angeklebten Wimpern. Die meisten Männer gingen auf ihr offensichtliches Anbiedern ein, aber dieser wich bei Sheilas Auftauchen ein Stück zurück, sein Blick beinahe erschrocken. Unwillkürlich grinste ich und spürte, wie Schadenfreude in mir aufstieg, obwohl ich eigentlich sonst nicht gehässig war. Er hatte etwas an sich, das mich neugierig machte. Das mich zu ihm hinzog. Ich wollte nicht, dass er sich von Sheila einlullen ließ. Dabei waren mir Sheilas Männer so egal wie die aktuelle Farbe ihrer Fingernägel. Mich hatte schon lange kein Typ mehr interessiert, aber dieser faszinierte mich, obwohl ich nicht festmachen konnte, wieso. Er war nicht übermäßig schön, nicht auf Modelart zumindest, männlich markant hätte es eher getroffen. Sein Gesichtsausdruck war mürrisch, ob wegen Sheilas Baggerversuchen oder weil er einfach so schaute, konnte ich nicht beurteilen.

Ich hob das heruntergefallene Buch auf, kontrollierte es auf Beschädigungen und stellte es an die richtige Stelle ins Regal. Seit Sheila die Führung übernommen hatte, bestellte sie viel zu viel seichte Schnulzen. Ich hatte nichts gegen Liebesromane, ich hatte genremäßig keine bestimmten Vorlieben. Ich las fast alles, wenn mir Cover oder Klappentext gefielen. Wenn ich mal Zeit dafür fand. Allerdings nicht die, mit denen Sheila unseren – ihren – Laden vollstopfte. Unsere Kunden bevorzugten Belletristik, und wenn Liebesromane, dann mit mehrdimensionalen, echten Protagonisten und einer Handlung mit Höhen und Tiefen statt mit Schmalz. Oder Sachbücher. Die jungen Leser kauften am liebsten New Adult oder Jugendbücher, in denen es nicht nur um die erste Liebe ging. Als ich Sheila darauf hingewiesen hatte, hatte sie es mit der Bemerkung beiseite gewischt, ich hätte keine Ahnung. Die sinkenden Kundenzahlen bewiesen das Gegenteil, doch weil ich meinen Job nicht verlieren wollte, widersprach ich ihr nicht weiter. Wenn die Umsätze allerdings weiter so einbrachen, hatte ich bald ohnehin keine Arbeit mehr. Weil Sheila den Laden dann schließen musste.

Verstohlen beobachtete ich den Mann, während ich vorgab, die Buchrücken gerade auszurichten.

»Wo finde ich Science-Fiction?«, fragte er. Seine Stimme war dunkel, unerwartet leise und wirkte unsicher. Schüchterte ihn Sheila derart ein? Kein Wunder. Sheila war über eins achtzig, ihr Busen hochgezurrt, ihr Kleidungsstil auffällig und bunt, ihre Art zu sprechen und sich zu bewegen immer ein bisschen zu laut und zu grell. Wie ihre Nägel und Lippen und überhaupt alles an ihr.

»Oh, gute Wahl. Science-Fiction haben wir hier hinten«, flötete sie und zeigte auf die High-Fantasy-Ecke. Innerlich seufzte ich. »Suchen Sie etwas Bestimmtes?« Er schüttelte den Kopf und sah zum Regal. Seine Stirn runzelte sich, allerdings nicht vollständig, eine Seite blieb glatter als die andere. Wie nach einer verpatzten Botoxbehandlung. »Soll ich es Ihnen zeigen?«

Wieder verneinte er stumm und schob seine Hand in die Tasche seiner Jeansjacke, die nicht zum kalten Regenwetter passte. »Danke, ich komme zurecht.« Er sprach langsam und bedächtig. Seinen Akzent konnte ich nicht einordnen und es klang, als wäre er müde. Oder betrunken. Aber es war erst früher Vormittag und er wirkte nicht wie jemand, der bereits morgens Alkohol trank. Dazu kam er mir zu gesundheitsbewusst vor mit seiner sportlichen Figur und seiner gebräunten Haut. Vielleicht hatte er einfach lange gefeiert und einen Kater. Oder es war eben seine Art zu sprechen. Viele Leute nuschelten. Sein Gang war wie seine Artikulation ein wenig unsicher, kurz schwankte er, dann fing er sich wieder, lief in den hinteren Teil des Ladens und verschwand damit aus meinem Sichtfeld.

Sheila ignorierte, dass er keine Hilfe wollte und wuselte auf ihren High Heels hinter ihm her. Ich hörte sie plappern, ihn aber nicht antworten. Nach ein paar Minuten trat sie mit genervtem Blick hinter einem Regal hervor und setzte sich an die Theke, wo sie ihr Handy schnappte und wild darauf herumtippte. Wahrscheinlich hatte er sie abblitzen lassen. Ich senkte meinen Kopf, um mein zufriedenes Grinsen zu verdecken.

Für seine Entscheidung ließ sich der Mann Zeit, schlenderte zwischen den Regalen umher, zog immer wieder ein Buch heraus und studierte die Klappentexte. Schließlich klemmte er sich zwei unter den Arm, aber ich konnte nicht erkennen, welche. Auf dem Weg zur Kasse fiel sein Blick auf mich. Er blieb stehen und sah mich an, seine Augen waren dunkel wie sein Haar. Und ungewöhnlich in ihrem Ausdruck. Tief und traurig und stark zugleich. Als hätte er eine Menge erlebt. Womit wir etwas gemeinsam hatten. Ein warmes Gefühl durchströmte mich und mein Herz begann schneller zu pochen. Er lächelte mich an, wobei sich einer seiner Mundwinkel stärker als der andere hob. Ich erwiderte sein Lächeln und für einen Moment fühlte ich mich mit ihm verbunden. Das hatte ich noch nie bei einem Wildfremden erlebt. Sein Lächeln verschwand und er blinzelte, schien plötzlich nervös. Dann wandte er sich abrupt ab und hastete zur Kassentheke, wo er die Bücher ablegte und seinen Geldbeutel aus der Innentasche seiner Jacke zog. Stumm scannte Sheila die Preise, nannte ruppig den Betrag und widmete sich dann wieder ihrem Smartphone. Er reichte ihr seine Kreditkarte, aber sie blickte nur kurz auf und schüttelte den Kopf.

»Das Gerät ist kaputt. Nur Bargeld.«

Er nickte, griff nach dem Geldbeutel und öffnete ihn. Seine rechte Hand zitterte und er tat sich sichtlich schwer, das Geld herauszuholen. Ich wusste nicht, warum ich ihn so angaffte, höflicher wäre gewesen, das nicht zu tun. Aber ich konnte nicht aufhören. Er war wie ein Buch, das man unbedingt lesen wollte. Als er ein paar Scheine herauszog, fiel ihm einer aus der Hand und segelte zu Boden. Sheila zog nur die Augenbrauen hoch und stieß genervt Luft aus. Der Mann wurde rot, murmelte eine Entschuldigung und beugte sich herunter, um den Schein aufzuheben. Ich wollte zu ihm stürzen, um ihm zu helfen, aber im nächsten Moment wusste ich, dass er keine Hilfe annehmen würde. Ich erkannte solche Menschen, wenn ich sie sah. Ich war selbst so jemand.

Beim Aufrichten fiel sein Blick wieder auf mich und erneut lächelten wir uns an, als teilten wir ein Geheimnis.

Nach dem Zahlen drehte er sich ohne Verabschiedung um und lief zum Ausgang.

»Seltsamer Typ«, murmelte Sheila. Da der Gemeinte noch nicht ganz draußen war, musste er es gehört haben. Er zuckte leicht, erwiderte aber nichts, hob sein Kinn und verließ den Laden.

»Ich fand ihn interessant«, sagte ich zu Sheila und fuhr fort, die Bücher einzuräumen.

»War ja klar. Mister und Misses Oberstrange. Das passt hervorragend.« Sie schnaubte. Ich wusste zwar nicht, was an mir seltsam sein sollte, beließ es aber dabei. Sheila von ihrer Meinung abbringen zu wollen, war verschwendete Energie. »Schade eigentlich«, fügte sie nach einer Weile hinzu. »Er war heiß. Zumindest, wenn er nicht geredet hat. Findest du nicht, dass er geklungen hat, als wäre er irgendwie behindert? Auf jeden Fall nicht ganz normal der Typ.« Nein, fand ich nicht. Wer war schon normal? Sie schüttelte sich. »Gruslig.«

Sie übertrieb mal wieder maßlos. Die Kerle, mit denen Sheila ausging, waren gruslig, nicht der Unbekannte. Sheilas Männer waren zwar ausnahmslos attraktiv, aber wenn sie den Mund aufmachten, kam in der Regel nur Blödsinn heraus. Da half es auch nichts, dass sie nicht nuschelten. Sheila ließ sich grundsätzlich hier im Laden abholen, als wollte sie mir demonstrativ ihre Eroberungen unter die Nase reiben. Sie kapierte nicht, wie egal es mir war, mit wem sie ins Bett stieg. Ich hatte ganz andere Probleme als neidisch auf ihre Dumpfbacken oder ihr Sexleben zu sein.

Ein Bimmeln ihres iPhones kündigte Sheila eine neue Nachricht an. Sie las sie und grinste. »Ich mache Mittagspause«, informierte sie mich.

Um zehn? Aber ich war das gewohnt. Sheila dehnte ihre sogenannten Mittagspausen gern mal auf drei bis vier Stunden aus. Ich mochte das, denn dann hatte ich den Laden für mich allein. Sie tippelte zu unserem winzigen Bad im Hinterzimmer und kam wenig später mit frisch aufgelegtem Lippenstift und nach Parfüm stinkend wieder zurück in den Verkaufsraum. »Ich hoffe, du schaffst das mit dem Geld rausgeben? Gott sei Dank rechnet die Kasse alles automatisch aus.« Sie verzog gehässig die Lippen. Aus meinen Unterlagen wusste sie, dass ich kein College besucht hatte, und stellte mich deswegen gern als absolut dumm und inkompetent dar. Als würde ein Uniabschluss aus jemandem einen besseren Menschen machen. Dass dem nicht so war, dafür war sie das beste Beispiel. Sie setzte sich auf die Theke und schlug die Beine übereinander, stützte sich auf ihre Handflächen und streckte ihre Brust heraus. Nur wenige Minuten später erschien ein Kerl mit Glatze und so dicken Muskeln, dass seine Arme seitlich abstanden. Trotz der kalten Temperaturen trug er nur ein viel zu enges T-Shirt zu seiner Jeans. Unter seinem tiefen V-Ausschnitt erkannte man schlecht gestochene Tattoos. Er stiefelte an mir vorbei direkt auf Sheila zu und begrüßte sie mit einem Kuss, bei dem ich befürchtete, dass seine Zunge wie ein Wurmalien gleich aus ihrem Hinterkopf wachsen würde. Sie klammerte sich mit Armen und Beinen an ihm fest und er stieß brummend seinen Unterkörper gegen ihren. Ich wollte ihrem Trockensex nicht weiter zusehen, also flüchtete ich hinter ein Regal und sortierte die Bücher neu.

Als ich die Ladentür zufallen hörte, seufzte ich erleichtert auf, vergewisserte mich aber vorsichtshalber, dass die zwei weg waren, bevor ich aus meiner Deckung schlüpfte. Niemand da. Aus einem Impuls heraus lief ich zur Kasse und rief am Computer den letzten Einkauf auf. Ein Buch mit Erzählungen von Stanislaw Lem, das ganz sicher noch aus Harolds Altbestand stammte, und ein eher unbekannter Stephen King. Interessante Auswahl.

Als ich nach Hause kam, traf ich nur Dad an. Mit offenem Mund lag er auf der Couch und schnarchte. Ich ließ ihn schlafen, bereitete mir in der Küche ein Schinken-Mayonnaise-Sandwich zu und nahm es mit in mein Zimmer. Mit dem Teller setzte ich mich aufs Bett und schaltete meinen Laptop ein. Das meiste Geld gab ich für meine Geschwister oder für Lebensmittel aus, aber den Laptop hatte ich mir vor ein paar Jahren gegönnt. Damals war er schon gebraucht gewesen und ich pflegte ihn wie einen Schatz, damit er noch lange lebte. Ich rief meine Mails ab, dann öffnete ich YouTube und sah mir unmotiviert Katzenvideos an. Unsere eigene zeigte sich nicht. Nach einer Weile nervten mich die Videos, also schloss ich den Laptop wieder. Mein angebissenes Sandwich schob ich zur Seite und seufzte laut, obwohl mich niemand hören konnte. Jahrelang hatte ich der Zeit entgegengefiebert, in der meine Geschwister endlich älter werden würden und ich wieder mehr Zeit für mich hätte. Zum Schreiben zum Beispiel. Oder um Laura zu treffen, wann immer ich Lust darauf hatte. Nun, da es langsam so weit war, wusste ich nichts mit mir anzufangen. Was stimmte nicht mit mir?

Dads Schnarchen hörte auf. Er ächzte, es polterte, kurz darauf stand er im Türrahmen zu meinem Zimmer. »Bist du schon länger hier?«, fragte er mit vom Schlaf rauer Stimme und verstrubbelten Haaren.

»Nein.« Ich lächelte. Dad und ich waren selten nur zu zweit. Beide schwiegen wir, aber es war nicht unangenehm. Wir wussten, was wir aneinander hatten und wie sehr wir uns brauchten und liebten. Und dass wir das Schicksal teilten, mehr zu funktionieren, als zu leben. »Soll ich dir was kochen?«

»Ich habe mir unterwegs was geholt. Außerdem bin ich schon groß. Du musst mich nicht bedienen.« Er kam herein und setzte sich auf den Bettrand. Strich mit seiner schwieligen Hand über meine Wange. Sein Lächeln war unendlich liebevoll. »Ich bin so stolz auf dich, weißt du das? Ich liebe dich, kleine Morgaine«, sagte er sanft. So hatte er mich als Kind immer genannt. Wie Morgaine, die Fee aus der Arthus-Sage. Beide hatten wir lange schwarze Haare, nur leider besaß ich keine magischen Fähigkeiten.

»Ich weiß, Dad«, flüsterte ich. Ich rutschte zu ihm und legte meinen Kopf auf seinen Oberschenkel. Zärtlich streichelte er mir über die Haare. Eine Weile blieben wir so, ignorierten beide die Tatsache, dass ich für sowas eigentlich schon viel zu alt war.

»Es ist Zeit, dass du anfängst, dein eigenes Leben zu leben. Ich hatte schon eins. Jetzt bist du dran«, sagte er auf einmal. Ich setzte mich auf und öffnete den Mund, um ihm zu widersprechen, aber er stoppte mich, indem er einen Finger auf meine Lippen legte und den Kopf schüttelte. »Ohne dich hätten wir die letzten Jahre nicht geschafft. Aber jetzt ist das Gröbste überstanden, die Kinder sind fast erwachsen. Du darfst dich ein wenig zurücklehnen.« Ich schnaufte. Mochte sein, dass die Zwillinge langsam flügge wurden, Parker dagegen brauchte immer noch Struktur und Führung und Liebe. Eine Mom. Die konnte ich zwar nicht ersetzen, aber ich konnte meine Familie wenigstens vor dem totalen Absturz bewahren. Als hätte er meine Gedanken gelesen, ergänzte Dad: »Parker wird auch noch die Kurve kriegen. Es ist nicht deine Schuld, dass sie so neben der Spur ist.« Wessen Schuld es war, sprach er nicht aus. In unserer Gegenwart verlor er nie ein böses Wort über Mom, obwohl wir alle, inklusive ihm, allen Grund dazu hatten, sie zu hassen.

Mein Handy klingelte. Lauras Name leuchtete auf.

Laura: *Kannst du bitte deinen kleinen Bruder im Studio*

abholen? Er hat mal wieder mit dem Training übertrieben und schwächelt jetzt. Ich musste ihm Luft zufächeln 😂

Ich zeigte Dad die Nachricht, er gab ein resigniertes Geräusch von sich und erhob sich. »Soll ich?«

Doch ich schüttelte den Kopf. »Nein, ich wollte ohnehin mal wieder Laura besuchen. Ruh dich aus.«

Ein letztes Mal tätschelte er mir den Kopf, dann schlappte er aus dem Zimmer. Ich konnte seine Müdigkeit regelrecht in meinem eigenen Körper spüren. Auch er sollte dringend einen Gang zurückschalten.

Im Studio waren nur wenige Leute. Auf einem Laufband joggte Mike Manson mit gequältem Gesichtsausdruck, die Augen auf den Bildschirm an der Wand gegenüber gerichtet, wo ein Baseballspiel ohne Ton lief. Wir kannten uns wie die meisten anderen in Minot aus der Highschool. Früher hatte jedes Mädchen mit ihm ausgehen wollen, jetzt war er stark übergewichtig, sah unheimlich verbraucht aus, war geschieden und wohnte wieder bei seinen Eltern in seinem alten Kinderzimmer. Laura hatte mir erzählt, dass Mike drei Mal die Woche zum Training erschien, um abzunehmen. Erfolge konnte man allerdings noch keine erkennen. Zwei Frauen machten Zirkeltraining, unterhielten sich aber eigentlich mehr miteinander. Ein Mann saß mit dem Rücken zu mir auf einem Trainingsgerät und stemmte eine Stange aus seinem Nacken. Keine Ahnung, wie das Gerät genannt wurde. Für Sport hatte ich keine Zeit, obwohl es meinem untrainierten, weichen Körper guttun würde, ihn mit mehr als nur Hausarbeit und Bücher einräumen zu fordern. Die letzten Jahre hatte ich mir einige Kilos zu viel angefuttert.

Tristan hockte auf einem Pezziball hinter dem Tresen, wippte darauf auf und ab und schäkerte mit Laura.

Ich stützte mich auf die Theke und setzte mein rügendes Große-Schwester-Gesicht auf. »Ich dachte, dir geht es nicht gut?«

Mein Bruder verdrehte die Augen. »Hör auf so böse zu schauen, Mo. Das nimmt dir eh keiner ab.« Auf meinen Einwand ging er nicht ein.

»Nachdem er erst wie ein Mädchen umgekippt war und ich ihm einen Liter Zuckerwasser eingeflößt habe, ist er von den Toten wieder auferstanden«, erklärte Laura an seiner Stelle. »Tut mir leid, dass du extra hergefahren bist.«

Ich seufzte, umrundete den Empfangstresen und ließ mich auf Lauras Schreibtisch neben dem Computer nieder. »Schon gut. So konnte ich wenigstens dich sehen.«

Laura wackelte mit den Augenbrauen, küsste in die Luft, grinste und zeigte mit dem Kugelschreiber auf mich. »Ganz genau, Süße. Sonst wärst du nur wieder zuhause versauert und hättest in deinem Bettchen geweint, bis deine Kinderchen nach Hause zu Mama kommen.«

Tristan prustete los. Ich schubste ihn mit dem Fuß, sodass er auf dem wackeligen Ball aus dem Gleichgewicht geriet und beinahe hintenüberkippte.

»Ich weine nicht in mein Bettchen«, motzte ich. »Außerdem bin ich froh, wenn ich die Plagen mal nicht sehen muss.«

»Nein, bist du nicht«, widersprach Laura.

Tristan nickte heftig. »Du bist ohne uns verloren und weißt gar nicht, was du mit deiner Zeit anfangen sollst.« Er wollte mich nur aufziehen, aber ganz unrecht hatte er nicht. »Können wir dann fahren?«

Ich rümpfte die Nase. »Nicht bevor du geduscht hast. So nehme ich dich nicht mit. Will sagen: du stinkst, Bruder!«

»Ja, Mama.« Er rappelte sich hoch, kickte mir den Ball zu und verschwand kichernd Richtung Umkleiden.

»Willst du dich nicht endlich auch anmelden? Momentan haben wir wieder Sonderaktionen.« Laura schob mir einen Flyer hin. *Zahl 3, trainier 4* stand darauf, daneben ein Bild von zwei durchtrainierten, glücklichen Models, eins männlich, eins weiblich, beide mit Sixpack, braun gebrannt und mit perfekten Gesichtern ohne Augenringe.

Damit ich die seligen Gesichter nicht mehr sehen musste, drehte ich den Flyer um und schob ihn zurück. »Du findest mich wohl zu fett.«

Sie zwinkerte. »Du weißt doch, dass ich auf Kurven stehe, Schätzelchen.«

Ich lachte. »Deswegen bist du ja mit Petra zusammen.«

»Petra hat andere Qualitäten«, warf Laura ein. »Die machen einen fehlenden weichen Busen und Hüften zum Festhalten wieder wett.« Sie leckte sich die Lippen und grinste zweideutig.

»Du weißt, dass ich für Sport keine Zeit habe«, sagte ich und lenkte das Gespräch damit wieder in eine weniger anzügliche Richtung. Lauras Homosexualität störte mich in keinster Weise, aber über Sex wollte ich trotzdem nicht mit ihr reden. Auch nicht, wenn sie ihn mit einem Mann gehabt hätte. Mit niemandem wollte ich das. Nicht, weil ich verklemmt war, sondern weil es nur mich etwas anging, was mir gefiel. Und meinen Partner. Laura dagegen sah das anders. Ich wusste Dinge von ihr und Petra, auf die ich auch hätte verzichten können.

»Du sollst auch nicht abnehmen. Du siehst großartig aus, wie du bist. Aber ein bisschen Bewegung und mehr Sozialleben würden dir guttun.« Das mit dem Sozialleben sagte sie seit Moms Verschwinden in abgewandelter Form mindestens einmal pro Woche zu mir.

»Ich habe ein Sozialleben«, widersprach ich.

»Du hast mich und deine Geschwister. Und deine Arbeit. Das reicht nicht, Morgan Jones.«

Ich seufzte. War mein Leben wirklich so erbärmlich, dass alle sich berufen fühlten, es spannender zu machen?

Laura beugte sich vor. »Wir haben übrigens einen neuen Kunden«, wisperte sie.

»Aha«, sagte ich bloß. Sonst informierte sie mich nicht über ihre Kunden. »Und? Ist eine Neuanmeldung so besonders?«

Sie verzog das Gesicht. »Nein, das nicht. Aber er schon. Vielleicht ist er ja ein Grund, sich endlich hier anzumelden.«

Mit dem Kinn zeigte sie auf den Mann mit der Stange, der mittlerweile zum Fahrrad gewechselt war. Seine Unterarme lagen auf dem Lenker auf, den Kopf hielt er gesenkt. Wie ein Besessener trat er in die Pedale. Sein tiefes Stöhnen und Mikes Ächzen drangen zu uns herüber.

»Und was ist an ihm so besonders?«

Der Mann hob den Kopf und ich sog die Luft ein. Er war es. Der geheimnisvolle Fremde aus dem Buchladen von heute Vormittag. Jetzt war mir klar, was Laura meinte. Ohne ihn zu kennen, wusste ich, wie besonders er war. Laura spürte es auch. Seine Brust hob und senkte sich in schweren Atemzügen, seine Haut glänzte vor Schweiß. Durch sein enges Trainingsshirt zeichnete sich jeder seiner fantastischen Muskeln deutlich ab. Doch im Gegensatz zu Mike sah er in seiner Anstrengung nicht eklig aus, sondern sexy. Mike dagegen wirkte, als würde er im nächsten Moment tot umfallen.

»Das ist Nate. Heißer Kerl, das sehe sogar ich, neu in der Stadt, etwas verschlossen, aber nett. Und außerdem mein neuer Nachbar.« Sie pries ihn an wie auf einem Shoppingsender. »Ich habe ihn gestern im Fahrstuhl getroffen, als er gerade ankam, und spontan zum Essen eingeladen.«

»Warum lädst du wildfremde Menschen in deine Wohnung ein? Er könnte ein Axtmörder sein oder so.«

Sie verdrehte die Augen, als sei es völlig abwegig, dass es böse Buben gab und zuckte die Schultern. »Damit sie nicht mehr fremd sind. Ganz einfach. Man muss doch wissen, neben wem man wohnt.« Sie grinste. »Außerdem hat er so verloren und hungrig ausgesehen, ich hatte Mitleid.«

Ich lachte. »Ihr solltet euch eine Katze zulegen. Die haben auch immer Hunger.«

Laura verzog gespielt sauer das Gesicht. »Haha. Petra mochte ihn auch.«

»Na dann ...« Petra mochte so gut wie jeden. Selten hatte ich jemanden getroffen, der geselliger und unvoreingenommener als Lauras Verlobte war.

Laura grinste noch breiter. »Und er ist Single«, sang sie. Mein Herz stolperte. Warum freute mich diese Information?

»Und das weißt du, weil?«

Wieder hob sie die Schultern. »Weil ich ihn gefragt habe.«

War ja klar. Laura war unglaublich neugierig und hatte das Talent, Dinge aus Menschen herauszulocken, die man eigentlich für sich behalten wollte. Deswegen wusste sie eben doch alles über mein nicht vorhandenes Liebesleben. »Vielleicht wollte er dir ja nur nicht sofort sein gesamtes Leben auf die Nase binden.«

Sie winkte ab. »Blödsinn. Warum sollte er lügen, wenn ihn eine Lesbe fragt, ob er eine Freundin hat?«

Darauf wusste ich keine Antwort. Beide schauten wir wieder zu besagtem Nate, beobachteten, wie er sich mit dem Handtuch über die verschwitzte Stirn wischte, dabei nie aufhörte zu treten und sogar das Tempo steigerte. Er trug eine farblich zu seinem grauen Trainingsshirt passende kurze Jogginghose, die seine muskulösen und doch schlanken Waden in Szene setzte. Ich seufzte. Er gefiel mir. Leider hatte ich für Dates so wenig Zeit wie für Sport.

Außerdem hatte ich keine Ahnung, wie ich es anstellen sollte, ihn kennenzulernen. Meine letzte Beziehung war fast zwei Jahre her. Mein letzter Sex übrigens auch. Nur wenige junge Kerle akzeptierten, dass man mich nur mit meiner Familie haben konnte.

»Er war heute im Buchladen«, erzählte ich.

Laura schlug mir auf den Oberarm. »Und das sagst du mir erst jetzt?« Meine Antwort wartete sie nicht ab. »Und?«

»Was und?« Ich wusste genau, was sie meinte, ging aber nicht darauf ein.

»Wie findest du ihn?«

»Ganz okay.« Das war gelogen. Ich fand ihn großartig.

Aber meine beste Freundin konnte ich nicht täuschen. Sie kniff die Augen zusammen und fixierte mich. »Sag die Wahrheit, Schatz!«

Ich stieß Luft aus. »Mehr als okay«, gab ich zu. »Du weißt, wie sexy ich Männer finde, die lesen. Zufrieden?«

Sie nickte befriedigt. »Geht doch.« Eine Weile betrachteten wir ihn wieder. Ich eher versteckt, indem ich so tat, als studierte ich ausgiebig den Flyer, Laura dagegen glotzte ihn ungeniert an, wie er langsamer radelte und schließlich aufhörte. »Du solltest mit ihm ausgehen!«

»Ich kann doch nicht einfach hingehen und ihn nach einem Date fragen.«

»Theoretisch macht man das so. Aber du nicht, stimmt.« Sie sah mich an und kaute auf ihrem Daumennagel herum. Das machte sie immer, wenn sie angestrengt nachdachte. Im Moment wahrscheinlich darüber, wie sie mich mit Nate verkuppeln konnte.

Wollte ich überhaupt einen Freund? Denn für unverbindlichen Sex war ich nicht geschaffen. Ich musste für jemanden Gefühle haben, bevor ich mit ihm schlief. Gefühle, die nicht nur bestimmte Regionen des Körpers betrafen. Und wollte ich, dass meine Freundin das für mich regelte? Auf Ersteres hatte ich keine Antwort, auf Zweiteres dagegen schon. Ein entschiedenes Nein nämlich.

»Noch ein Grund mehr, sich anzumelden. Dann könntest du dich unauffällig an ihn ranmachen. Oder du klingelst einfach bei ihm. Zufällig weiß ich, wo er wohnt.«

»Halt dich bitte raus«, bat ich sie und hoffte, dass sie sich daran hielt. »Falls – und ich sage bewusst falls – ich in Erwägung ziehe, mit ihm auszugehen, dann will ich das allein hinbekommen.«

Sie schob die Unterlippe vor. »Na gut. Schade.«

Tristan kam mit nassen Haaren und wieder gut riechend zurück zu uns an den Tresen. »Was ist schade?«, fragte er. Er lehnte sich ans Regal hinter uns, fuhr sich mit den Fingern durch die Haare und verschränkte dann lässig seine Arme. Wann war er zu diesem attraktiven Kerl herangewachsen? Wehmut erfasste mich. Bald würden mich meine Geschwister gar nicht mehr brauchen.

»Deine Schwester weigert sich, diesen tollen Typen nach einem Date zu fragen.« Nicht sehr unauffällig zeigte sie mit dem Finger auf Nate. Da er den Kopf wieder gesenkt hielt, bekam er Gott sei Dank nichts davon mit, wie er wie Schlachtvieh verschachert wurde. Ich weigerte mich gar nicht so sehr, wie sie dachte, ich wollte nur abwarten.

»Du brauchst wirklich dringend mal einen Kerl, Schwester.«

»Fall du mir nicht auch noch in den Rücken«, beschwerte ich mich. »Außerdem rede ich mit meinem kleinen Bruder nicht über so etwas.«

»Dein kleiner Bruder«, er malte Anführungszeichen in die Luft, »hat mehr Sex als du.«

Laura lachte. »Mehr als null ist nicht schwer.«

»Ich hasse euch.« Die beiden kicherten nur und stießen sich gegenseitig in die Seite. »Was geht euch überhaupt mein Liebesleben an? Kümmert euch doch um euer eigenes.« Sie nervten. Auch wenn ich tatsächlich Interesse an Nate hatte, wollte ich selbst bestimmen, ob ich ihn ansprach. Und wann und wie.

»Welches Liebesleben, Schätzelchen? Du besitzt keines, außer ich habe etwas nicht mitbekommen.« Lauras mitleidiger Blick verletzte mich. Sie tat ja gerade so, als wäre ich eine alte Jungfer.

»Halt die Klappe«, brummelte ich. »Vielleicht will er ja gar keine Dates. Vielleicht ist er schwul. Vielleicht gefalle ich ihm auch gar nicht.«

»Vielleicht, vielleicht, vielleicht«, äffte sie mich nach und verdrehte die Augen. »Das Leben besteht aus vielen Vielleichts. Aber all das kann man leicht herausfinden.«

Ich winkte Tristan heran. »Komm, wir fahren. Die Frau geht mir auf die Nerven mit ihrem Gerede.«

Er grinste nur, warf seine Sporttasche über die Schulter und klatschte Laura im Vorbeigehen ab.

Nate

Völlig außer Atem schaltete ich das Ergometer ab und wischte mir den Schweiß vom Gesicht. Die meisten fingen ihr Training mit Cardio an, ich setzte das Radeln immer an den Schluss. Ich brauchte es, mich nach den Kraftübungen an den Geräten bis zur kompletten Erschöpfung abzureagieren. Es war eine hervorragende Methode, alle meine Muskeln zu spüren. Mich selbst. Als Einheit. Meinen Körper als Ganzes. Auf dem Rad fühlte ich mich gesund, auch wenn ich es nicht war. Und es erinnerte mich an die Zeit, als ich tatsächlich dutzende Kilometer mit meinem Rennrad zurückgelegt hatte.

In dem Sommer, der alles verändert und mich zu dem gemacht hatte, was ich jetzt war, bereitete ich mich gerade mit Brian auf einen Triathlon vor. Nach acht Kilometern Laufen brach ich zusammen, meine Beine konnten mich auf einmal nicht mehr tragen. Ich lag am Boden, zitterte und zuckte, konnte kaum atmen, mein Kopf explodierte, die Sicht war verschwommen. Alles tat weh. Und gleichzeitig war alles taub. Ich konnte mich nicht verständlich machen, aus meinem Mund drangen nur zusammenhangslose Laute statt Worte. Wie bei einem Baby. *Ich spüre meinen Körper nicht mehr*, wollte ich rufen, musste aber untätig beobachten, wie Brian sich über mich beugte und lachte, weil er dachte, ich mache nur Spaß. Wie er nach einer Weile, in der ich nicht reagierte, verstand, dass es verdammt noch mal kein Witz war, wie er mit panischem Blick sein Handy herausfummelte und den Notarzt rief.

Stunden später konfrontierten sie mich mit der Diagnose: Juveniler Insult. Spontaner Schlaganfall mit diffusen Blutungen, weshalb mehrere Hirnareale mehr oder weniger stark betroffen waren. Darunter das Sprachzentrum. Mit neunzehn. Aus heiterem Himmel. Ohne Vorankündigung, ohne Vorerkrankungen, ohne irgendetwas. Den Grund dafür fanden sie nicht. Manche Menschen haben eben einfach Pech, hieß es. Nachdem Professor Weizman uns diese Worte hingeknallt hatte, schlug Mom die Hände vor den Mund und schluchzte, konnte nicht mehr aufhören zu weinen, mein Dad musste das Zimmer verlassen. Ich dagegen lag in diesem Krankenhausbett wie in der Leichenhalle aufgebahrt, die Hände neben meinem Körper auf der Decke, ein Schlauch steckte in meinem Hals, der mir beim Atmen half. Dazu einer in meinem Arm und in meinem Penis. Meine Beine gehörten nicht mehr zu mir. Ich wusste, sie waren da, sah die Wölbung am Fußende meines Bettes, aber weder spürte ich den Druck der Decke noch den Kugelschreiber des Arztes, mit dem er in meine Fußsohlen stach. Dass mich eins meiner Beine nicht verlassen hatte, registrierte ich erst später. Auch dass ich auf einer Seite gelähmt war. Für immer eingeschränkt. Zweigeteilt bis an mein Lebensende. Ich fühlte nichts. Weder körperlich noch in mir. War tot. Von einem Moment auf den anderen zum Leichnam mutiert. Ein Leichnam mit unversehrtem Verstand. Das war das Schlimmste. Damals wünschte ich mir, dass mein Geist ebenso kaputt wäre wie der Rest von mir. Dann wäre ich mir selbst und meiner Situation nicht so bewusst gewesen.

Mittlerweile war ich froh, dass wenigstens etwas an mir keinen Schaden genommen hatte.

Außer mir waren nur noch wenige Leute im Studio. Um diese Uhrzeit saßen die meisten Menschen in einer Kleinstadt wie Minot vermutlich zuhause bei ihrer Familie oder Freunden, sahen fern, gingen früh ins Bett. Kurz überlegte ich, ob ich die Großstadt Miami vermisste. Seltsamerweise tat ich es nicht. Aber ich war ja auch erst seit gestern hier. Ich schlang mein Handtuch um den Hals, streckte mich und trank von meinem Wasser, das ich im Getränkehalter des Geräts abgestellt hatte. Mit meiner gesunden Hand wischte ich mir einen Wassertropfen vom Kinn. Dabei fiel mein Blick zum Tresen. Meine Nachbarin Laura saß dahinter und unterhielt sich mit einer Frau und einem Teenager. Betont cool lehnte er am Regal, die Lider zu einem Schlafzimmerblick gesenkt. Ich selbst hatte mich in seinem Alter auch so benommen, überzeugt davon, auf diese Weise interessanter auf Mädchen zu wirken. Laura und er schienen vertraut, lachten, berührten sich, auch wenn ich nicht verstand, was sie redeten. Die tiefschwarzen Haare der anderen Frau reichten ihr bis zum Po. Schon einmal hatte ich heute solche fantastischen Haare gesehen. Heute Vormittag. Im Buchladen. Es war schwer gewesen, die andere offensiv flirtende Angestellte zu vergraulen. Mich nervten solche aufdringlichen, lauten, bunten Frauen. Die Stille dagegen gefiel mir. Sie strahlte eine Ruhe und Lebenserfahrung aus, die mich erdete. Unwillkürlich hatte ich mich in ihrer Gegenwart wohlgefühlt, als hätte sie mich gestreichelt, ohne mich zu berühren. Als sie mich angelächelt hatte, beschleunigte sich mein Puls. Ich fühlte eine Verbindung, die ich mir nicht erklären konnte. Vor allem ihre Augen faszinierten mich. Dunkel, tief, voller Leben und Schmerz, doch sie zeigten auch ihre Stärke und wie viel Liebe sie geben konnte. Vielleicht bildete ich mir das alles aber auch nur ein. Ich hatte ohnehin nicht vor, gleich zu Beginn in einer neuen Stadt eine neue Beziehung anzufangen. Ich wollte überhaupt keine Beziehung. Niemand sollte sich verpflichtet fühlen, sich selbst weniger wichtig zu sein, weil ich Hilfe brauchte. Es reichte schon, dass Mom so viel für mich aufgeopfert hatte. Um mich zu pflegen, hatte sie ihren Job aufgegeben, als ich aus der Reha kam. Anfangs besuchte mich meine damalige Freundin Carla jeden Tag, saß an meinem Bett, hielt meine Hand, bewegte meine Gliedmaßen, übte mit mir sprechen, schlucken und greifen, pürierte mein Essen, hielt mir das Glas mit dem Strohhalm hin, aus dem ich trinken oder in das ich pusten musste, um meine Lippen und meine Atmung wieder unter Kontrolle zu bekommen. Aber ich wollte nicht, dass sie mich so sah. Wollte nicht, dass sie ihr eigenes Leben für mich – einen Behinderten – aufgab. Sobald ich wieder verständliche Worte formen konnte, trennte ich mich von ihr. Irgendwann würde sie mir dafür dankbar sein. Ich hatte sie geliebt, aber genau deswegen wollte ich sie nicht an meiner Seite. Sie hatte es verdient, ein normales Leben zu führen. Keine Frau sollte das jemals für mich tun. Auch Mom nicht mehr.

Ich setzte mich auf eine Hantelbank und gab vor, meine Schuhe zu binden. Vorhin hatte ich aus dem Augenwinkel bemerkt, wie Laura in meine Richtung sah und auf mich zeigte, als wäre ich ein Ausstellungsobjekt. Ich hasste das. Und hoffte insgeheim, dass sie nicht darüber spekulierten, was mit mir los war. Warum ich manchmal komisch redete oder mich ungelenk bewegte.

Der Junge bei Laura und der Frau mit den Wahnsinnshaaren und dem fantastischen Po verdrehte die Augen, wie es nur Pubertierende können. Als die Frau sich umdrehte, sah ich endlich auch ihr Gesicht. Es war tatsächlich die aus dem Buchladen. Sie war auf eine natürliche und deswegen interessante, anziehende Weise hübsch. Ohne dicke Schminke wie die andere Tussi aus dem Laden und auch nicht so quirlig sportlich wie Laura. Ihre Figur war weiblich weich, nicht so mager wie so viele Frauen, sondern an den richtigen Stellen rund und sie bewegte sich geschmeidig und effizient. Als wäre sie es gewohnt, viel zu arbeiten. Ihr perlendes, ehrliches Lachen wehte zu mir herüber und bescherte mir Gänsehaut. Ihre Freude steckte an und ich bemerkte, wie sich auch auf meinen Lippen ein Lächeln ausbreitete.

Ich sah ihr grinsend hinterher, bis sie und der Junge verschwunden waren.

»Was ist so lustig, Nate?«, rief Laura mir zu.

»Nichts!« Ich schüttelte den Kopf, stemmte mich hoch und lief zum Tresen. Mit den Ellbogen stützte ich mich auf und zwinkerte Laura zu. Bei ihr bestand keine Gefahr, deswegen fiel es mir leicht, mit ihr ungezwungen umzugehen.

Sie schüttelte den Kopf. »Bist du eine Maschine? Wie du trainierst ist der Hammer. Gleichzeitig gruslig und faszinierend. Die meisten kommen hierher, um Leute zu treffen oder sich zu zeigen, oder zum Frauen aufreißen oder, um einen winzigen Pimmel durch übertrieben dicke Muskeln zu kaschieren. Aber du trainierst ja wirklich. Und dann auch noch so heftig. Ich bin beeindruckt.« Sie verbeugte sich.

Ich fuhr mir durch die Haare. »Du bist ganz schön leicht zu beeindrucken.« Warum ich so extrem trainierte, verriet ich ihr nicht.

»Kann sein.« Sie machte eine wegwerfende Geste und zuckte mit den Schultern. »Macht das Leben leichter, wenn man sich lieber auf das Positive als auf das Negative konzentriert.«

Ich seufzte, legte meine Arme wieder auf den Tresen und verschränkte die Finger. »Wenn das so einfach wäre.« In ihrer Gegenwart hatte ich fast keine Hemmungen zu sprechen. Sie sah mich, den Menschen, nicht meine Einschränkungen. Bei Carla war das anders gewesen. Für sie bestand ich nach dem Tag X nur noch aus einem nicht mehr funktionsfähigen Körper, war jemand, um den man sich ständig sorgen musste, den man mitleidig ansah, wenn man ihm den Sabber abwischte, den man nachsichtig anlächelte, wenn die Schnabeltasse mal wieder aus den Fingern gerutscht oder im Auge statt im Mund gelandet war. Sie beschwerte sich nie, versicherte mir, wie sehr sie mich trotz allem liebte und dass sie für mich da sein würde. Aber genau das war das Problem. Ich wollte nicht *trotz allem* geliebt werden. Ich wollte ohne Zusatz geliebt werden. Dann lieber gar nicht. Ein weiterer Grund, warum ich mich von Carla getrennt hatte.

Laura dagegen kannte nur diesen einen Nate, nicht den vorherigen, unbeschädigten. Und offenbar mochte sie die aktuelle Nate-Version. Sie erinnerte mich an Brian. Seit der Grundschule mein bester Freund, ihm war es egal, wie krank ich war. Nicht im Sinne von Ignoranz. Für ihn war ich schlichtweg immer nur Nate. Egal in welchem Zustand. Mehr als einmal hatte er mir nicht nur sprichwörtlich in den Arsch getreten und mir gedroht, wenn ich mich weiter so hängen ließe, würde er mich nackt ausziehen und auf der Straße zur Rushhour aussetzen. Zu diesem Zeitpunkt hätte ich mich nicht einmal mehr selbst anziehen können, also ging ich das Risiko nicht ein und hörte tatsächlich auf zu jammern, riss mich zusammen und versuchte, wieder zu leben. Vom Akzeptieren meiner erbärmlichen Lage war ich damals aber noch weit entfernt gewesen. Vier Mal die Woche begleitete Brian mich ins Studio, trainierte mit mir, anfangs nur kurz und mit leichten Übungen, da ich nach wenigen Minuten völlig fertig war. Nach und nach steigerten wir das Pensum und irgendwann konnte ich wieder selbstständig auf dem Fahrrad sitzen, ohne herunterzufallen, oder leichte Gewichte stemmen ohne die Gefahr, dass sie mir auf den Kopf knallten und mir den Schädel brachen. Wenn Mom keine Zeit hatte, kutschierte er mich zu meinen Therapien. Ansonsten schleppte er mich in unsere Stammbar oder auf Partys, hievte mich aus dem oder in den Rollstuhl, schloss den Reisverschluss meiner Jacke, half mir beim Pinkeln, steckte einen Strohhalm in meine Flasche. Genauso selbstverständlich, wie er mich verarschte, wenn ich zum tausendsten Mal versuchte, eine Cocktailtomate mit der Gabel aufzuspießen und es mir nicht gelang, weil sie immer wieder wegrollte.

Ich vermisste ihn schrecklich.

»Es ist einfach.« Laura tippte sich gegen die Stirn. »Ist alles eine Kopfsache. Wenn man sich immer auf das Schlechte konzentriert, tritt es auch ein. Und das Wichtigste: scheiß auf die anderen, freu dich über die Dinge, die dich glücklich machen. Zum Beispiel darüber, dass jemand das Fitnessstudio zu dem Zweck benutzt, für den es ursprünglich eröffnet wurde.« Sie redete wie ein Hausfrauen-Psychologie-Ratgeber. Trotzdem trafen ihre Worte einen wunden Punkt in mir. Seit meinem Schlaganfall sah ich tatsächlich immer zuerst das Negative und in zweiter Linie erst das Positive. War ich nicht auch nach Minot gekommen, um das zu ändern? Vielleicht hatte mir das Schicksal so eine aufdringlich fröhliche Person wie Laura geschickt, damit ich daran erinnert wurde, wie schön das Leben sein konnte? Aber eben dieses Schicksal hatte auch mein Gehirn zu einer blutigen Masse und mich zu Gemüse werden lassen. »Weißt du, bevor ich mich geoutet habe, war ich fast so ein Miesepeter wie du. Ich dachte immer daran, was die Leute sagen würden, wie meine Eltern reagieren würden, bla, bla, bla. Bis ich eines Tages aufwachte und beschloss, dass ich glücklich sein will. Okay, ich gebe zu, es lag mitunter auch daran, dass ich am Abend vorher Petra kennengerlernt und sie mir das Hirn rausgevögelt hatte.« Sie zwinkerte und lachte. »Von da an gings nur noch bergauf.«

»Ich bin kein Miesepeter«, widersprach ich.

Sie kicherte und tippte mir auf die Brust. »Ach so, in dir drin sitzt eigentlich ein Clown. Ein Gruselclown wahrscheinlich.«

Ich wischte ihre Hand beiseite. »Hat dir schon mal jemand gesagt, dass deine Lebensweisheiten nerven?«

Sie nickte ernst. »Etwa stündlich.« Ihre Miene änderte sich und sie legte ihren Kopf schief. »Hast du vorhin zufällig meine Freundin Morgan bemerkt?«, fragte sie betont lässig.

»Warum?«

»Nur so.« Sie klickte mit dem Kugelschreiber, bis ich ihn ihr aus den Fingern nahm und beiseitelegte. Das Geräusch machte mich nervös. »Sie arbeitet im Buchladen, oder?«

Laura nickte und strahlte, als hätte ich mit dieser Frage zugegeben, wie sehr mir Morgan gefiel. Zwar stimmte das, aber das würde ich Laura nicht auf die Nase binden. Ihr traute ich es zu, uns sofort zu verkuppeln. Aber ich entschied selbst, wen ich in mein Leben und in mein Bett ließ.

Bevor Laura das Thema weiter vertiefen konnte, klopfte ich auf den Tresen, drehte mich um und lief zu den Umkleiden. Dort nahm ich meine Tasche aus dem Spind und zog mich aus. Meine Badelatschen hatte ich zuhause vergessen und ohne war es auf den rutschigen Fliesen schwer, Halt zu finden. Aber weil ich nicht so verschwitzt in meine Kleidung steigen wollte und weil ich der Einzige in der Umkleide war, beschloss ich, es trotzdem zu versuchen. Wie ein Betrunkener auf dem Eis tippelte ich mit dem Handtuch im Arm über den glitschigen Untergrund. Ich musste mich an der Wand festhalten, aber schaffte es unbeschadet bis unter die Dusche. Die Hoffnung, dass ich irgendwann mal wieder wie ein Kerl meines Alters einfach laufen, greifen – leben – konnte, hatte ich längst aufgegeben. Zwar hatten sich viele Einschränkungen gebessert, aber ganz verschwinden würden sie nach den ärztlichen Prognosen niemals. Ich würde für immer damit leben müssen. Im Grunde hatte ich mich damit arrangiert, wenn auch sie nicht akzeptiert. Trotzdem wünschte ich mir oft ein anderes, unkomplizierteres Leben. Einen zuverlässigen Körper und Geist. Wie stark mich das belastete, war tagesformabhängig. Vom Wetter, vom Stress, von anderweitigen Erkrankungen. Selbst eine harmlose Erkältung konnte mich tagelang außer Gefecht setzen. Davon, wie sehr ich mich mental oder körperlich angestrengt hatte. Manchmal ging es mir so gut, dass ich meine Krankheit beinahe vergaß, an anderen Tagen konnte ich nur im Bett liegen, jeder kleinste Schritt wurde zur unüberwindbaren Herausforderung. Manchmal überfielen mich meine Tiefs aus heiterem Himmel, ohne dass ich eine Ursache finden konnte. Momentan hatte ich bis auf die Erschöpfung nach der langen Fahrt eine gute, stabile Phase, was sich aber jederzeit ändern konnte.

Ich wusch meine Haare und seifte mich schnell ein. Zuhause ließ ich mir mehr Zeit beim Duschen, gönnte meinem Körper Zuwendung, aber hier wollte ich schlicht sauber sein. Laut meinen Therapeuten sollte ich meine Behinderung als Freund sehen. Mich mit meinem Körper aussöhnen, ihn lieben, vor allem meine rechte Seite. Mich ihr besonders widmen, um sie meinem restlichen Körper wieder zuzuführen. Bla, bla, bla. Ich tat mein Bestes, mich nicht zu hassen, aber mich – oder das, was von mir übrig war – zu lieben, so weit war ich immer noch nicht. Und ich wusste nicht, ob es jemals passieren würde. Zumindest war ich nicht mehr so extrem sauer auf das Schicksal, oder was auch immer mir diesen Zustand eingebrockt hatte, wie zu Beginn.

Als ich das Wasser ausstellte und mein Handtuch um meine Hüften wickelte, betrat ein Mann den Waschraum. Das Handtuch trug er über die Schulter gelegt, ansonsten war er nackt. Schämte sich nicht seiner sicher dreißig Kilo Übergewicht. Trug seinen Körper mit einer entspannten Selbstverständlichkeit wie seine Seife und sein Handtuch. Wir nickten uns zu, dann ging er zu einer der hinteren Duschen, hängte sein Handtuch an den Haken und drehte das Wasser auf. Ich wandte mich ab, nahm mein Duschgel aus der Halterung und trocknete es umständlich an meinem Handtuch ab, kämmte mit den Fingern meine nassen Haare, um Zeit zu schinden. Erst als ich sicher war, dass der Mann mich nicht beachtete, lief ich so vorsichtig wie vorhin zurück in die Umkleide, schlüpfte in meine Klamotten und verließ das Studio.

Eine leblose Wohnung erwartete mich. Mom hatte sich beim Einrichten und Dekorieren wirklich Mühe gegeben. Aber alles wirkte wie aus einem Möbelkatalog, ohne individuellen Touch. Da ich in Miami nur wenig Möbel besessen hatte, musste ich fast alles neu kaufen. Lediglich mein Lieblingssessel, der ehemalige Sessel meines Grandpas, mein Regal mit meinen Büchern und meinen Fernseher hatte ich mitgenommen. Morgen würde ich anfangen, alles nach meinem eigenen Geschmack und meinen eigenen Bedürfnissen umzuräumen. Ich war Mom für ihre Hilfe dankbar, aber das hier war mein Reich. Meine Mutter war schon immer sehr fürsorglich und beschützend gewesen, und durch meine Krankheit hatte sich das noch gesteigert. Sie erdrückte mich beinahe mit ihrer Liebe. Auch davor war ich geflohen. Alle wollten mir helfen, verstanden aber nicht, dass ich keine Hilfe wollte. Auch wenn ich sie brauchte. In der Anfangszeit hatte ich mir oft gewünscht, ich hätte nicht überlebt. Es war würdelos, wenn man sich nicht mehr allein den Hintern abwischen konnte, wenn man nur noch eine Seite eines vorher fitten Körpers benutzen konnte, wenn man ans Bett gefesselt war, wenn das Trinken aus dem Mund rann, wenn man das Fleisch kleingeschnitten bekam, als wäre man drei Jahre alt, wenn alles, was man sagte, aus einem Brei aus wirren Vokalen und Konsonanten bestand. Mom war lange Zeit die Einzige, die ich in meiner Nähe ertrug. Und die mich und meine Launen ertrug. Trotzdem, eine Mutter sollte den Penis ihres erwachsenen Sohnes nicht mehr sehen. Geschweige denn anfassen.

Mein Laptop stand geöffnet auf meinem Wohnzimmertisch, der Bildschirmschoner flimmerte, zog bunte Schlieren über den ansonsten schwarzen Hintergrund. Erinnerte mich an mein Gehirn von damals, als ich nur verschwommen sehen und hören konnte.

Ich trug meine Tasche ins Bad, hängte die verschwitzten Trainingssachen auf und holte mir aus der Küche eine Flasche Wasser. Dann setzte ich mich auf das Sofa, stellte den Laptop auf meinen Knien ab und loggte mich ein. Mein aktuelles Manuskript erschien. Es war nicht das erste Buch, an dem ich schrieb. In einer virtuellen Schublade warteten bereits zwei weitere darauf, dass die Agenturen, an die ich sie geschickt hatte, sich endlich meldeten. Von vier hatte ich Standardabsagen erhalten, von den anderen zehn seit einem halben Jahr nichts gehört oder gelesen. Vielleicht war ich nicht Mainstream genug. Oder schlichtweg zu schlecht. Meine Texte waren nicht wirklich einem eindeutigen Genre zuordenbar. Aber das war ich auch nicht. Niemand war das. Warum also sollte es Literatur sein?

Brian bezeichnete meine Texte als düster-melancholische Horror-Fantasy-Science-Fiction-Thriller mit Romance-Elementen und behauptete, er könnte biografische Elemente erkennen. Mag sein. Kein Autor der Welt kann komplett außerhalb von sich selbst schreiben. Schließlich werden wir von unserem Leben geprägt, unser individuelles Gehirn produziert die Texte.

Ich tippte ein paar Sätze, löschte sie wieder, schrieb neue. Mein Protagonist hatte im letzten Kapitel endlich seine Seelenverwandte getroffen, leider gehörte sie einer verfeindeten Spezies an, weshalb sie nicht zusammen sein durften. Das alte Romeo-und-Julia-Prinzip quasi. Es war mein erstes Buch, in dem Liebe eine so große Rolle spielte. In den anderen war sie zwar als Nebenstrang aufgetaucht, aber vertieft hatte ich das Thema nie. Wohin es mit den beiden führen würde, wusste ich zu diesem Zeitpunkt noch nicht. Manchmal taten meine Figuren nicht das, was ich für sie vorgesehen hatte, deswegen plottete ich nur noch grob und überließ den Protagonisten die Details.

Normalerweise fiel mir das Schreiben leicht. Dokument öffnen, mich mental in meine Geschichte hineinversetzen und den Text fließen lassen. Das geschah mehr automatisch und intuitiv, als dass ich bewusst darüber nachdachte. Als gäbe es eine direkte Verbindung meiner Kreativität zu meinen Fingern. Ohne Umweg über das Gehirn. Heute allerdings blockierte mich etwas. Und ich wusste nicht, was. Oder doch, eigentlich wusste ich es schon. Es war Morgan, Lauras schwarzhaarige Bücher-Freundin. Sie lenkte mich mit ihrer realen Existenz von meiner Fiktion ab. Faszinierte mich auf eine Weise, die ich mir vorgenommen hatte, nicht mehr zuzulassen. Aber ich wollte sie kennenlernen. Nicht wie Laura als Freundin, sondern als Frau. Mein Schwanz regte sich. Oh ja, sie gefiel mir. Wenn schon allein der Gedanke an sie, ihre unglaublichen Augen und ihr fantastisches Lachen mich hart werden ließen, wie wäre es dann erst, sie anzufassen? Sie zu küssen? In sie einzudringen?

Automatisch wanderte meine Hand in meine Hose, umschloss meinen Schwanz. Na toll, ich war gerade mal einen Tag in meinem neuen Leben und warf alle Pläne über den Haufen. Fantasierte von einer Frau, von der ich nicht einmal wusste, ob und wie sie sich an mich erinnerte. Wahrscheinlich hatte ich nur zu lange keinen Sex mehr gehabt.

Mein Handy klingelte. Mom. Ich wusste, wenn ich nicht ranginge, würde sie aus Angst, mir könnte etwas passiert sein, weiter nerven.

»Hi, Mom«, begrüßte ich sie. Sie brauchte das für ihren Seelenfrieden, dass wir jeden Tag wenigstens kurz miteinander redeten. Ich nicht. Kurze Nachrichten hätten auch gereicht. Manchmal kam ich mir vor, als wäre ich auf Bewährung und müsste mich regelmäßig bei der Polizei melden.

»Was ist los?«, fragte sie in besorgtem Tonfall. »Du klingst so atemlos. Geht es dir gut?«

Ja, Mom, ich war gerade dabei, mir einen runterzuholen. Aber das sagte ich ihr natürlich nicht.

»Alles gut. Musste nur erst das Telefon suchen.«

Sie atmete laut aus. »Gut. Und? Hast du dich schon eingelebt?«

»Ich bin erst seit gestern hier, Mom. Das dauert.«

Offenbar war das die falsche Antwort, denn sie keuchte. »Kommst du denn zurecht, Schatz? Du weißt, du kannst jederzeit wieder nach Hause kommen.«

Ich verdrehte die Augen, obwohl sie mich nicht sehen konnte. Ein Videoanruf wäre ihr am liebsten, damit sie sich mit eigenen Augen von meiner Lebendigkeit überzeugen konnte. Das hatte ich ihr Gott sei Dank ausreden können. Die nächsten Minuten erzählte ich ihr vom Buchladen, vom Studio und was ich heute gegessen hatte. Ihr war meine Ernährung immer wichtig. Aber mir war auch ohne ihre Ratschläge durchaus bewusst, dass ich meinen Körper gut pflegen musste, damit er mich nicht im Stich ließ.

Da ich nie in einem ganz normalen Beruf würde arbeiten können, liefen meine Tage immer nach dem gleichen Muster ab. Aufstehen, meine morgendlichen Übungen, um die Steifheit der Nacht zu vertreiben, frühstücken, Medikamente. Dann schreiben oder lesen, Mittag essen, Medikamente. Nachmittags Fitnessstudio, mit Mom telefonieren, Abendessen, Medikamente. Fernsehen, schlafen. Klang langweilig, aber ich hatte mich daran gewöhnt. Die Routine gab mir Sicherheit und das wiederrum brachte mir die Ruhe, die ich brauchte, um einigermaßen fit zu bleiben.

Wir plauderten noch eine Weile, dann sagte ich ihr, sie solle Dad einen Gruß ausrichten, verabschiedete mich von meiner Mom und ging ins Bett.

Morgan

Nackt stand ich vor dem Spiegel in meinem Zimmer und betrachtete mich. Strich mit den Händen über meine breiten Hüften, meine kaum vorhandene Taille, über die Rippen bis zu meinem Busen. Meine Brüste lagen schwer in meinen Händen. Mochte ich meinen Körper? Bisher hatte ich mir wenig Gedanken darüber gemacht. Er war eben da, wie meine schwarzen Haare und meine braunen Augen und meine Finger und meine Ohren. Wie meine Verpflichtung meiner Familie gegenüber. Ob ich einem Mann gefallen könnte, war bisher nicht wichtig gewesen, weil ohnehin keiner in meinem Leben Platz gehabt hätte. Bis Nate mit seinen tiefen, traurigen Augen und seinem sexy Körper aufgetaucht war. Für ihn wollte ich schön sein. Begehrenswert. Er sollte mich als Frau wahrnehmen. Vielleicht sollte ich mich doch im Studio anmelden. Schließlich hing er da ständig herum. Ein wenig fitter und definierter zu sein, schadete außerdem nicht. Obwohl Sport nicht gerade zu meinen Lieblingsbeschäftigungen gehörte.

Ich schlüpfte in meinen Morgenmantel und lief ins Wohnzimmer. Die Zwillinge saßen vor dem Fernseher, futterten Chips und sahen sich irgendeinen Actionfilm an. Donovan hatte die Füße auf dem Beistelltisch abgelegt. Mit einem Handzeichen gab ich ihm zu verstehen, dass er sie gefälligst runternehmen sollte. Er kam meinem stummen Befehl nach, wenn auch nicht ohne Murren.

»Ist Dad schon weg?« Meine Brüder nickten synchron, ohne mich anzusehen. Noch vor ein paar Monaten hätte ich sie darauf hingewiesen, dass es schon elf war und sie ins Bett geschickt, aber morgen war

Sonntag. Außerdem ließen sie sich schon lange nicht mehr von mir vorschreiben, wann sie schliefen und wann nicht. »Geht ihr heute nicht mehr aus?«

Diesmal schüttelten sie gemeinsam den Kopf und ich musste mir ein Grinsen verkneifen. Manchmal waren die zwei wie eine schlanke und klügere Version von Dideldei und Dideldum.

»Hab Schluss gemacht«, sagte Donovan, als wäre das Beenden einer Beziehung keine große Sache. Gestern waren er und Vic doch noch so glücklich gewesen.

»Keine Lust«, beantwortete Tristan meine Frage aus seiner Sicht.

Ich stellte mich vor den Fernseher und stemmte meine Hände in die Hüften. »Sagt mal, Jungs. Sehe ich eigentlich gut aus? So als Frau?« Erbärmlich, dass ich das meine kleinen Brüder fragen musste.

Donovan wedelte mit seiner Hand herum, um mich aus seinem Sichtfeld zu verscheuchen und beugte sich vor. Demonstrativ sah er an mir vorbei und verzog das Gesicht. Tristan übernahm das Reden.

»Da fragst du die Falschen. Du bist unsere große Schwester. Du bist quasi geschlechtslos, deswegen können und wollen wir das nicht beurteilen, ob du hübsch bist.«

Ich seufzte und quetschte mich zwischen die beiden auf die Couch. Wortlos hielt mir Donovan die Chipstüte hin und ich griff hinein und nahm mir eine große Handvoll. So viel dazu, warum ich zugenommen hatte.

Ich sah Tristan an. »Hast du nicht vorhin noch gesagt, ich zitiere: ›Du brauchst dringend mal einen Kerl‹? Und jetzt willst du mir nicht einmal beantworten, ob ich überhaupt Chancen auf einen hätte?«

Tristan nickte und verdrehte die Augen. »Ja, habe ich. Dann hättest du endlich mal ein eigenes Leben und würdest andere nerven. Dann wärst du nicht mehr so besessen von unseren Leben. Außerdem sind Männer meistens nur in der Theorie so anspruchsvoll. In der Praxis geben sie sich auch mit weniger zufrieden.«

»Na danke auch für das Kompliment.« Donovan lachte leise in die Chipstüte, gab aber ausnahmsweise einmal nicht seinen Senf dazu.

»Und überhaupt: Was heißt besessen«, murmelte ich. »Aber bekochen und bedienen lasst ihr euch gern.«

Jetzt mischte Donovan sich doch ein. Er tatschte mir mit seiner Hand aufs Knie und sah mich ernst an. »Du weißt, wie dankbar wir dir sind, dass du Moms Rolle übernommen hast.« Wusste ich das? »Aber du übertreibst es manchmal echt mit deinem Betütteln. Du bist wie eine Helikoptermom. Parker geht das auch ganz schön auf die Eier.«

»Wortwahl, Bruder«, schimpfte ich automatisch.

Er fiel in sich zusammen und schnaufte genervt. »Siehst du, das meine ich.«

»Habt ihr euch eigentlich abgesprochen? Heute reiben mir alle unter die Nase, dass ich mich um mein eigenes Leben kümmern soll. Zuerst Dad, dann Laura und jetzt ihr auch noch.«

Ich stützte meine Ellbogen auf die Knie und vergrub das Gesicht in meinen Händen.

»Nö, haben wir nicht«, meinte Tristan und nahm sich die Chipstüte. Sein lautes Knuspern drang in mein Ohr, Chipsbrösel rieselten auf meinen Morgenmantel.

»Ihr meint also, nur weil ihr denkt, ihr könnt ohne mich, soll ich mir jetzt den nächstbesten Typen schnappen und mich um *ihn* kümmern? Damit ihr eure Ruhe habt?«

Donovan zuckte die Schultern. »Wenn du es so ausdrücken willst …«

»Ihr habt sie doch nicht mehr alle!«

Die beiden kicherten und grinsten ihr Zwillings-Einigkeits-Grinsen.

Ich schnappte mir die Chipstüte und entführte sie in mein Zimmer. Das war meine Rache, weil meine Brüder mich nicht mehr haben wollten. Mit meiner Beute setzte ich mich aufs Bett und starrte aus dem Fenster, obwohl es draußen schon stockdunkel war und es ohnehin nichts zu sehen gab außer der schmutzig grauen Wand des Nachbarhauses, und mampfte frustriert die Tüte leer.

Meine fettigen Finger wischte ich an meinem Morgenmantel ab, warf den Müll in den Eimer neben meinem Bett und angelte nach meinem Handy.

Morgan: *Okay, ich mach's.*

Laura: *Was?*

Morgan: *Mich im Studio anmelden.*

Sie antwortete mit einem tanzenden Strichmännchen. Kurz darauf vibrierte mein Telefon und Lauras Name blinkte auf.

»Nate steht auf dich«, plapperte sie ohne Begrüßung los, sobald ich abgenommen hatte.

Aha, woher wusste sie das? Mein Herz klopfte bei diesem Satz heftig gegen meine Brust.

»Aber ich glaube, er ist kein Draufgänger. Wenn du zu offensiv vorgehst, verschreckst du ihn nur. Ich habe das so im Gefühl.«

Lauras Gefühlen konnte man nicht immer trauen. In diesem Fall jedoch wünschte ich mir, dass sie ausnahmsweise einmal recht hatte und Nate tatsächlich an mir interessiert war.

Ich hörte Petra im Hintergrund lachen.

»Warum denkst du eigentlich, dass ich mich wegen Nate anmelden will? Ich will nur trainieren, ein bisschen abnehmen und meinen Körper formen.«

Laura prustete los. »Red dir ein, was du willst, Schätzelchen. Aber du und freiwillig Sport, das ist, als hätte ich plötzlich das Bedürfnis, mit Mike Manson zu schlafen. Gib's zu! Du findest ihn scharf!« Weil ich schwieg, wiederholte sie: » Gib's zu. Gib's zu. Gib's zu. Gib's zuhuuu!«

»Du nervst! Aber okay, ich geb's zu.«

Laura gab ein Grunzen von sich, das ich als Befriedigung über mein Geständnis interpretierte.

»Soll ich zu ihm rübergehen und ihm sagen, dass du ihn vögeln willst?« Ich hörte es rascheln.

»Untersteh dich!«, schrie ich, bevor sie es tatsächlich tat. Sie schaffte es noch mit ihrer nicht gerade subtilen Art, ihn zu vergraulen. »Ich will ihn nicht vögeln. Ich will ihn kennenlernen.« Ich konnte regelrecht hören, wie Laura ihre Augen verdrehte und die Augenbrauen hochzog. »Vorerst«, fügte ich hinzu.

»Keine Angst, Mo, ich halte sie auf!«, versicherte mir Petra aus dem Off. »Ich habe da so meine Methoden.« Ein Kussgeräusch und Flüstern folgten.

»Ich sehe dich dann morgen im Studio«, sagte ich und legte auf, bevor ich noch mehr Dinge zu hören bekam, die nicht für mich bestimmt waren.

Ich war müde, aber ich kam nicht zur Ruhe. Die Worte meiner Freunde und Familie gingen mir nicht aus dem Kopf. Vermutlich konzentrierte ich mich wirklich zu sehr auf sie und vernachlässigte meine eigenen Bedürfnisse und meine Hobbies. Zum Beispiel wieder zu schreiben anzufangen. Früher hatte ich neben Tagebuch auch Erzählungen und ab und zu sogar ein Gedicht verfasst. Sie trieften vor pubertärem Weltschmerz und waren sprachlich unausgefeilt. Aber es waren meine. Und es hatte mir Spaß gemacht. Nachdem Mom abgehauen war, hatte ich nur noch selten Zeit, geschweige denn Muße dafür gefunden. Das sollte sich wieder ändern.

Spontan nahm ich meinen Laptop vom Nachtkästchen, stellte ihn auf meine Schenkel und öffnete mein Schreibprogramm. Die leere weiße Seite blendete mich, lähmte mich geradezu. Der Anfang einer Geschichte fiel mir immer am schwersten. Trotzdem legte ich meine Finger auf die Tasten und schrieb einen Satz, auch wenn ich ahnte, dass dieser Satz weder besonders originell noch spannend war.

An einem für August ungewöhnlich kalten Morgen stieg Vivian aus dem Bett und merkte sofort, dass etwas völlig anders war.

Einfach anfangen, löschen konnte ich später immer noch. Seit Jahren schon hatte ich den groben Plot für eine Gruselgeschichte im Kopf. Aber ich konnte sie nicht richtig greifen, weder die Figuren noch die Handlung. Es war mehr ein Gefühl, für das ich aber keine Worte fand.

Minutenlang starrte ich auf diesen einen, immer furchtbarer werdenden Satz, aber mir fiel kein zweiter ein. Und erst recht kein dritter.

Vielleicht war Schreiben ja doch nicht das Richtige für mich. Backen konnte ich gut. Oder inmitten von Pubertätswahnsinn ruhig bleiben. Oder Grasflecken aus Jeans rückstandslos entfernen. Kreativ sein offenbar nicht. Frustriert klappte ich meinen Computer wieder zu, schob ihn unters Bett und wickelte mich in meine Decke.

In meinem Leben musste sich etwas ändern. Dringend. Und zwar eine ganze Menge. Auch wenn ich nicht genau wusste, wie und wohin mich meine Veränderungen führen würden.

Die Zwillinge polterten in ihrem Zimmer herum. Ich konnte jede Bewegung identifizieren, hörte jedes Wort, weil die Wände in unserem Haus so dünn waren. Deshalb bekam ich auch oft Dinge mit, die eine große Schwester lieber nicht wissen würde. Sollte ich irgendwann doch mal wieder Sex haben, dann sicher nicht hier.

Einer der Zwillinge verließ das Zimmer, die Schritte kamen an meiner Tür vorbei und kurze Zeit später knallte Parkers Tür. Wenn sie woanders übernachtete, schlief meist einer meiner Brüder in Parkers Bett und genoss das Alleinsein.

Ein paar Minuten später war es still und nur noch die üblichen nächtlichen Geräusche waren zu hören. Das leise Summen des Kühlschranks, vorbeifahrende Autos, das Schleudern der Waschmaschine, Tristans Schnarchen, Donovans Husten, das Blubbern der Heizungsrohre. Mehr brauchte ich nicht zum Einschlafen.

In der Nacht träumte ich von Nate. Ich hatte selten erotische Träume und wenn, dann besaßen die Männer darin keine klar erkennbaren Gesichter.

Diesmal war es anders. Nate erschien mir so deutlich, als wäre er ein Traumwandler, der mich absichtlich besuchte.

Ich sortierte gerade im Laden eine Lieferung Erotikromane in das entsprechende Regal. Sheila war unterwegs und kein Kunde da, sodass ich allein war. Plötzlich stand Nate hinter mir, seine Brust berührte meinen Rücken. Ich spürte, wie er atmete, seine Wärme, das Pochen seines

Herzens. Wortlos legte er seine Arme um mich, fuhr hoch zu meinen Brüsten, neckte meine Nippel mit dem Daumen, küsste mich sanft auf den Nacken, flüsterte mit seiner tiefen Stimme meinen Namen. Drehte mich zu sich herum und küsste mich leidenschaftlich. Dann nahm er mich stehend ans Regal gelehnt. Das Ausziehen hatte mein Traum-Ich übersprungen. Sein Körper war fantastisch, hart und muskulös. Seltsamerweise wunderte ich mich nicht, dass wir nicht sprachen, weder zuvor noch danach, und sofort zur Sache kamen, obwohl das ansonsten nicht meine Art war. Und dass wir ignorierten, dass Sheila oder ein Kunde jederzeit den Laden betreten und uns hätte erwischen können. Der Sex mit Nate war in verschiedener Hinsicht traumhaft, mit festem Griff hielt er mich an sich gepresst, während er stöhnend in mich stieß und mich Richtung Höhepunkt trieb. Wir kamen gemeinsam, aneinandergepresst, sein heißer Atem in meinem Nacken.

Schweißgebadet und erregt wachte ich auf. Zwischen meinen Beinen pochte es. Wann hatte ich das letzte Mal im Schlaf einen Orgasmus gehabt? Es war erst sechs Uhr morgens, aber ich war zu aufgewühlt, um noch einmal einschlafen zu können. Ich schlüpfte aus dem Bett und schlich durch das dunkle Haus ins Wohnzimmer. Dad schlief tief und fest, die Decke weggestrampelt, Arme und Beine ausgestreckt wie ein Seestern, und schnarchte mit offenem Mund. Damit er nicht aufwachte, ließ ich das Licht aus, fand aber im Schrank trotzdem schnell, was ich suchte. Moms Traumdeutungsbuch. Keine Ahnung, warum wir es nicht wie die anderen Sachen entsorgt hatten, denn Verwendung hatte dafür keiner von uns. Wir waren in etwa so spirituell wie eine kalte Salamipizza. Aber ich war neugierig, was mein Unterbewusstsein mir mitteilen wollte. Auch wenn es bezüglich meines Traums nicht viel zu deuten gab. Nate war heiß, also war er eben diesmal der Protagonist einer meiner feuchten Träume gewesen.

Das Buch nahm ich mit in mein Zimmer, schloss leise die Tür und machte es mir auf meinem Bett bequem.

»Auf spiritueller Ebene verweist Sexualität im Traum darauf, dass wir uns einen Seelenverwandten wünschen. Denn nur mit unserem Ge-

genstück sind wir vollkommen«, stand da. Aha. Was sollte ich jetzt mit dieser Information anfangen? Obwohl ich die Nähe zu einem anderen Menschen manchmal vermisste, hatte ich mir bisher keinen Seelenverwandten gewünscht. Zumindest nicht bewusst. Aber was wusste ich schon über mein Unterbewusstsein? Freud hätte vermutlich seine wahre Freude an mir gehabt. Seufzend legte ich das Buch wieder beiseite und versuchte, den Traum und meine angeblich tiefsten Wünsche abzuhaken.

Am nächsten Tag konnte ich es kaum erwarten, das Fitnessstudio zu besuchen, denn ich hoffte, Nate zu begegnen. In den Untiefen meiner Kommode suchte ich nach meinen Sportklamotten, stopfte sie mit einem Handtuch in eine Einkaufstasche und flocht meine Haare zu einem Zopf. In der Küche füllte ich noch Wasser in eine Plastikflasche.

»Ich fahre zu Laura ins Studio«, informierte ich Dad und küsste ihn auf seine haarlose Stelle am Oberkopf. »Ich will mich anmelden.«

Er lächelte. »Das ist schön. Gönn dir ruhig mal was.« Wie schön Sport wirklich war, würde sich noch zeigen. Dass ich mich eigentlich wegen einem Kerl anmeldete, verschwieg ich.

»Der Rest Essen ist im Kühlschrank, du musst es nur aufwärmen. Und wenn Donovan irgendwann aufwacht, soll er sich einfach ein Sandwich machen.« Dad legte den Kopf schief und zog die Augenbrauen hoch, bis sich seine Stirn in dicke Falten legte. Ich seufzte. »Okay, schon verstanden. Ihr seid nicht völlig hilflos ohne mich.« Er grinste zufrieden.

»Du kannst das Auto haben. Viel Spaß«, wünschte er mir noch, bevor er sich wieder dem Fernseher widmete.

Sobald ich das Studio betrat, winkte mich Laura zu sich. Sie schob mir ein Formular hin, das bereits mit all meinen Daten ausgefüllt war.

»Du musst nur noch deine Kontonummer eintragen und unterschreiben. Und zwar hier. Und hier.« Sie malte kleine Kreuzchen neben die entsprechenden Linien. Dann klickte sie die Miene aus dem Kugelschreiber und drückte ihn mir in die Hand.

»Hattest du Angst, ich könnte kneifen?«

»Du hast es erfasst. Manchmal muss man dich zu deinem Glück zwingen.« Sie beugte sich vor. »Du weißt schon, Mission Nate Flannagan«, raunte sie verschwörerisch.

»Dich als Freundin zu haben, ist echt eine Strafe«, erwiderte ich, setzte aber brav meine Unterschrift neben das Kreuzchen und trug meine Kontodaten ein.

»Ich weiß. Deswegen liebst du mich doch, oder?« Sie nahm mein Gesicht in ihre Hände, quetschte meine Wangen zusammen und küsste mich schmatzend auf den Mund. Lachend wischte ich mir die Lippen ab. Laura hatte recht. Gerade weil wir so verschieden waren, sie aufgedreht, lebensfroh, freiheitsliebend und mutig, ich pflichtbewusst, ruhig und familienbezogen, tat sie mir so gut. »Umziehen, Schätzelchen, und dann zeige ich dir alles.«

»Ich kenne das Studio seit Jahren. Ich war oft genug hier«, erinnerte ich sie.

»Aber nicht als Kundin.«

Ich schnaufte, nahm den Spindschlüssel, den sie mir hinstreckte, und lief zu den Damenumkleiden.

Als ich zurückkam, empfing sie mich mit entsetztem Gesichtsausdruck. Sie zeigte auf meinen Oberkörper und anschließend auf meine Beine. »Ist das dein Ernst?«

Ich sah an mir herunter, weil ich nicht wusste, was sie meinte. »Deine Klamotten. Hast du die aus einem Altkleidercontainer geklaut? So wird das nie was mit deiner Mission.«

»Jetzt hör doch mal auf mit dieser *Mission*. Sonst habe ich überhaupt keine Lust mehr, irgendetwas bezüglich Nate zu unternehmen. Die Hose ist eine alte von Donovan. Und das Shirt …«

Sie unterbrach mich. »Das Shirt hattest du schon in der achten Klasse. Aber da war es noch nicht so eng.«

Ich zerrte den Bund meines Shirts nach unten und funkelte sie an. »Meine Klamotten, mein Tempo, mein Leben!«

Abwehrend hob sie die Hände. »Ist schon gut. Nicht aufregen. Das ist schlecht fürs Herz. Irgendwie sieht dieser Grunge-Look ja auch sexy aus. Hat was von Ninetees-Vintage.«

Ich stieß resigniert Luft aus und rollte übertrieben mit den Augen. »Also, wo soll ich anfangen?«

Sie unternahm mit mir ihren Rundgang für Neukunden, erklärte mir die Geräte, zeigte mir ein paar Übungen und trichterte mir ein, immer ein Handtuch unterzulegen.

»Wenn du richtige Beratung oder professionelle Hilfe beim Training willst, musst du bis morgen warten. Rami hat frei.«

Rami war der Chef und Fitnesstrainer des Studios, Laura die Thekenschlampe, wie sie sich selbst bezeichnete.

Ich nicke. Was hatte ich mir da eingebrockt? Trotz Sonntag waren viele Leute da, von überallher hörte man es stöhnen und ächzen, oder das Quietschen der Geräte und Turnschuhe. Es roch nach Schweiß, Käsefüßen und Energydrinks. Also eigentlich genau wie im Zimmer der beiden männlichen Pubertierenden bei mir zuhause.

»Nate ist übrigens noch nicht da. Aber ich habe ihn heute Morgen im Hausflur getroffen. Er kommt später vorbei. Hätte mich auch gewundert, wenn nicht, so besessen wie er trainiert.« Sie schob mich zu einem dieser am Boden befestigten Fahrräder und drückte auf dem Display herum. »Am besten fängst du mit leichtem Cardio an. Zum Warmwerden. Hier kannst du die Geschwindigkeit regeln. Immer darauf achten, dass dein Puls nicht zu sehr hochschnellt.« Sie zeigte auf das Display und ließ mich dann mit dem Horrorgerät allein.

Bereits nach zehn Minuten langsamem Radeln war ich fix und fertig. Da es sicher nicht gesund war, sich gleich zu Beginn zu sehr anzustrengen, stieg ich herunter, trank etwas und versuchte, wieder zu Atem zu kommen. Eine Weile sah ich den anderen Trainierenden zu und entschied mich dann für ein Gerät, das wirkte, als würde es mich nicht sofort besiegen.

Nate

Im Gegensatz zu gestern war das Studio diesmal gut besucht. Beinahe alle Geräte waren besetzt, ebenso die Cardiostationen. Trotzdem entdeckte ich Morgan sofort. Sie trank aus einer mit Wasser aufgefüllten Colaflasche, den Kopf nach hinten geneigt, die Augen geschlossen. Damals in der Reha hatten sie mich zu täglichen Achtsamkeitsübungen gezwungen. Mit dem Ziel, zur Ruhe zu kommen und sich selbst zu spüren, indem man sich ausschließlich auf das konzentrierte, was man gerade tat. Diesen einen Augenblick genießen und darin aufgehen. Egal was man in diesem Moment tat. Ob abspülen, essen, trinken, Musik hören, sich unterhalten, lesen, kacken oder was auch immer. Das sollte meiner kaputten Psyche helfen, den Fokus wieder auf das Positive im Leben zu richten. Wobei ich nicht verstand, was mir die Konzentration auf mein schwaches Bein beim Laufen oder meine zitternden Finger beim Schreiben bringen sollte. Noch bewusster wahrzunehmen, dass ein Zweijähriger sich besser artikulieren konnte als ich? Oder die mitleidigen Blicke der Pfleger, wenn ich mich eingepinkelt hatte, aber keinen Katheter mehr wollte? Oder meine wahnsinnig tolle Zukunft als Wrack? Die Übungen fand ich schrecklich und ich kam mir bescheuert vor. Einmal mussten wir ein Stück Schokolade im Mund behalten, sie fühlen, die Süße schmecken, die Konsistenz erfassen, das Schmelzen genießen und mit allen Sinnen erfahren. Durch meine damals noch vorhandene Dysphagie, also die durch den Schlaganfall verursachte Schluckstörung, kämpfte ich allerdings die meiste Zeit damit, nicht an dem Schokosabber zu ersticken, statt mich existentiell zu erweitern.

Doch als ich Morgan beim Trinken beobachtete, verstand ich endlich, was unsere Therapeutin damals gemeint hatte. Morgan war ganz im Jetzt, ihr Körper in dem Moment nur auf die Aufnahme des Wassers ausgerichtet. Ihr restliches Ich und vor allem die Umgebung, die stöhnenden, schwitzenden, schwatzenden Menschen, schienen vergessen. Nur ihre Lippen um die Öffnung der Flasche, ihre Hände um den Bauch des Gefäßes, das Fließen des Wassers. Spüren, wie es über die Zunge in die Kehle fließt, schlucken. Schmecken. Konnte sie beim Sex auch so genießen und sich dem Augenblick hingeben? Sie schluckte noch einmal, setzte die Flasche ab und wischte sich einen Tropfen von ihren geröteten Lippen. Dann leckte sie mit der Zunge darüber. Eine harmlose und gerade deswegen wahnsinnig sexy Bewegung.

Erst da registrierte ich, wie offensichtlich ich Morgan angaffte. Gott sei Dank war Laura gerade mit einem Kunden beschäftigt, sonst hätte sie mich deswegen sicher verarscht. Ich wollte Morgan nicht anstarren, ich wollte nicht einmal, dass sie mir gefiel. Mich derart faszinierte. Ich wollte mich nicht verknallen. Verknallen führte zu verlieben, verlieben führte zu Liebe und Liebe zog Hingabe und Sorge und Verpflichtung und eine Menge anderer Komplikationen nach sich. Morgan allerdings machte es mir verdammt schwer, mich an meinen Vorsatz zu halten.

Bewusst wandte ich meinen Blick ab und holte mir bei Laura einen Spindschlüssel. Sie begrüßte mich strahlend, hatte aber keine Zeit zum Plaudern, weil das Telefon klingelte und hinter mir noch weitere Kunden warteten. Während ich den Gang entlang zu den Umkleiden lief, ratterte es in meinem Gehirn. Ich wünschte, ich könnte das Gedankenkarussell über mich und Morgan abstellen, aber es gelang mir nicht. Seit meinem Besuch im Buchladen belagerte sie wie ein hartnäckiges Plot-Bunny meine Gedanken.

Während ich den Schrank und meine Tasche öffnete, dachte ich darüber nach, was ich tun könnte. Fernhalten und die ungewollten Gefühle ignorieren würde nicht funktionieren. Das war mir klar. Zusammensein aber auch nicht. Morgan sollte keine zweite Carla werden.

Warum musste ich ausgerechnet ihr hier über den Weg laufen?

Fahrig grüßte ich zurück, als mich der Dicke von gestern ansprach, reagierte aber nicht auf seine Konversationsversuche. Er verschwand mit einem Schulterzucken. Im Grunde gab es nur eine Lösung: Ich musste ihr meine Krankheit verschweigen. Dann hätten wir vielleicht eine Chance. Weil sie mich als Mann, nicht als Patienten ansehen würde. Vorausgesetzt, das Interesse war überhaupt gegenseitig. Halb hoffte ich, es wäre nicht so. Dann hätte ich ein Problem weniger. Normalerweise konnte ich mich bei Frauen gut zurückhalten. Warum nicht bei dieser? So eine starke Anziehung kannte ich nicht.

Über kurz oder lang würden Fragen kommen, wie immer, wenn jemand sich längere Zeit mit mir abgab. Aber mit denen würde ich mich beschäftigen, wenn es so weit war. Wenn ich für sie ein ganz normaler Mann war, konnten wir vielleicht auch ganz normal miteinander ausgehen und sehen, wohin es führte. Minutenlang stierte ich in meinen geöffneten Spind, als würde dort eine Antwort erscheinen.

Warum nur hatte ich diese elendige Vorgeschichte? Ich wusste, dass Warum-Fragen sinnlos waren, weil es schlichtweg keine Antwort gab. Außer »Pech gehabt«. Trotzdem stieg die Wut über meine Krankheit so heftig in mir auf wie seit Jahren nicht mehr.

Mit der Faust schlug ich gegen das Metall meines Spinds. Die Tür krachte mit einem Knall zu, federte zurück und schlug gegen meinen Arm. Ich fluchte und rieb mir den schmerzenden Ellenbogen.

»Alles klar, Kumpel?«, fragte ein Muskelprotz, der mit einem winzigen Handtuch um die Hüften aus der Dusche kam.

Ich nickte und drehte mich weg. Damit nicht auffiel, wie wacklig ich wegen des Adrenalinschubs stand, setzte ich mich auf die Bank in der Mitte des Raums zwischen den Schränken. Ich zog meinen rechten Fuß auf das Knie des linken Beins und fummelte den Schuh und die Socke herunter. Der Typ schielte immer wieder zu mir herüber, als befürchtete er, dass ich erneut ausflippte. Aber ich hatte mich wieder unter Kontrolle. Meine Socke stopfte ich in meine Boots, stellte sie vor dem Spind auf den Boden und knöpfte meine Jeans auf. Das nächste Mal würde ich mich bereits zuhause umziehen. Ich hasste es, wenn man mich beobachtete, egal in welcher Lebenslage, weil ich dann in meinen Bewegungen noch unsicherer wurde.

»Was ist damit?«, fragte der Muskelmann und zeigte auf meine zitternde, verkrampfte Hand. »Sportverletzung?« So war es oft. Das Glotzen der Leute war normal, aber die wenigsten beließen es dabei, sie fragten ungeniert nach. Ich empfand das als übergriffig, schließlich wollte ich ja auch nicht wissen, wieso jemand Segelohren oder Übergewicht oder Mundgeruch hatte.

Ich nickte. Ja, Sportverletzung. Im Grunde war das nicht gelogen, da mich ja während des Sports buchstäblich der Schlag getroffen hatte. Sport war meine Standardausrede. Oder Autounfall. Bei beidem konnte ich die komplette Wahrheit verschweigen, musste aber bezüglich Krankenhaus und Reha und den Nachwirkungen nicht zu sehr lügen. Die Diagnose Juveniler Schlaganfall zog grundsätzlich Mitleid und Neugier und weitere Fragen – oder mühsam unterdrücktes, verkrampftes Nichtfragen – nach sich. Das wollte ich nicht. Bemitleidet zu werden war erbärmlich. Ich wollte nicht anders behandelt werden als jeder andere auch. Sobald die Menschen wussten, was wirklich mit mir los war, verhielten sie sich gehemmter, die Stimmung wurde zwangsläufig verkrampfter, man wollte mich schonen, als wäre ich zerbrechlich. Oder als könnte man nicht mehr normal mit mir umgehen. So wie die meisten Menschen gehemmt oder übertrieben vorsichtig im Umgang mit Behinderten sind. Ein Sportunfall dagegen erklärte zwar meine körperlichen Probleme, war aber harmlos. Eine Sportverletzung zeugte sogar davon, wie stark und fit man war, weil man ja Sport gemacht hatte. Fast wie eine Auszeichnung für besonders aktive Menschen. Ein Schlaganfall war etwas für alte Menschen, oder welche, die sich mit falscher Lebensweise zerstört hatten.

Blödsinn! Krankheit ist Krankheit, egal woher.

Meine anderen Nachwirkungen – die Konzentrationsprobleme, mein schnelles Ermüden oder die Erschöpfungsanfälle, meine fluktuierenden Spastiken und Artikulationsprobleme, meine Persönlichkeitsveränderung von einem lebenslustigen, aktiven Studenten zu einem depressiven, resignierten Eigenbrötler - bekamen die meisten Menschen nicht mit. Weil ich in der Regel niemanden so nah an mich heranließ, dass jemand die feinen Unterschiede in meiner Stimmung oder meinem Benehmen bemerken konnte.

Der Muskelmann verzog das Gesicht und kratzte sich am Nacken. »Mist.« Er patschte sich auf die Schulter. »Die habe ich mir auch schon gebrochen. Vom Fahrrad gefallen. Hat höllisch wehgetan. Wünsch ich keinem.« Er knotete sein Handtuch auf, ließ es auf den Boden fallen und beugte sich in den Spind. Sein nackter schwarzer Hintern glänzte mir entgegen. Mit seinen Boxershorts in der Hand drehte er sich wieder zu mir um. »Ich hab dich hier noch nie gesehen. Bist du neu?«

Wieder nickte ich. »Vor ein paar Tagen hergezogen.«

Ich kam nicht ums Antworten herum. In einer Kleinstadt wie Minot wäre ich schneller als Freak, der nicht spricht, verschrien, als ich gucken konnte. Trotzdem ahnte ich schon, was folgen würde. Und ich hatte recht. Der Typ war nämlich leider nicht so höflich wie Laura. Er runzelte die Stirn. »Du sprichst komisch.« So direkt und indiskret drückten es die wenigsten aus. Die meisten eierten um die Formulierungen herum. Aber eigentlich wollten alle das Gleiche wissen. *Warum sprichst du so seltsam?* »Bist du high?«, fügte er hinzu. »Falls ja, Rami schmeißt jeden hochkant raus, der sich in seinem Studio etwas einwirft.«

»Nein, ich nehme keine Drogen. Ist so ein Nervenproblem«, spulte ich meine übliche Antwort gegenüber Fremden ab und tippte an meine Wange. Mit dieser Antwort gaben sich die meisten zufrieden. Dieser Typ nicht.

»Aha. Woher kommt sowas? Von dem Unfall?« Er schlüpfte in sein Unterhemd und anschließend in seinen Hoodie. Dann nahm er seine Hose aus dem Spind, wartete aber und sah mich neugierig an. Ich machte mit Kopf und Schultern eine undefinierte Bewegung, die alles heißen konnte.

»Hm. Sachen gibt's.« Endlich zog er seine Hose an, stieg in seine Stiefel und fuhr sich mit den Fingern durch seine Locken. »Wir können ja mal nach dem Training ein Bier zusammen trinken«, schlug er vor. »Meinem Bruder gehört die beste Bar in Minot.«

»Okay«, gab ich zurück, obwohl ich keinen Alkohol trank und nicht vorhatte, auf sein Angebot einzugehen. Denn je näher man einem Menschen kam, umso weniger hatte er solche Lügen verdient. Aber ich wollte hier nicht als der Schlaganfall-Typ bekannt werden. Ich wollte Nate sein. Nichts weiter. Deswegen war es in den meisten Fällen besser, im Unverbindlichen zu bleiben und möglichst wenig Persönliches preiszugeben.

Der Mann packte seine Tasche und warf sie sich über die Schulter. »Wir sehen uns.« Er hob die Hand und lächelte zum Abschied, dann verließ er die Umkleide.

Als ich zurück in den Trainingsraum kam, war Morgan verschwunden. Hoffentlich war sie nicht gegangen.

»Sie ist da hinten bei den Matten«, sagte Laura auf einmal.

»Musst du dich so anschleichen?« Theatralisch presste ich meine Hand auf meine Brust.

»Hab ich gar nicht«, widersprach sie. »Du warst nur so mit Observieren beschäftigt, dass du mich nicht gehört hast.« Sie stieß gegen meinen Arm. »Da. Siehst du sie?« Sie zeigte in eine Ecke des Studios.

»Wen?«, fragte ich scheinheilig.

Sie schnaubte. Mit strengem Blick verschränkte sie ihre Arme vor der Brust. Meine Hoffnung, dass Laura sich raushalten würde, war damit gestorben. Seufzend schüttelte sie den Kopf. »Ihr zwei seid echt der Hammer. Deswegen würdet ihr so hervorragend zusammenpassen. Weil ihr beide so eigensinnig und seltsam seid. Aber du kannst froh sein, dass ich normal langweilig finde.«

Mit Daumen und Zeigefinger drückte ich meine Nasenwurzel. Laura verursachte mir Kopfschmerzen. Trotzdem mochte ich ihre lockere, offene Art. »Ich brauche niemanden, der Amor spielt. Ich komme schon allein zurecht.«

Sie hob ihre Hände und trat einen Schritt zurück. »Okay, ich habe verstanden. Ihr beide braucht meine Hilfe nicht. Auch gut.« Eine Kundin winkte ihr und sie küsste mich kurz auf die Wange, dann lief sie zum Tresen zurück.

Die Hände in den Taschen meiner Joggingshorts schlenderte ich zu den Matten, die in einem Kreis in einer Nische des Studios ausgebreitet waren. Ich legte mein Handtuch auf eine ein paar Meter von Morgan entfernt und setzte mich darauf. Morgan hatte mich noch nicht bemerkt. Mit geschlossenen Augen machte sie Sit-ups. Oder besser gesagt, sie versuchte es. Eine Weile sah ich ihr zu, wie sie sich, die Finger im Nacken verschränkt, abmühte, den Oberkörper zu heben und wieder zu senken. Auf den ersten Blick erkannte ich, dass sie keine Ahnung von Bauchübungen hatte. Gab es in diesem Studio keinen Trainer, der den Kunden die richtigen Bewegungsabläufe zeigte? Wie ein Käfer auf dem Rücken zappelte sie hilflos herum und versuchte verzweifelt, ihre Füße auf dem Boden zu halten. Aber es wirkte nicht lächerlich, sondern irgendwie süß. Unwillkürlich musste ich grinsen.

»So machst du mehr kaputt, als dass es etwas bringt«, sagte ich zu ihr.

Sie hielt inne, ihr Blick huschte zu mir. Leise ächzend rappelte sie sich in eine Sitzposition auf und schlang ihre Arme um ihre aufgestellten Beine. »Und wie wäre es richtig?«, fragte sie und lächelte.

»Soll ich es dir zeigen?« Sie nickte. Wenig anmutig krabbelte ich zu ihr, aber aufstehen wäre zu umständlich gewesen. Ich kniete mich vor sie, setzte mich auf die Fersen und platzierte die Hände auf meinen Oberschenkeln. »Leg dich wieder hin.« Langsam ließ sie sich auf den Rücken sinken, behielt die Augen aber offen und sah neugierig und leicht schmunzelnd zu mir hoch.

»So?« Sie grinste und ruckelte mit dem Oberkörper hin und her, sodass sich ihre vollen Brüste nach oben reckten. Direkt mir entgegen. Sie flirtete mit mir. Offenbar war ich ihr sympathisch. *Jetzt nur nicht zu viel nachdenken, Nate, bevor du einen Rückzieher machst.*

Ich räusperte mich. »Ja. Die Füße hüftbreit.« Meine Stimme klang rau. Sie sah wunderbar aus, wie sie so vor mir lag, die Beine immer noch angewinkelt, die Schenkel ein wenig gespreizt. Ich musste mich konzentrieren, nicht auf ihre Mitte zu starren. Nicht einmal die ausgeleierte Männerjogginghose konnte verbergen, wie verflucht sexy sie war. »Die Arme nach oben ausstrecken, die Schultern bleiben auf dem Boden.« Sie befolgte meine Anweisungen, bemühte sich, den Schultergürtel unten und die Arme gerade zu halten. »Gut so.« Sie lächelte, zwar ein wenig angestrengt, aber offenbar freute sie sich über mein Lob. »Durch die Nase einatmen, durch den Mund aus.« Sie holte tief Luft, ihre Brust hob und senkte sich bei langsamen, tiefen Atemzügen. »Beim nächsten Mal ausatmen biegst du das Kinn nach unten, ziehst in Gedanken deinen Bauchnabel tief nach innen und oben ...«

Sie kicherte, dadurch verlor sie ihre Konzentration und ihre Körperspannung. »Ich wusste gar nicht, dass ich meinen Bauchnabel manipulieren kann.« Sie schob ihr Shirt ein Stück nach oben, griff die Ränder ihres Bauchnabels und bewegte sie wie Lippen. »Innen und oben, verstanden«, sagte sie mit verstellter Quäkestimme. Spontan musste ich ebenfalls lachen. Sie hatte einen schönen Bauchnabel in einem noch schöneren weiblich-weichen Bauch. Als sie bemerkte, wie ich ihren entblößten Bauch betrachtete, wurde sie rot und nestelte ihr T-Shirt wieder herunter. Schade.

»Sind deine Körperteile immer so gehorsam?«

Sie zuckte die Schultern und verschränkte die Hände unter dem Kopf. Von unten grinste sie mich an. »Kommt darauf an, was man von ihnen will.«

Ich schluckte, obwohl mein Mund auf einmal staubtrocken war. Eine ganze Menge wollte ich von ihren Körperteilen, und vieles davon hatte auch mit tief nach innen und oben zu tun. Für einen Moment sahen wir uns an und ich versank in ihren Augen.

»Und weiter?«, flüsterte sie, löste ihre Arme und streckte sie wieder nach oben. Dann drückte sie ihr Kinn auf die Brust.

Ich musste mich konzentrieren, weiterzusprechen. »Wirbel für Wirbel nach oben rollen, darauf achten, dass deine Schultern weit weg von den Ohren bleiben. Ziehe die Schulterblätter nach unten zum Gesäß.« Als sie sich aufrollte, gab sie ein ersticktes Geräusch von sich, beinahe wie ein Stöhnen. Meinem Schwanz gefiel das, und unauffällig schob ich ihn in eine bequemere Position. Ihre Füße zuckten, also griff ich ihre Knöchel und hielt sie am Boden. »Sehr gut. Und jetzt wieder einatmen, und beim Ausatmen Wirbel für Wirbel langsam absenken.« Brav tat sie, was ich sagte, konzentrierte sich ganz auf die Bewegung. Kurz stieg eine Vision vor meinem inneren Auge auf, wie sie nackt in dieser Position vor mir lag und sich zu mir aufrichtete, um mich zu küssen. Jedes Mal, wenn sie wieder oben ankam, spürte ich ihren warmen Atem auf meiner Haut, und jedes Mal sahen wir uns in die Augen. Ich musste mich zusammenreißen, nicht einfach meine Lippen auf ihre zu pressen und meine Finger um ihren Nacken statt um ihre Knöchel zu schlingen. Einmal huschte ihr Blick zu meinem Hals. Wahrscheinlich hatte sie die runde Narbe von der Trachealkanüle entdeckt. »Sehr gut«, lobte ich wieder. Sie schaffte zehn Wiederholungen, dann brach sie keuchend zusammen und legte den Unterarm über ihre Augen. In ihrer Gegenwart machte es mir überhaupt nichts aus zu sprechen, auch wenn mir bewusst war, dass meine Stimme zitterte. Weil ich wegen ihr aufgeregt war. Auf angenehme Art.

»Ich bin so unfit«, stöhnte sie.

»Zehn ist wirklich erbärmlich«, stimmte ich ihr zu. Doch statt sich zu ärgern, lachte sie. Als ich registrierte, dass ich immer noch ihre Füße festhielt, ließ ich sie los und sah sie einfach nur an. Jeden Augenblick gefiel sie mir besser. Ihr Körper war sexy, weiblich, rund, mit wunderbarem Busen. Eine Strähne hatte sich aus ihrem Zopf gelöst und umrahmte ihr hübsches, leicht verschwitztes Gesicht.

»Ich hoffe, du bist nicht hier, um abzunehmen«, platzte es aus mir heraus.

Sie rappelte sich hoch. »Doch, eigentlich schon«, gab sie zu. Ihr Gesicht verriet, dass das nicht alles war. Aber sie behielt es für sich.

»Das hast du nicht nötig.« Sie lächelte, antwortete aber nicht. Vermutlich dachte sie, ich wäre nur höflich. Dabei war das nicht gelogen. Ihre Kurven machten mich unheimlich an. »Aber etwas mehr Fitness schadet nie.« Ich grinste. Meine Glieder waren eingeschlafen, deswegen wechselte ich die Position, streckte die Beine aus und stütze mich hinter mir auf den Handflächen ab. »Wenn du magst, können wir zusammen trainieren. Zu zweit ist es leichter, den inneren Schweinehund zu überwinden.«

Sie schnaubte. »Meiner ist kein Schweinehund, sondern ein Schweineblauwal.«

Sie war nicht nur sexy, sie war auch witzig. Eine Kombination, die ich bei Frauen liebte. Nein. Ich wollte und konnte mich nicht fernhalten, ich wollte sie daten. Ich musste es einfach tun. Sie nicht zu fragen, war unmöglich. Meine Probleme würde ich so lange totschweigen, bis sie mich direkt darauf ansprach. Und dann würde ich wie immer irgendeine Geschichte auftischen. Nichts, weswegen sie mich anders behandeln würde. Sie sollte weiter so ungezwungen mit mir umgehen wie in den letzten Minuten.

»Du trainierst aber eher allein, oder täusche ich mich?« Sie legte den Kopf schief und imitierte meine Körperhaltung, indem sie ihre Beine langmachte und sich auf die Hände stützte.

»Richtig beobachtet. Ich habe hier eben noch nicht den richtigen Trainingspartner gefunden. Früher habe ich mit einem Freund trainiert.«

Sie wirkte ehrlich interessiert. »Und wo war das? Dein früheres Zuhause?«

»Florida.«

Sie riss entsetzt die Augen auf. »Warum, um alles in der Welt, zieht man aus Florida in ein Kaff im Norden im Nirgendwo?«, stellte sie unwissentlich die gleiche Frage wie ihre Freundin vor ein paar Tagen.

»Ich wollte Veränderung«, antwortete ich vage.

»Verstehe ich.« Sie seufzte und wirkte auf einmal traurig. Dann holte sie tief Luft, setzte sich wieder gerade hin und spielte mit dem Ende ihres geflochtenen Zopfs. Ihre Haare waren so tiefschwarz, dass ich mich unwillkürlich fragte, ob sie gefärbt waren. Aber sie war ansonsten so natürlich, das hätte nicht zu ihr gepasst. »Leider hindert uns der Alltag manchmal daran, uns zu verändern.« Vielleicht verstand sie mich doch besser, als ich dachte. Offenbar war sie ähnlich wie ich in etwas gefangen, aus dem sie nicht fliehen konnte.

»So, ihr zwei Turteltäubchen«, unterbrach uns Laura. »Soll ich euch noch Kaffee und Kuchen bringen?« Sie zwinkerte sichtlich zufrieden. Sie war ja schlimmer als meine Mom.

Morgan zog die Beine an den Körper und legte ihr Kinn auf das Knie. Mit großen Augen grinste sie Laura an. »Ich hätte gerne einen Cappuccino und einen Schokomuffin.«

»Hier fängt gleich der Yogakurs an. Die brauchen die Matten. Also verschwindet gefälligst.« Laura wedelte in eine unbestimmte Richtung. Gleichzeitig hievten wir uns hoch. Vom langen Kauern am Boden fühlte ich mich steif wie ein Greis. Ich brauchte dringend Bewegung. Aber noch viel dringender wollte ich bei Morgan bleiben.

»Ich muss ohnehin nach Hause«, sagte Morgan und ich erkannte ein wenig Enttäuschung in ihrer Stimme. »Ich muss das Abendessen vorbereiten.«

Laura stoppte das Hin- und Herziehen der Matten und drehte sich zu Morgan um. Sie stemmte die Hände in die Hüften und setzte einen strengen Blick auf. »Was haben wir besprochen, Schätzelchen? Die Kinder können sich auch mal selbst versorgen.« Kinder? Morgan war doch in meinem Alter, oder sogar noch jünger? »Die Zwillinge sind fünfzehn und Parker ist dreizehn«, erklärte mir Laura unaufgefordert. »Morgan fühlt sich nur immer extrem für alles verantwortlich. Sie hat da so einen Tick, denkt, ihre Geschwister und ihr Dad würden ohne sie verhungern oder nur in verdreckter Kleidung rumlaufen.« Damit hatte mir Laura unbewusst bestätigt, dass ich Morgan niemals die Wahrheit sagen dürfte. Sie würde sich sonst für mich genauso aufopfern wie für ihre Familie. »Ihre Mom ist vor Jahren abgehauen. Seitdem ist sie quasi die Mom«, fügte Laura hinzu.

»Es ging nicht anders«, verteidigte sich Morgan. Sie verzog ihr Gesicht und wirkte verletzt.

Laura trat zu Morgan und umarmte sie. »Ich weiß, Mo. Tut mir leid. Aber jetzt ist es anders. Das wollte ich dir nur sagen.« Für ein paar Sekunden standen die zwei Frauen in inniger Umarmung, dann löste sich Morgan von Laura, straffte sich und lächelte tapfer. Lauras Augen weiteten sich und sie klatschte in die Hände. »Wäre der Yoga-Kurs nichts für dich? Bewegen und entspannen gleichzeitig. Perfekt.«

Morgans Blick wanderte zu den Matten, dann zuckte sie die Schultern. »Warum nicht? Ein Versuch schadet ja nicht.« Sie sah mich an und lächelte. »Hast du auch Lust?«

Nein, Lust hatte ich wirklich nicht. Yoga war nicht meine liebste Sportart. Aber die Aussicht, Morgan beim Verbiegen beobachten zu können, war verlockend. Also nickte ich.

»Setz dich schon mal«, wies mich Laura an und zeigte auf meine Matte von vorhin. »Mo kommt gleich. Wir müssen noch kurz etwas besprechen.« Damit zog sie ihre Freundin ein Stück abseits.

Die ersten Teilnehmerinnen für den Yogakurs trafen ein, drei Frauen im Alter von vielleicht Anfang oder Mitte vierzig in sichtlich teurer Funktionskleidung. Eine hatte ein Meditationskissen dabei, das sie sich unter den Po schob, bevor sie die Beine zum Schneidersitz verschränkte. Die drei schwatzten und lachten über eine Geschichte, die eine der Frauen von einem Mann erzählte. Morgan stand mit Laura ein paar Meter entfernt und unterhielt sich leise mit ihr. Vermutlich über mich. Ich wusste jedoch nicht, wie ich das finden sollte.

Unschlüssig, ob ich hier auf Morgan warten sollte, ließ ich meinen Blick durch das Studio schweifen. Weil mir das Herumstehen aber zu doof wurde, kniete ich mich auf meine Matte. In der Reha hatte ich anfangs auch bei Yoga mitgemacht, es aber schnell wieder aufgegeben, weil ich nicht gelenkig genug für die Übungen war. Außerdem hatte ich mich durch meine Bettlägerigkeit genug entspannt. Ich wollte mich lieber auspowern, nicht in meine Mitte atmen oder zusammengerolltes Blatt spielen oder den Morgen begrüßen.

Mittlerweile waren beinahe alle Matten besetzt, mit ausschließlich Frauen, ich war der einzige Mann und kam mir deswegen reichlich blöd vor, weil mich alle anstarrten. Wenn möglich vermied ich Situationen, in denen sich die Aufmerksamkeit auf mich richtete. Nur Morgan zuliebe floh ich nicht. Endlich hörte Laura auf, auf ihre Freundin einzureden und Morgan kam zu mir herüber. Sie setzte sich auf die Matte neben mir und lächelte mich schüchtern an.

Morgan

»Verkack die Sache bloß nicht! Wehe, du sagst Nein, wenn er dich daten will«, hatte mir Laura eingetrichtert. Aber ich hatte gar nicht vor abzulehnen.

Nate erwartete mich am Boden kniend. Zwischen den plappernden Frauen in ihren bunten Yogahosen wirkte er ziemlich deplatziert. Nicht nur mir fiel auf, wie sexy er war. Immer wieder schweiften die Blicke der anderen zu ihm, ein paar tuschelten und kicherten wie Teenager-Mädchen.

Die Yogalehrerin, eine runzlige alte Dame, die aussah wie hundert, sich aber bewegte wie zwanzig, nickte uns allen einzeln freundlich zu, stellte sich als Margi vor, bat uns, aufzustehen und begann ohne Vorrede mit dem Kurs. Offenbar waren Nate und ich die einzigen Anfänger, denn die anderen folgten Margis Anweisungen ohne Probleme. Nate bemühte sich sichtlich, den Sonnengruß richtig auszuführen, schaffte es jedoch nicht, sich so weit nach vorn zu beugen, bis seine Stirn seine Schienbeine berührte. Wie sollte das auch gehen? Nur Schlangenmenschen schafften das. Ich auf jeden Fall nicht. Da waren Rückenschmerzen doch vorprogrammiert. Während ich meine Arme wieder nach oben streckte, linste ich unauffällig auf Nates Rückseite. Seine Pomuskeln spannten sich bei jeder Bewegung an, ebenso seine Beine und seine Schultern, was mich ein wenig für die seltsamen, erstaunlich anstrengenden Übungen entschädigte. Yoga war eindeutig nicht Nates Welt, denn er ging mit so ernstem, beinahe schon verbissenem Gesichtsausdruck an die Übungen heran, als würde er gefoltert. Als er mich beim Starren erwischte, grinste er zu mir hoch, bevor er sich langsam wieder aufrichtete.

Margi war eine gute Kursleiterin, die die Übungen und deren Sinn gut erklärte, aber ich konnte mich nicht richtig konzentrieren, weil ich meinen Blick nicht von Nate abwenden konnte.

Nach gefühlten Stunden war die Lektion endlich vorbei. Ich konnte es kaum erwarten, bis die Schlussmeditation auch beendet war. Danach fühlte ich mich nervös und hibbelig, also genau das Gegenteil von dem, was Yoga eigentlich bewirken sollte. Ungleich entspannter packten die anderen Kursteilnehmer ihre Sachen zusammen und verschwanden nach und nach zu den Umkleiden oder an die Bar. Nur Nate und ich blieben auf unseren Matten sitzend zurück. Ich fummelte an den Schnürsenkeln meiner ausgelatschten Turnschuhe herum, Nate zeichnete Kreise auf den Studioboden neben sich.

»Jetzt muss ich aber wirklich«, sagte ich. Trotzdem bewegte ich mich nicht vom Fleck.

Nate hob seinen Kopf, nickte und fuhr sich durch die Haare. Ich mochte seine Nichtfrisur und wie sich seine dichten Haare über seinen Ohren und in seinem Nacken wellten.

»Was arbeitest du hier eigentlich in Minot?«, fragte ich, um Zeit zu schinden.

»Ich …« Seine Stirn runzelte sich, als überlegte er, was er antworten sollte. Er war doch bestimmt kein Undercoveragent oder etwas anderes Geheimes, warum also zögerte er? »Ich arbeite momentan nichts«, fuhr er dann langsam fort. »Ich …« Wieder machte er eine Pause, sah mich an, schluckte. »Ich schreibe Romane.«

War ihm das peinlich? Wieso? Das war großartig. »Wow! Und das nennst du nicht arbeiten? Ein gutes Buch zu schreiben ist Arbeit. Harte Arbeit sogar, oder täusche ich mich?«

Er lächelte. »Doch, ist es. Nur nicht die, die man von einem jungen Mann erwartet. Leider verdiene ich damit nicht besonders viel Geld. Eigentlich gar keins.«

»Hm. Ich habe gar nichts erwartet.« Wieder verzog er sein Gesicht zu dem schon bekannten schiefen Lächeln. »Geld ist nicht alles, es wird völlig überbewertet. Ich finde, Bücher zu erschaffen, ist ein wunderbarer Beruf. Ich arbeite in einem Buchladen. Ich weiß, wie viele wunderbare Bücher von euch Autoren entstehen.« Ein paar Sekunden schwiegen wir. »Ich schreibe übrigens auch«, gab ich dann zu. Mein Herz pochte, als hätte ich ihm eröffnet, dass ich auf den Strich ginge oder in Wirklichkeit ein Vampir wäre. »Nur als Hobby«, fügte ich schnell hinzu. »Und auch nicht besonders gut.« Ich knetete meine Finger, während ich auf seine Reaktion wartete. Hinter uns stöhnte ein Mann rhythmisch und lautstark an irgendeinem Foltergerät. Hätte ich nicht gewusst, dass ich mich in einem Fitnessstudio befand, hätte ich gedacht, jemand würde einen Porno drehen.

»Das ist schön«, antwortete er, aber ich konnte nicht einschätzen, wie er es meinte. Nate konnte ich nicht richtig lesen, obwohl ich sonst wenig Probleme mit nonverbaler Kommunikation hatte.

Trotzdem ließ ich mich nicht entmutigen. Die Gelegenheit musste ich nutzen, wenn ich schon einmal einem Profi begegnete. Und ich hatte einen Grund, ihn wiederzusehen.

»Vielleicht kannst du mir bei Gelegenheit ein paar Tipps geben? Ich komme mit meiner aktuellen Geschichte nicht so wirklich voran.«

»Sicher. Gern.« Er lächelte schief, schüchtern und etwas unsicher.

Das war ja gar nicht so schwer gewesen. Ob er nur aus Höflichkeit oder weil er sich auch für mich interessierte zugesagt hatte, darüber wollte ich nicht nachdenken.

Wir verabredeten uns für den nächsten Tag für Spätnachmittags nach meiner Schicht im Buchladen im Studio, um gemeinsam zu trainieren. Ich war ungewohnt aufgeregt, als wir uns verabschiedeten. Er lief zu den Spinninggeräten, ich zu den Umkleiden.

Zuhause erwartete mich das übliche Chaos. Jemand hatte sich zwar selbst etwas zu essen gemacht, dabei aber die halbe Küche verwüstet. Tomatensoße klebte auf dem Herd und sogar an den Oberschränken, Nudeln schwammen im Waschbecken im Dreckwasser, ein Kochlöffel lag am Boden, die Verpackungen der Nudeln und der Soße lagen auf der Arbeitsplatte. Automatisch griff ich nach dem Lappen, hielt mich aber dann zurück und ging ins Wohnzimmer. Mit ihren Tellern saßen Tristan und Donovan auf dem Sofa, sahen fern und schaufelten Nudeln in sich hinein.

»Wo ist eure Schwester?«, fragte ich niemand bestimmten, während ich gebrauchte Socken, zerknüllte Servietten und Kissen vom Boden aufhob, alles aber wieder fallen ließ, als ich registrierte, dass ich ihnen schon wieder hinterherräumte.

Synchron zuckten sie die Achseln. »In ihrem Zimmer wahrscheinlich«, nuschelte Donovan mit vollem Mund und wischte sich mit dem Ärmel Tomatensoße vom Kinn. Ich schnaufte genervt, weil ich daran dachte, wie schwer es werden würde, die Soße aus dem hellen Stoff zu waschen.

»Habt ihr eure Hausaufgaben fertig?«

Ohne mich anzusehen, nickte Tristan. Donovan reagierte gar nicht, was bedeutete, dass er noch nichts für die Schule erledigt hatte. Er ließ so etwas gern schleifen, Mädels und Spaß waren ihm wichtiger als Schule. Ein Stück weit sicher normal für einen Fünfzehnjährigen, aber ein wenig mehr Ehrgeiz hätte nicht geschadet.

Ich zeigte auf die fast leeren Teller. »Gibt's zufällig noch was davon?«

Donovan schob sich eine letzte Gabel voll Nudeln in den Mund. »Nö.«

Typisch. Ich riss mir jeden Tag ein Bein heraus, um alle satt und zufrieden zu bekommen, und mich vergaßen sie einfach.

»Dass Parker und ich auch was wollen könnten, habt ihr wohl nicht bedacht, oder?« Ich war sauer und wollte das auch demonstrieren, deswegen verschränkte ich die Arme vor der Brust und stellte mich vor den Fernseher. Die Socken und die fettigen Servietten hob ich wieder auf und schleuderte beides meinen Brüdern entgegen. Eine Socke traf Tristan im Gesicht, die andere landete auf dem Sofa, die Serviette segelte auf Donovans Teller.

Donovan zuckte zurück und auch Tristan schüttelte angewidert den Kopf. »Was ist denn jetzt los?«

»Ich bin nicht eure Putze!«, erklärte ich. »Also räumt in Zukunft euren Müll selbst weg. Ich habe keine Lust mehr, eure stinkenden Klamotten überall aufzusammeln. Wir haben ein Bad mit einem Wäschebehälter.«

»T hat recht. Du brauchst echt dringend ´nen Typen«, brummelte Donovan, stellte seinen Teller auf den Tisch und lehnte sich zurück, ohne weiter auf meinen Ausbruch einzugehen. Tristan dagegen nahm die Socken, trug sie ins Bad und kam dann wieder zu uns zurück.

»Wenigstens einer macht, was ich sage.« Die Begegnung mit Nate hatte mir bewusst gemacht, dass ich mich mehr um mein eigenes Leben kümmern sollte. Und wo konnte ich damit besser anfangen als hier? »Parker? Kommst du mal?«, brüllte ich über meine Schulter. Ein paar Sekunden später schlurfte sie mit muffligem Gesicht heran, blieb aber in der Tür zum Wohnzimmer stehen. »Ab sofort werdet ihr mich mehr unterstützen«, informierte ich meine faulen Mitbewohner. »Ich werde einen Haushaltsplan erstellen, in dem jeder seine festen Aufgaben hat. Irgendwelche Wünsche?«

Parker stieß sich vom Türrahmen ab und stapfte zu uns. »Was? Wieso denn?«

»Weil ich nicht eure Sklavin, sondern eure Schwester bin. Ich habe ein eigenes Leben.«

Parker zog die Augenbrauen hoch und schaffte es, verwirrt auszusehen. »Häh? Seit wann das? Habe ich was verpasst?«

»Ich glaube, sie ist verknallt«, erklärte Tristan. »Laura hat so etwas erwähnt.«

»Laura ist eine alte Klatschtante. Es kann euch völlig egal sein, was ich in meinem Privatleben mache. Aber Fakt ist, ich will endlich wieder eins. Und mittlerweile seid ihr alt genug, um mitzuhelfen. Wir wohnen schließlich alle hier.«

Die drei sahen mich entsetzt an. Ich würde doch nicht auswandern. Ich wollte lediglich ein wenig Zeit für mich. Hatte ja lange genug gedauert, bis ich mir das erlaubte. Außerdem war ein Date doch auch ihr Vorschlag gewesen. Offenbar hatten sie dabei nicht bedacht, dass weniger Morgan mehr Arbeit für sie selbst bedeuten würde. Zumindest, wenn wir weiterhin ein einigermaßen sauberes Haus und regelmäßige Mahlzeiten wollten.

»Das heißt, du kochst nicht mehr?« Parkers Unterlippe zitterte, ihre Augen wurden feucht. Ständig schwankte sie zwischen Teenie und Kind, Wut und Trotz. Momentan drängte das kleine, schutzbedürftige Mädchen an die Oberfläche.

»Natürlich koche ich noch«, versicherte ich und nahm sie in den Arm. Ganz entgegen ihrer sonstigen Art, schmiegte sie sich an mich und schluchzte leise an meinem Hals.

»Niemand kann so kochen wie du. Nicht einmal Mom konnte das«, schniefte sie.

»Ich wünsche mir doch nur, dass ihr mehr helft.«

Sie nickte und verschmierte ihre Tränen auf meiner Haut.

Tristan, wie immer der Vernünftigste, nickte auch und bemühte sich um ein Lächeln. »Das kriegen wir hin, Schwester. Du kannst dich auf uns verlassen.«

Er erhob sich und legte seine langen Arme um mich und Parker. Ich schloss die Augen und genoss die mittlerweile nicht mehr selbstverständliche Nähe meiner Geschwister.

Donovan schnaubte, gesellte sich aber trotzdem zu unserem Gruppenkuschelsandwich.

»Ich hab Hunger«, piepte Parker zwischen unseren Körpern. Damit waren wir schon zu zweit. Also löste ich mich schweren Herzens von meinen Liebsten und improvisierte. Heraus kamen für Parker und mich Omeletts mit Käse und Kräutern.

Am nächsten Tag erwartete mich Sheila im Laden komplett aufgebrezelt mit Designermantel und hochhackigen Stiefeln. »Ich bin eigentlich gar nicht da«, sagte sie, sobald ich durch die Tür war. »Es geht dich zwar nichts an, aber Jim hat mich auf einen Urlaub nach Washington eingeladen. Ich bin erst irgendwann nächste Woche wieder zurück.« Wenn es mich nichts anging, warum erzählte sie es dann? Mir reichte es, wenn ich wusste, dass sie nicht da war und wie lange ich allein sein durfte. »Heißt, du musst die Woche über von morgens bis Ladenschluss bleiben.«

Mist. Erstens bezahlte Sheila grundsätzlich keine Überstunden. Und zweitens bedeutete das, ich konnte nicht nach der Arbeit wie ausgemacht zu Nate ins Studio. Sofort war ich schlecht gelaunt. Ich hatte mich so gefreut, ihn wiederzusehen. Ich musste unbedingt Laura anrufen, damit sie bei Nate klopfen und ihn informieren konnte. Auf keinen Fall sollte er denken, ich versetzte ihn. »Oder ist das ein Problem?«, blaffte Sheila.

Ich schüttelte den Kopf. Meinen Job zu verlieren konnte ich mir nicht leisten. Heißer Typ hin oder her.

Sie nickte gnädig, zog ihren goldenen Trolley hinter der Theke hervor und stöckelte aus dem Laden.

Eigentlich arbeitete ich gern allein, aber heute konnte ich mich nur schwer motivieren. Fahrig und unkonzentriert erledigte ich meine Aufgaben im Laden. Nahm eine Lieferung an und sortierte die Bücher in die entsprechenden Regale, verkaufte einer alten Dame einen Stapel Arztromane und ihrer Tochter einen Bestseller-Thriller. Für einen Vormittag unter der Woche war viel los, sodass ich keine Zeit fand, mich um mein geplatztes Date zu kümmern. Unruhe überfiel mich, weil mein eigentlicher Feierabend und damit meine Verabredung mit Nate immer näher rückte.

Gegen zwei wurde es ruhiger und ich gönnte mir eine Pause. Aus meinem Rucksack holte ich mein kaltes Sandwich und setzte mich mit einem der neu gelieferten Krimis auf den Hocker hinter der Kasse. Das Buch war nicht sehr kompliziert, trotzdem verstand ich nicht, was die Buchstaben bedeuteten. Die erste Seite musste ich dreimal lesen, bevor ich auch nur ansatzweise erkannte, um was es in der Geschichte eigentlich ging.

Die Türklingel bimmelte, weswegen ich schnell Brot und Krimi beiseitelegte und mir mit einem Taschentuch unauffällig die Krümel von den Lippen wischte. Mein Herz stolperte, als ich sah, wer den Laden betrat. Mit seinem schiefen Lächeln lief Nate auf mich zu und hob grüßend die Hand. Die andere hatte er in der Tasche seiner Jacke vergraben, auf dem Rücken trug er einen Rucksack, in dem seitlich eine Wasserflasche und ein Männerduschgel steckten. Seine Sportkleidung hatte er bereits an.

»Ich wollte mir noch Lesestoff besorgen, bevor ich ins Studio fahre. Vielleicht gehe ich heute mal nach dem Training in die Sauna, da brauche ich was zum Lesen zwischen den Saunagängen.« Apropos Studio ... Aber bevor ich etwas sagen konnte, stellte er seinen Rucksack auf den Tresen und lief in den Teil des Ladens, in dem die Science-Fiction-Bücher standen. Ich war ein wenig abgelenkt von der Vorstellung eines nackten, verschwitzten Nates in der Sauna, schaffte es aber, mich wieder auf die Realität – den angezogenen Nate nur wenige Meter entfernt – zu konzentrieren und eilte ihm hinterher.

»Bist du etwa schon fertig mit den beiden von letztens?«

Er zuckte mit den Schultern, als wäre es normal in zwei Tagen zwei Bücher zu lesen. War er ein Lese-Roboter? Oder inhalierte die Bücher? Warum hatte er so viel Zeit?

Auf halbem Weg stoppte er abrupt und drehte sich um. »Nein, ich bin noch nicht fertig. Eigentlich habe ich Lust, mal etwas ganz anderes zu lesen. Was kannst du mir empfehlen?«

»Was Lustiges? Oder Spannendes? Liebe?« Ich räusperte mich, weil sich mein Hals plötzlich zuschnürte. »Was hättest du denn gern?«, fügte ich mit rauer Stimme hinzu. Das war das schlechteste Beratungsgespräch aller Zeiten.

Er sah mich intensiv an. »Überrasch mich. Ich bin gespannt, wie du mich einschätzt.« Das setzte mich überhaupt nicht unter Druck. Vor allem, da ich wusste, dass er selbst Schriftsteller war. »Aber gegen Liebe hätte ich nichts.«

Bei ihm hörte sich dieser harmlose Satz ziemlich zweideutig an. Ich spürte seine Gegenwart so deutlich, als wäre er ein zu hoch aufgedrehter Heizkörper. Seine Wärme übertrug sich auf mich, schlängelte sich in mein Innerstes, bis ich glaubte, zu brennen. Was machte er mit mir? Das war doch nicht normal. Ich stolperte die paar Schritte zu den Liebes- und Erotikromanen. Stumm folgte er mir. Ich hörte seine Schritte, ein fester, gefolgt von einem nicht ganz so kräftigen, eher etwas leisem Schlurfen. Wie ein fitter und müder Nate in einem einzigen Körper. Vor einem Regal blieb ich stehen und las mit schief gelegtem Kopf die Buchrücken. Wahllos zog ich eins heraus, studierte den Klappentext, schob es wieder zurück zu den anderen. Nichts davon passte zu Nate. Er war kein Typ für Drama und Schmalz in Büchern. Er wollte Tiefe.

»Bist du dir sicher, dass du einen Liebesroman willst?«

»Nein. Überhaupt nicht. Aber man soll ja ab und zu aus seiner Komfortzone heraustreten. Manchmal entdeckt man dann Dinge, die man vorher niemals erwartet hätte.« Warum klang das alles, als würden wir nicht nur von Büchern sprechen?

»Okay. Was ganz anderes als sonst? Dann solltest du das lesen.« Ich reichte ihm den ersten Band einer international erfolgreichen Reihe. »Die einen lieben es, die anderen hassen es. Dazwischen gibt es quasi nichts.«

Er nahm es mir aus der Hand, fuhr über die schlichte, geschwungene Schrift auf dem Cover und las den Text auf der Rückseite.

»Ein braves Mädchen verliebt sich unsterblich in einen unverschämten Typen?« Er runzelte die Stirn. »Sowas passiert doch nicht in echt.«

Aber Science-Fiction war total real? Das war das Tolle an Büchern: Man konnte in Welten abtauchen, die eben nicht wie die Realität waren.

»Weißt du immer, warum du dich in jemanden verliebst? Oder hast du dich noch nie zu jemandem hingezogen gefühlt, dem du eigentlich fernbleiben wolltest? Aus welchen Gründen auch immer?«

Er holte tief Luft, sein breiter Brustkorb hob und senkte sich schwer. Aber er antwortete nicht, sah mich nur nachdenklich an. »Zu welchem Lager gehörst du?«, wollte er wissen, statt meine Frage zu beantworten.

»Was meinst du?« Unmerklich war er immer näher zu mir gekommen, stand jetzt dichter, als es zwischen Kunde und Verkäuferin angemessen war.

»Hasst du es? Oder liebst du es?«

»Das sage ich dir, wenn du es gelesen hast.« Leider klang meine Stimme nicht so selbstsicher wie geplant.

»Guter Plan.« Er grinste, mein Herz stolperte.

Bei einem normalen Kundengespräch hätten wir uns jetzt zur Kasse begeben, Nate hätte bezahlt und hätte dann mit seinem Buch den Laden wieder verlassen. Weil das hier zwischen uns aber keineswegs normal war, blieben wir unbeweglich stehen und blickten uns in die Augen. Ich hätte lediglich meine Finger leicht bewegen müssen, um ihn zu berühren. Hinter mir standen dutzende Liebesromane voller Happyends, vor mir der Mann, den ich mir als den Protagonisten meiner eigenen Liebesgeschichte wünschte.

»Wir sehen uns nachher im Studio«, sagte er leise. Seine Stimme war rau und tief und ließ mich unwillkürlich an Sex denken. Seine Nähe machte mich nervös und ruhig zugleich.

Ich seufzte tonlos. »Ich muss leider bis Ladenschluss hierbleiben. Meine Chefin ist nicht da. Das weiß ich auch erst seit vorhin.«

Ein paar Atemzüge lang schwieg er. »Das ist verdammt schade«, stellte er dann fest. Womit er recht hatte. Er strich mir mit dem Zeigefinger eine Haarsträhne hinters Ohr. »Willst du immer noch ein paar Tipps bezüglich deines Schreibens?« Ich konnte nur dümmlich nicken. Sein Blick machte mich zu einem willenlosen Wesen. Mein Körper wollte nur eins: sich an seinen drängen, seinen Duft einatmen, seine muskulösen Arme um sich fühlen.

Er leckte sich über die Unterlippe und trat einen Schritt zurück. Sofort vermisste ich seine Wärme. »Ich könnte dir hier Gesellschaft leisten und du erzählst mir währenddessen, welche Fragen du zum Schreiben hast. Ich gehe einfach jetzt gleich trainieren und komme dann später wieder.«

Das klang fantastisch. »Okay«, hauchte ich.

Noch immer war ich zwischen dem Regal und seinem harten Körper gefangen. Energie waberte zwischen uns wie Luft auf heißem Asphalt. Wann hatte sich die Anziehung zwischen uns derart gesteigert? Ging so etwas normalerweise nicht langsamer? Man lernte sich kennen, fand sich interessant, unterhielt sich und nach und nach verliebte man sich in den anderen. Ein Glimmen, das sich mit der Zeit zu einer Flamme entwickelt. Das hier zwischen Nate und mir fühlte sich eher wie eine Bombenexplosion an. Wieder kam er näher. Ich klammerte mich an dem Holz fest, um mich nicht auf ihn zu stürzen. Bei jedem Atemzug berührten sich unsere Oberkörper. Hätten wir abwechselnd geatmet, wären wir uns nicht in die Quere gekommen, aber jedes Mal, wenn ich Luft holte, tat er es auch. Wir atmeten im gleichen Rhythmus, als gäbe es keine andere Möglichkeit. Nur wenige Zentimeter trennten meine Lippen von seinen. Er dachte offenbar an das Gleiche, denn seine Augen hefteten sich auf meinen Mund. Er schluckte, dann sah er mir wieder in die Augen. Darin standen Entschlossenheit, aber auch Verunsicherung. Und Angst? Ohne bewusst darüber nachzudenken, näherte ich mich ihm, bis ich seinen warmen Atem auf meiner Haut spürte. Ich schloss die Augen, fühlte ihn mit allen Sinnen, konnte nicht mehr unterscheiden, wo ich aufhörte und er begann. Sein Herz klopfte gegen meinen Brustkorb, genauso schnell und fest wie meins. Er legte das Buch hinter mich ins Regal, dann fuhr er mit beiden Händen meine Arme hinauf und umschloss meinen Nacken. Sogar durch den dicken Stoff meines Wollpullis spürte ich die Hitze seiner Berührung. Seine Daumen streichelten mein Kinn. Ich schmiegte mich in seine Finger, und vielleicht stöhnte ich sogar leise. Endlich ließ ich das Brett los, legte meine Hände auf seine Brust und hielt mich an seinem Hemd fest. Er strich mit der Nase über meine Wange.

»Du hast so fantastische Haare. Und Lippen. Und du riechst so wahnsinnig gut«, flüsterte er an meiner Haut.

Ich zitterte. Gänsehaut breitete sich auf meinem Körper aus, wanderte hinab bis zwischen meine Beine. Ich war wie gelähmt, gleichzeitig drängte mich mein ganzes Ich dazu, mich an ihn zu pressen und ihn zu küssen.

»Normalerweise küsse ich keine Frauen, die ich erst wenige Tage kenne. Aber seit ich dich das erste Mal hier im Laden gesehen habe, kann ich an nichts anderes mehr denken als an dich. Daran, wie du schmeckst und wie weich wohl deine Lippen sind. Dich gestern bei den Bauchübungen nicht küssen zu können, hat mich fast wahnsinnig gemacht.« Er lehnte seine Stirn gegen meine. »Warum bin ich so fasziniert von dir?«

Gute Frage. Keine Ahnung.

»Geht mir genauso«, raunte ich und fuhr ebenfalls mit den Händen zu seinem Gesicht, streichelte seine Wangen und vergrub meine Finger in seinem Haar. Antwort hatte ich keine. Zart, beinahe schüchtern, senkte er seinen Kopf und drückte seinen Mund auf meinen.

»Mmmhh.«

Das Geräusch, das er von sich gab, vibrierte an meinen Lippen. Es fühlte sich unglaublich an. Seine Zunge schob sich weiter, bat um Einlass und ich gewährte ihn, empfing ihn in meinem Innersten. Er hatte das Potential, mich endlich zu meinem Ich werden zu lassen. Bei ihm fühlte ich mich als Frau, durch und durch, nicht als geschlechtslose Person, die sich nur um andere kümmert.

Er küsste hervorragend, leidenschaftlich und zärtlich, langsam und bedächtig, verheißungsvoll. So hatte mich noch nie jemand geküsst. Nicht, dass ich besonders viele Vergleichsmöglichkeiten gehabt hätte.

Seine Hand wanderte meinen Rücken hinab bis zu meinem Po. Er drückte mich fester an sich, mit der anderen hielt er mich an seinen Mund gepresst. Ich vergrub meine Nägel in seiner Kopfhaut, was ihm ein tiefes Stöhnen entlockte. Hätte jetzt jemand den Laden betreten, hätte ich es nicht bemerkt. Und es wäre mir auch egal gewesen.

Nate

Atemlos löste ich meine Lippen von ihren. Nicht, weil ich sie nicht mehr küssen wollte, sondern ausschließlich deshalb, weil ich Sauerstoff brauchte. Sie zu berühren könnte meine neue Lieblingsbeschäftigung werden. Ich steckte wirklich knietief in der Scheiße. Denn bereits jetzt war ich verloren. Eine Beziehung mit Lügen zu beginnen, war nie gut. Aber ich hatte keine andere Wahl, wenn ich Nate bleiben wollte.

Sie sah mich keuchend und mit dunklen Augen und geröteten Wangen an, ihre kleinen Hände krallten sich in mein Hemd. Mein Gesicht verzog sich zu einem Grinsen. Sie erwiderte es und strahlte mich an.

»Vielleicht sollte ich doch noch eine Runde ins Studio. Sonst zerre ich dich ins Hinterzimmer«, raunte ich ihr ins Ohr.

Sie schauderte kichernd und legte den Kopf schief. »Es besteht die Möglichkeit, dass du nicht besonders viel Gewalt anwenden müsstest.« Sie lachte, dann seufzte sie. »Aber leider bin ich momentan anderweitig verpflichtet.«

Wie aufs Stichwort betrat eine Frau mit drei Kindern den Laden, was ich durch die Regalbretter hindurch sehen konnte. Die zwei Mädchen stürmten sofort zu den Kinderbüchern, ein Baby schlief im Kinderwagen, einen angebissenen Keks in der Hand.

»Hallo?«, rief die Frau und sah sich auf der Suche nach Personal um.

Entschuldigend lächelte Morgan mich an, öffnete ihre Finger und ließ mein Hemd los. Sie richtete ihre Frisur, reckte das Kinn, schluckte und trat hinter dem Regal hervor. Die beiden Frauen unterhielten sich eine Weile, dann führte Morgan die andere Frau zu einem Verkaufstisch, auf dem Sachbücher zum Thema Ernährung ausgestellt waren.

Ich blieb noch einen Moment in meinem Versteck und wartete, bis meine Erektion abklang. Ich konnte nicht richtig einschätzen, wie ich mich nach diesem spontanen unglaublichen Kuss Morgan gegenüber verhalten sollte. Waren wir nun zusammen? Fragen, die man sich normalerweise als Teenager stellte. Wir hatten uns geküsst, das war keine große Sache. Erwachsene taten so etwas ständig. Ein Kuss bedeutete erst einmal noch gar nichts. Es fühlte sich aber in keinster Weise unbedeutend an. Seit Carla hatte ich keine Beziehung mehr gehabt, niemanden ertragen, der mehr von mir wollte. Doch gegen das, was Morgan in mir auslöste, kam ich nicht an. In sie war ich nicht einfach nur verknallt. Sie weckte Wünsche und Gefühle in mir, von denen ich nicht einmal wusste, dass ich sie besaß. Sie sollte mir gehören. Wie bei einem Höhlenmenschen. Aber so war es nun einmal. Ich wollte sie. Dringend. Was genau dem Gegenteil dessen entsprach, was momentan in mein Leben passte. Und was ich mir vorgenommen hatte.

Noch einmal holte ich tief Luft, lief zum Tresen, nickte der Kundin kurz zu und nahm dann meinen Rucksack, warf ihn über die Schulter und trat neben Morgan.

»Bis später«, sagte ich unbeholfen und unsicher, weil ich nicht wusste, ob ich sie mit einem weiteren, wenn auch züchtigeren Kuss verabschieden durfte. Sie verursachte in mir ein einziges Gefühlschaos. In einem Moment fühlte ich mich stark und selbstsicher, küsste sie ungefragt, im nächsten verhielt ich mich wie ein schüchterner Dreizehnjähriger. Sie nahm mir die Entscheidung inklusive Zweifel ab, stellte sich auf die Zehenspitzen und küsste mich direkt vor der Kundin auf den Mund.

»Bis später, ich werde hier sein«, wiederholte sie meine Worte. Sie klang fröhlich und entspannt, das nahm ich als gutes Zeichen. Der Blick der Frau huschte zwischen Morgan und mir hin und her und sie lächelte.

»Hach ja.« Sie seufzte. »Jung und verliebt. Lang ist´s her.«

Schmunzelnd griff sie nach einem Buch über Laktoseunverträglichkeit, blätterte darin herum und drehte sich weg, als wollte sie uns Privatsphäre lassen.

»Wir reden nachher«, flüsterte ich Morgan ins Ohr. Sie schloss die Augen, keuchte leise und nickte. Noch einmal küsste ich sie auf die Stirn, dann verließ ich den Laden, um mich abzureagieren.

Laura saß nicht wie sonst am Empfang, worüber ich froh war. Ich wollte jetzt nicht mit ihr sprechen, sie hätte sicher gerochen, dass zwischen Morgan und mir irgendetwas passiert war. Laura war wie ein Drogenspürhund, wenn es um Morgan und mich ging. Ich wollte zuerst selbst mit dem, was im Laden passiert war, und meinen Gefühlen klarkommen. Statt Laura begrüßte ein Mädchen, das nicht älter als siebzehn sein konnte, die Kunden. Bei ihr holte ich mir einen Spindschlüssel, ließ ihre neugierigen Fragen, wie lange ich schon in der Stadt war, wo ich wohnte und was ich beruflich machte, über mich ergehen, und gab nur kurze, gemurmelte, nichtssagende Antworten. Es schien sie nicht zu stören, fröhlich plapperte sie weiter, als wären wir alte Freunde. Wurden hier nur übertrieben extrovertierte Menschen eingestellt?

Meine Anspannung und Erregung reagierte ich an den Geräten ab, bis ich kaum mehr stehen und atmen konnte. Ich war so fertig, dass ich sogar meine übliche Schlusseinheit am Spinningrad ausließ. Aber ich wollte ohnehin so schnell wie möglich zurück zu Morgan.

Ich verhielt mich genau gegensätzlich zu dem, was gut für mich war. Nein, das war gelogen. Ich wollte Morgan. Nicht nur für eine schnelle Nummer. Aber beinahe ebenso sehr wollte ich sie nicht. Weil es zwangsläufig dazu führte, dass sie mich in schwachen Momenten erleben würde. Und deswegen Fragen stellen würde. Trotzdem. Ich konnte sie nicht *nicht* wollen. Meine Gedanken drehten sich im Kreis. Um mit ihr zusammen zu sein, musste ich sie anlügen. Und das hatte sie nicht verdient. Ihr die Wahrheit zu sagen, bedeutete, dass sie mich wieder verließ oder als anderen Menschen ansah. Das Beste wäre gewesen, sofort wieder meine gerade eben erst aufgeschlagenen Zelte abzubrechen und die Stadt zu verlassen. Mir erneut ein anderes Zuhause zu suchen und Morgan zu vergessen. Aber das war keine Option.

Ich zog mich nicht um, holte lediglich meinen Rucksack aus der Umkleide und beeilte mich, nach Hause zu kommen. Dort schlüpfte ich aus meiner verschwitzten Kleidung, duschte zuerst heiß, dann kalt und stellte mich nackt ans Waschbecken, um mich zu rasieren. Mit den Fingern fuhr ich über die sternförmig gezackte, glatte Haut meiner Narbe am Hals. Sie erinnerte mich täglich daran, was ich verloren hatte. Genau wie mein Verräterkörper, der täglich Medikamente brauchte, um einigermaßen zu funktionieren.

Ich zog Jeans und einen schwarzen Hoodie an, trank im Stehen aus einer Flasche Apfelsaft und stieg in meine Boots. Bevor ich die Wohnung verließ, packte ich noch zwei Stück von Moms Karottenkuchen in eine Box und nahm meinen Laptop.

Aus Lauras Wohnung drangen Musik und Lachen, sonst war es still im Haus. Meine Jacke hatte ich drinnen vergessen und ich fror erbärmlich auf den wenigen Metern zu Harold´s Bookstore. Wie immer klingelte die kleine Glocke über der Tür, als ich den Laden betrat. Morgan bediente gerade einen Mann in meinem Alter. Ich konnte nicht verstehen, was sie redeten, sah dafür umso deutlicher, wie der Mann zwinkerte und Morgan den Kopf in den Nacken warf und lachte. Eifersucht überrollte mich, obwohl ich dieses Gefühl sonst in Beziehungen nicht kannte. Wir hatten ja noch nicht einmal eine. Den Kuchen und meinen Computer stellte ich auf dem Kassentresen ab. Ich lehnte mich mit verschränkten Armen und überkreuzten Füßen dagegen und beobachtete die beiden. Morgan zog ein Buch aus einem Regal und reichte es dem Kerl. Während er es aufschlug und darin las, schweifte ihr Blick durch den Laden und sie entdeckte mich. Ein Lächeln breitete sich auf ihrem schönen Gesicht aus. Sie winkte mir unauffällig zu und formte »Bin gleich so weit« mit den Lippen. Sofort musste ich daran denken, wie sie sich auf meine pressten. Sie lief zur Kasse, den Typen im Schlepptau, der ihr die ganze Zeit auf den Hintern glotzte. Ich konnte es ihm nicht verübeln. Morgans Po war großartig, aber ich wollte, dass er mir gehörte. Wann war ich zum Proleten mutiert? Morgan gehörte niemandem. Sie war eine starke, unabhängige Frau, die sich um den Laden und ihre Familie kümmerte, die witzig und sexy war und die ich unbedingt näher kennenlernen wollte. Jetzt lud sie der Typ auch noch zu einem Date ein. Aber Gott sei Dank lehnte sie ab.

Sie boxte leicht gegen seine Schulter und lachte. »Kay, ich habe schon in der Highschool nicht Ja gesagt. Und werde es auch diesmal nicht tun. Niemals.«

Er seufzte übertrieben, grinste aber. »Einen Versuch war´s wert. Irgendwann knickst du vielleicht doch noch ein.« Morgan schüttelte den Kopf, gab ihm das Wechselgeld und steckte das Buch in eine Tüte.

»Viel Spaß damit«, wünschte sie ihm und endlich verzog er sich.

Draußen war es schon dämmrig, was eine heimelige Stimmung im Raum zauberte.

»Wer war denn das?«, konnte ich mir nicht verkneifen zu fragen.

Wie selbstverständlich, als wären wir tatsächlich zusammen, trat sie zu mir, schlang die Arme um mich und legte ihren Kopf auf meine Brust. »Nur ein alter Schulfreund. Ist so ein Running Gag zwischen uns. Er fragt mich, ob ich mit ihm ausgehe, ich lehne ab. Eigentlich haben wir kein Interesse aneinander«, murmelte sie in meinen Pullover. Sie klang erschöpft. Kein Wunder. Seit morgens stand sie im Laden. Wer behandelte so seine Angestellten? Ich mochte diese Tussi, die sich Chefin nannte, immer weniger.

»Gut so«, brummte ich. Sie kicherte und kurz verharrten wir Arm in Arm. Ihr Duft stieg mir in die Nase, beruhigte mich mehr als meine Tranquilizer.

Sie sah mich von unten an. »Ist es komisch, dass ich dich vermisst habe?« Mein Herz wummerte bei ihrem Geständnis. Ich umarmte sie fester. Es fühlte sich nicht ungewohnt an, nur richtig. Sie passte genau in meine Arme, schmiegte sich perfekt an meinen Körper.

»Nein, ist es nicht. Ich habe dich auch vermisst.« Sie strahlte und küsste mich auf den Hals. Es kitzelte bis in meinen Schwanz. Ich steckte meine Nase in ihre Haare und schnupperte daran. Über das, was vor ein paar Stunden passiert war, sprachen wir nicht. Jetzt, da ich sie in meinen Armen hielt, waren alle Zweifel und alle Fragen bezüglich unseres Status verschwunden. Selbst wenn wir noch keinen Namen dafür hatten, das zwischen uns war richtig und echt und etwas verdammt Besonderes. Egal, wie schnell es ging oder wie intensiv oder unvernünftig es war. Selbst mein schlechtes Gewissen, dass ich sie belügen musste, verzog sich in die hinterste Ecke meines Bewusstseins. Ich wollte nur im Moment leben. Mit ihr.

»Normalerweise ...« Sie stoppte.

Ich bog ihren Kopf nach hinten und senkte meinen, damit ich ihr in die Augen sehen konnte. »Was?«, flüsterte ich.

Eine Falte hatte sich auf ihrer Stirn gebildet und ich strich sanft mit dem Finger darüber.

Sie zögerte, betrachtete mich ernst. Ich lächelte sie ermunternd an. Mit dem Zeigefinger berührte sie meine Lippen, verweilte auf der Seite, die sich nie richtig hob, sagte aber nichts dazu.

»Normalerweise bin ich nicht so.«

Sie sollte es aussprechen. Meine Finger streichelten über ihre an meinen Lippen. »Wie bist du nicht?«, raunte ich, nahm ihre Hand und küsste ihre Innenfläche.

»Normalerweise werfe ich mich nicht so schnell jemandem an den Hals.« Sie trat einen Schritt zurück. »Normalerweise verliebe ich mich nicht so schnell«, gab sie zu. Ihre Stimme war so leise, dass ich sie kaum verstand.

Ihr Geständnis machte mich unheimlich glücklich. Da hatten wir etwas gemeinsam.

»Ich habe mich auch noch nie so schnell verliebt.« Sie strahlte, stieß erleichtert Luft aus und ich schwöre, ich habe noch nie so viel Leuchten in den Augen eines anderen Menschen gesehen. Sie schmiegte sich an mich und seufzte leise. »Ich habe dir Kuchen mitgebracht.« Als Antwort gab sie ein genüssliches Geräusch von sich, das beinahe klang, als hätten wir Sex. »Ich hoffe, du magst Karotten-Kokos-Kuchen.«

»Ich mag alle Kuchen!«

Obwohl ich sie eigentlich nicht loslassen wollte, schob ich sie ein Stück von mir und sie zog sich rückwärts auf die Holzplatte. Ich stellte mich zwischen ihre Beine und hielt ihr die Box mit dem Gebäck hin. Gemeinsam aßen wir mit den Fingern über die Schüssel gebeugt. Beim ersten Bissen schloss sie die Augen und stöhnte wieder.

»Wow! Das ist unglaublich. Ist Backen deine geheime Superkraft?«

Ich lachte. »Nein. Aber die von meiner Mom.«

»Dann sag ihr bitte, dass ich sie liebe. Der Kuchen ist der Hammer.« Fasziniert sah ich zu, wie sie den Finger mit der Zunge befeuchtete, die letzten Krümel aufsammelte und ableckte. Ich schluckte, weil mein Mund auf einmal ganz trocken war. Ohne sie aus den Augen zu lassen, nahm ich die Box und stellte sie neben uns auf die Platte, trat noch näher zu Morgan und küsste sie. Sie schmeckte nach Kuchen und ihrem ganz eigenen, süßen Morgangeschmack. Meine Hände fuhren ihre Oberschenkel hoch, über ihre weichen Hüften, ihre Taille bis zu den Rippen, die Daumen strichen an der Unterseite ihrer Brüste entlang. Sie bog sich mir entgegen, erwiderte hungrig meinen Kuss, hielt sich mit Armen und Beinen an mir fest.

Unser Kuss dauerte ewig, aber leider meldete sich wieder diese verdammte Türglocke. Sofort löste Morgan sich, schob mich ein Stück weg und richtete ihre verstrubbelten Haare. Aber jeder Idiot konnte an ihren geschwollenen Lippen und ihren roten Wangen erkennen, was wir gerade getrieben hatten. Ich stützte mich auf dem Tresen ab und senkte meinen Kopf, versuchte krampfhaft, meinen Puls und meinen Körper wieder unter Kontrolle zu bringen.

Morgan hüpfte vom Tresen und eilte auf den Eindringling zu.

»Was machst du denn hier?«, hörte ich sie fragen.

»Und was machst du?«, antwortete eine eindeutig junge, weibliche Stimme. »Wer ist der Typ? Ist das der, wegen dem du uns angedroht hast, wir müssten ab sofort mehr im Haushalt helfen? Damit du Zeit für ihn hast? Das ist ekelhaft.«

Sie spannte ihre Geschwister ein, um sich Zeit für mich freizuschaufeln?

Morgan schnaubte nur. Langsam klang meine Erregung ab und ich konnte mich gefahrlos umdrehen. Ich lief zu Morgan und dem Mädchen und streckte meine Hand aus.

»Hi, ich bin Nate.«

Zwar schüttelte sie meine Hand, sah mich aber äußerst skeptisch an. Ob deswegen, weil pubertierende Jugendliche per Definition jeden erst einmal ablehnen oder weil sie mich und Morgan beim wilden Knutschen erwischt hatte, konnte ich nicht einschätzen.

»Das ist meine kleine Schwester Parker«, stellte Morgan das Mädchen vor. »Die weshalb hier ist?«

»Ich habe meinen Schlüssel vergessen. Und die Twins und Dad sind nicht zuhause. Wann kommst du?«

Morgan nahm ihren Schlüsselbund und hielt ihn ihrer Schwester hin.

»Erst in ein paar Stunden. Ich muss bis Ladenschluss bleiben. Du kannst dir den Auflauf aus der Kühltruhe warmmachen.«

Parker schüttelte den Kopf. »Hab keinen Hunger.«

Sie sollte trotzdem dringend essen. Parker war so dünn, dass ein Windhauch sie hätte umwehen können. Ihre spitzen Ellenbogen drückten sich durch ihr Shirt, ihre dünnen Beine steckten in engen Leggings. Obwohl sie vielleicht dreizehn oder maximal vierzehn war, waren ihre Augen dick schwarz umrahmt, ihre Haare lila und rosa gefärbt. Trotzig verschränkte sie die Arme vor ihrem noch nicht sehr ausgeprägten Busen, funkelte ihre Schwester finster an und riss ihr den Schlüssel aus der Hand.

»Magst du hier im Laden warten, bis ich fertig bin? Dann musst du nicht mit dem Bus nach Hause fahren. Du weißt, ich bin nicht begeistert, wenn du im Dunkeln allein unterwegs bist.«

Parker schnaubte nur ein »Pff« und schüttelte den Kopf, als hätte Morgan ihr etwas total Unverschämtes vorgeschlagen. »Hier ist es so langweilig. Du könntest mir ja ein Taxi spendieren.«

Morgan zuckte und schüttelte dann den Kopf. Plötzlich wirkte sie kraftlos. »Du weißt, dass wir uns das nicht leisten können«, sagte sie leise.

Schämte sie sich etwa dafür? Ich könnte ihre Schwester nach Hause fahren, aber ich wollte bei Morgan bleiben. »Ich lade dich auf ein Taxi ein«, schlug ich deswegen vor. Ich zog meinen Geldbeutel aus der Hosentasche, öffnete ihn und zog einen 50-Dollar-Schein heraus.

»Das werden wir nicht annehmen«, bestimmte Morgan. Sie wirkte sauer. Dabei wollte ich doch nur helfen.

Parker nahm den Geldschein. »Doch, werden wir. Danke.« Und ohne ein weiteres Wort stapfte sie aus dem Laden.

»Hausaufgaben nicht vergessen!«, rief ihr Morgan hinterher, aber entweder hörte Parker es nicht mehr oder ignorierte es gekonnt. »Das hättest du nicht tun müssen«, sagte sie zu mir.

»Stimmt, hätte ich nicht. Aber ich wollte.« Ich war nicht reich, aber durch meine Invalidenrente und das Geld, das Mom und Dad mir monatlich überwiesen, kam ich gut über die Runden. Außer Studio, Essen, ein paar Büchern und Benzin hatte ich kaum Ausgaben.

Als Parker aus der Tür war, breitete sich Schweigen zwischen uns aus. Plötzlich unsicher sahen wir uns an, als wüssten wir nicht, worüber wir nun reden oder was wir tun sollten.

»Parker ist ...« Sie stockte. »Tut mir leid, dass sie so unhöflich war.«

Ich zuckte die Schultern. »Sie ist wie alt? Dreizehn?«, fragte ich, als würde das alles erklären.

Morgan nickte und verzog den Mund zu einem traurigen Lächeln. »Ja, aber nicht nur das. Seit Mom weg ist ... Ich komme einfach nicht richtig an sie ran. Sie ist immer wütend. Früher war sie so niedlich und so fröhlich. Aber ... Manchmal glaube ich, sie gibt sich die Schuld, dass Mom uns verlassen hat. Sie ist wütend auf sich selbst und auf Mom. Auf die ganze Welt. Ich würde ihr so gern helfen. Aber sie lässt niemanden. Weder mich noch Dad noch die Zwillinge oder ihre Freundin Gwen. Therapeuten lehnt sie ab. Mittlerweile ist sie beim vierten, kommt aber mit keinem so wirklich zurecht.« Das verstand ich gut. Therapeuten konnten nervig sein. Wenn man nicht bereit ist, sich seinen

Dämonen zu stellen, bringt es ohnehin nichts. Sie rieb sich die Augen. »Können wir bitte von etwas anderem reden?«

»Erzähl mir vom Schreiben«, bat ich sie deswegen. Schließlich war ich offiziell deswegen hier. Um ihr Schreibtipps zu geben. Weil ich ja so ein Profi war. Haha. Drei Bücher und noch keine einzige Veröffentlichung.

»Ich weiß nicht, ob man das Schreiben nennen kann.« Sie setzte sich wieder auf den Tresen, aber diesmal blieb ich in einem Meter Entfernung stehen, sonst hätte ich ihr nicht zuhören können. Sobald ich sie anfasste, stand Reden nicht mehr an oberster Stelle meiner Prioritätenliste. Sie lehnte sich zurück, stützte sich auf die Handgelenke und baumelte mit den Beinen. Meine eigenen wurden langsam müde, weshalb ich mir den Sessel vom Fenster heranzog. Das Sitzen tat gut. Ich musste ein Stöhnen unterdrücken, weil ich keine Fragen provozieren wollte, die ich nicht beantworten konnte. Trotzdem sah sie mir meine Erschöpfung offenbar an.

»Zu heftig trainiert?«

Ich nickte, holte tief Luft und konzentrierte mich wieder auf Morgan, meine Müdigkeit ignorierte ich. »Warum denkst du, dass man es nicht so nennen kann?«

»Irgendwie komme ich nicht in die Geschichten rein. Ich weiß theoretisch, wie alles sein soll, aber bekomme es nicht aus meinem Kopf. Als würde mein Gehirn eine Fremdsprache sprechen, die ich nicht kenne. Verstehst du, was ich meine?«

Natürlich verstand ich das. Jeder Autor, egal ob Profi oder Anfänger, musste immer wieder mit Problemen im Schreibprozess kämpfen.

»Vielleicht schreibst du im falschen Genre.« Das musste gerade ich sagen, ich konnte mich ja selbst auf keines festlegen.

»Kann sein. In welchem schreibst du denn? Ich habe nichts von dir im Großhandel gefunden. Hast du ein Pseudonym?«

»Hast du mich etwa gestalkt?«, fragte ich grinsend, fand es aber nicht schlimm. Sie arbeitete schließlich in einem Buchladen. Natürlich war sie neugierig, wenn sie einen leibhaftigen Autor traf.

Sie grinste nur.

»Ich habe leider noch nichts veröffentlicht. Ist nicht so einfach, wenn man keine eindeutige Lesergruppe bedient. So viel also zum Genre. Ich habe keins. Mehrere Manuskripte liegen noch in der Schublade. Ich habe Exposés an gefühlt tausend Verlage und Agenturen verschickt. Aber bisher noch nichts.«

»Das ist sehr schade. Ich bin überzeugt, deine Bücher sind toll.«

Nun ging ich doch zu ihr, beugte mich über sie und küsste sie kurz. Ich musste sie einfach berühren, wenigstens kurz. Sie richtete sich auf und reckte sich mir entgegen, stöhnte in meinen Mund. Unglaublich, wie sie mich allein vom Küssen und ihren leisen Geräuschen erregte. Trotzdem zog ich mich wieder zurück. Sie leckte sich über die Lippen, schmeckte unserem Kuss nach. Ihre Hände lagen locker auf ihren Schenkeln. Ich griff nach ihnen und spielte zärtlich mit ihren Fingern. Beide senkten wir unsere Köpfe auf unsere verschränkten Finger.

»Offenbar bin ich nicht gut genug.«

»Blödsinn.« Sie schob mich zur Seite, rutschte von der Holzplatte und lief zu einem Regal. »Hier zum Beispiel.« Sie zog ein Buch heraus und hielt es mir hin. »Stephen King. Nur Absagen. Und jetzt? Weltberühmt.« Sie steckte es zurück zwischen die anderen Bücher und eilte zu einem anderen Regal. »Oder das.« Sie hielt Harry Potter hoch. »Startauflage nur wenige Hundert. Und jetzt? Eine der reichsten Frauen der Welt.« Sie verschränkte die Arme vor der Brust. »Noch mehr Beispiele?«

Ich lachte. »Nein. Das reicht. Schön, dass du denkst, ich werde irgendwann reich und berühmt.«

Mit wiegenden Hüften kam sie zurück und lehnte sich an den Büchertisch neben mir. Sie lief nicht absichtlich so, es lag in ihrer Natur, sich weiblich-sexy zu bewegen. Und sie wusste nichts davon, was sie in mir auslöste.

»Du hast zumindest schon mehrere Bücher durchgehalten. Ich bekomme nicht einmal eine Kurzgeschichte hin.« Sie seufzte tief.

»Kurzgeschichten sind oft schwieriger als Romane. Weil man sich auf das Wesentliche konzentrieren muss. Ohne lang herumzuschwafeln.«

Sie verzog die Lippen. »Für Längeres habe ich einfach keine Zeit. Ich bräuchte Jahre allein für hundert Seiten. Wie schaffst du das?«

»Ich hatte die letzten Jahre viel Zeit«, antwortete ich vage. Sie hakte nicht nach, worüber ich froh war.

»Davon bin ich weit entfernt. Die Kinder brauchen mich noch zu sehr.«

Ich zog die Augenbrauen hoch. »Kinder? Wissen sie, dass du sie so nennst?«

Sie schnaubte. »Mir doch egal. Die Twins denken nur, sie sind schon groß. In Wirklichkeit sind sie immer noch Kindsköpfe. Und Parker ist erst dreizehn. Sie braucht eine Mom, sonst ist sie völlig verloren.«

Morgan dachte immer zuerst an andere und vergaß sich selbst dabei. Umso wichtiger, dass sie sich nicht auch noch um mich kümmern wollte. Eine Weile erzählte sie mir von ihrer Familie, von ihrer Mom, von ihrem Dad und ihren Geschwistern. Kein Kunde störte uns. Wir waren wie in unserer eigenen Welt. Draußen war es mittlerweile dunkel, die Straßenlaterne zeichnete Muster auf den Fußboden, außer unseren Stimmen hörte man keine Geräusche. Als wäre mit der Dunkelheit auch die Stadt schlafen gegangen.

»Und weil ich immer so viel im Kopf habe, kann ich mich nicht auf meine Geschichten konzentrieren«, griff sie unser Thema von vorhin wieder auf.

»Verständlich. Aber am Schreiben muss man dranbleiben. Und wenn es jeden Tag nur ein paar Sätze sind.« Sie runzelte die Stirn und ließ die Beine wieder baumeln. Ich sah ihr an, dass sie gleich wieder Gründe finden würde, warum sie keine Zeit für sich und ihre Dinge hatte. Also griff ich zu einem Beispiel aus ihrem Alltag. »Wie oft putzt du das Bad?«

»Täglich«, sagte sie, ohne nachzudenken.

»Und warum?«

Sie schüttelte verständnislos den Kopf. »Weil es sonst verdreckt.

Und man es irgendwann gar nicht mehr sauber bekommt, wegen des eingetrockneten Urinsteins und des Kalks, der sich auf den Fliesen ablagert.«

Ich hob meine Arme. »Okay, der Vergleich hinkt«, gab ich zu. »Aber du verstehst, was ich meine?«

Sie spielte mit ihrem Zopf und biss auf ihrer Unterlippe herum. »Ich denke schon.«

»Sehr gut.« Ich lächelte stolz. So schlecht waren meine Tipps vielleicht doch nicht.

»Nur, Kloputzen kann ich im Schlaf, mit verbundenen Augen. Schreiben nicht.« Sie klang resigniert.

»Manchmal hilft es, Erlebnisse aus dem Alltag aufzuschreiben. Mit realen Personen. Dann hat man alles wie einen Film vor Augen.«

Sie schüttelte energisch den Kopf. »Oh Gott, nein!«, platzte sie heraus. »Ich will das Chaos nicht auch noch schriftlich für alle Ewigkeiten festhalten.«

»Man kann alles löschen«, erinnerte ich sie. »Aber vielleicht inspiriert es dich ja. Sieh es als Schreibübung.« Besonders überzeugt wirkte sie nicht. »Weißt du denn, wo es hakt?«

Sie ordnete die Bücher auf dem Tisch anders, bevor sie antwortete. »Ich kann zum Beispiel die Personen nicht richtig fassen. Oder vergesse zwischendrin, wie sie aussehen. Einmal ist der Mann blond, und dann hat er plötzlich eine Glatze.«

»Vielleicht war er zwischendrin beim Friseur?« Ich schmunzelte. »Ähnliche Probleme hatte ich anfangs auch.« Sie schien erleichtert. Ich winkte sie zu mir und zog sie auf meinen Schoß. Mit großen Augen sah sie mich an und legte ihren Arm um meine Schultern. Ich küsste sie kurz und fuhr dann fort: »Du musst nur Strategien finden, die dir das Schreiben erleichtern. Manche kaufen sich dafür teure Schreibprogramme und legen dort Stammbäume an, erstellen Avatare und Zeitachsen. Ich drucke mir dafür ganz profan Bilder aus dem Internet aus und hänge sie an meine Pinnwand. Dann habe ich sie immer vor mir. Oder ich habe reale Vorbilder. Der Bösewicht aus meinem ersten Buch sieht zum Beispiel aus wie mein Onkel John.« Sie lachte, plötzlich wieder fröhlich und gelöst, nicht mehr so bedrückt wie eben noch.

»Was sagt dein Onkel John dazu?«

Ich zuckte die Schultern. »Er weiß davon nichts. Und da er nie liest, also wirklich nie, nicht einmal Fernsehzeitschriften, wird er es wohl nie erfahren. Solange nichts veröffentlicht ist, ohnehin nicht. Bisher hat nur Brian meine Bücher gelesen.« Weil sie mich fragend anblickte, ergänzte ich: »Mein bester Freund aus Miami.«

Nicht einmal Mom kannte meine Bücher. Sie wusste nur, dass ich schrieb und dass ich irgendwann davon leben wollte, und unterstützte mich, wo sie konnte. Mit Geld, mit Kuchen, mit Mama-Liebe. Auch wenn ich mich ein wenig schämte, mit über zwanzig noch finanziell von meinen Eltern abhängig zu sein, war ich darauf angewiesen. Denn arbeiten konnte ich nicht mehr. Ich hatte es versucht, aber die Jobs, die man als Ungelernter bekam, hielt ich wegen meiner körperlichen Unberechenbarkeit und meiner Konzentrationsprobleme nicht durch. Beim Schreiben dagegen konnte ich mir meine Zeit und meine Kraft selbst einteilen. Pause machen, wenn ich sie brauchte. Außerdem liebte ich es und konnte mir im Grunde auch nichts anderes vorstellen.

Morgan sank gegen mich und eine Weile genossen wir stumm unsere Nähe. Unsere Blase wurde aber jäh zerstört, als plötzlich ein Telefon klingelte. Beide erschraken wir so, dass wir auseinanderfuhren. Morgan griff sich an die Brust und atmete schnell, auch mein Herz wummerte unangenehm. Nach diesem kurzen Schreckmoment sprang sie auf und rannte zur Kasse, wo sie ihre Tasche hervorzog und ihr Handy herauskramte.

»Oh Gott, schon so spät«, rief sie und nahm das Gespräch an. Sie lauschte, nickte. »Sorry, bin auf dem Weg«, versicherte sie hastig. Dann legte sie auf.

»Ich habe meinem Bruder versprochen, dass ich ihn abhole. Er hatte heute Theaterprobe und wartet jetzt an der Schule. Ich muss los.«

Gemeinsam löschten wir die Lichter und verließen den Laden.

»Bis morgen? Vielleicht im Studio?«, fragte ich hoffnungsvoll, während Morgan absperrte.

»Ich bin wieder den ganzen Tag hier. Und danach vermutlich zu müde zum Training.«

»Lahme Ausrede«, ärgerte ich sie, verstand sie aber gut. Dann ging ich eben wieder allein ins Studio. Trotzdem wollte ich sie unbedingt sehen. »Dann bringe ich dir wieder etwas zu essen und gehe dir auf die Nerven.« Ich hatte zwar ein Problem damit, wenn sich jemand um mich kümmerte, umgekehrt jedoch nicht. Morgan hatte es verdient, verwöhnt zu werden.

»Das wäre schön.« Sie seufzte und küsste mich, ohne mich anzufassen. Weil es eiskalt war, steckten ihre Hände in ihren Jackentaschen.

»Am liebsten würde ich dich mit nach Hause nehmen, aber da hätten wir keine Ruhe. Ich kann mich nicht entspannen, wenn meine Familie da ist. Unsere Wände sind ziemlich dünn.«

»Willst du mir damit sagen, du würdest gern Dinge mit mir tun, bei denen Geräusche erzeugt werden? Geräusche, die niemand hören soll?«

Sie grinste, nahm nun doch ihre Hände aus den Taschen und zog mich am Kragen zu sich. »Wer weiß«, flüsterte sie. So forsch kannte ich sie noch nicht. Aber es gefiel mir.

»Mit dem Plan könnte ich mich anfreunden«, sagte ich deswegen.

Sie drückte ihre Lippen auf meine und verabschiedete sich mit einem Kuss, der mich atemlos machte und mich ahnen ließ, was mich in Zukunft erwarten würde.

Erst auf dem Weg zu meiner Wohnung bemerkte ich, wie erschöpft ich tatsächlich war. Im Fahrstuhl lehnte ich mich an die Wand, schloss die Augen und konzentrierte mich auf meine Finger, damit sie nicht mehr so zitterten. Dasselbe tat ich mit meinem Bein. Den Druck in meinem Kopf bekam ich so allerdings nicht in den Griff. In solchen Fällen halfen nur zwei Dinge: Medikamente und Schlafen. In dieser Reihenfolge. Der Tag war anstrengend gewesen. Zwar auf eine positive Art, aber trotzdem. Ich hatte mir zu wenig Pausen gegönnt. Pausen im Sinne von totaler Abschottung. Mindestens ein Mal am Tag musste ich mich komplett aus allem zurückziehen, sonst hielt ich nicht durch. Heute nach dem Training allerdings hatte ich nicht auf meinen Körper, der sich nach Ruhe sehnte, gehört. Ich hatte zu Morgan gewollt, hatte meinen Tiefpunkt ignoriert, weil das Bedürfnis, sie zu sehen, stärker gewesen war. Ausnahmsweise hatte mein Herz gegen meine Vernunft gesiegt. Morgan hatte mich von mir selbst abgelenkt. Doch auf Dauer konnte ich das meinem Körper und meinem Gehirn nicht zumuten. Mir war schlecht, mein Kreislauf im Keller, die Beine waren wacklig, der Kopf fühlte sich an, als hätte mir jemand Watte hineingestopft. Wie ein verdammter Alkoholiker schaffte ich es kaum, mit dem Türschlüssel mein Schlüsselloch zu treffen. Die Tür nebenan ging auf. Laura konnte ich in dem Zustand überhaupt nicht gebrauchen. Gott sei Dank war es nur Petra. Sie war nicht so aufdringlich wie ihre Liebhaberin.

»Guten Abend«, sagte sie mit ihrem harten Akzent. Sie lächelte und zog die Tür hinter sich zu. »Wie geht's?«

»Gut. Und dir?« Ich hasste diese Art der Konversation. Nie gab jemand auf diese Frage eine ehrliche Antwort. Die wollte ohnehin niemand hören. Es ging lediglich um gesellschaftliche Konventionen.

»Alles gut«, sagte sie auch. »Ich treffe mich mit Laura in einer Bar. Magst du mitkommen?«

Ich schüttelte den Kopf. Allein der Gedanke an laute Musik, viele Menschen und daran, sich unterhalten zu müssen, verstärkte meine Kopfschmerzen.

»Na dann, schönen Abend noch.« Petra winkte mit ihrem Schlüsselbund und lief dann zum Treppenhaus.

Erleichtert riss ich die Tür auf, schleppte mich ins Wohnzimmer und fiel mit Schuhen und Jacke auf mein Sofa. Von selbst fielen meine Augen zu. So blieb ich liegen, bis mir in meiner Jacke zu heiß wurde und ich nicht mehr das Gefühl hatte, ich würde gleich sterben. Dann rappelte ich mich auf, schlüpfte aus meinen Klamotten und schlurfte hinkend in die Küche. In diesem Moment liebte ich meine Mom dafür, dass sie meine Kühltruhe mit vorgekochtem Essen vollgestopft hatte. Während die Lasagne in der Mikrowelle warm wurde, legte ich mich wieder auf die Couch und schlief ein, bevor mein Essen fertig war.

Stunden später schreckte ich auf und war hellwach. Der Grund war ein sehr lebhafter Traum, in dem Morgan die Hauptrolle gespielt hatte. Und auf einmal wusste ich, wie die Szene, an der ich für meine Geschichte gerade hing, weitergehen musste. Ich aß die kalte Lasagne mit dem Löffel, während ich mein Manuskript öffnete und zu tippen anfing.

Morgan

Tristan war sauer, weil ich ihn vergessen hatte, und ließ mich das auch spüren. Die ganze Fahrt von der Highschool nach Hause motzte er in einer Tour. Ich ertrug seine Vorwürfe kommentarlos, was sicher auch daran lag, dass ich wegen Nate viel zu gut gelaunt war, um mir die Stimmung von einem genervten Teenager versauen zu lassen. Fünfzehnjährigen konnte man es ohnehin nie recht machen.

Zuhause briet ich ihm zur Versöhnung zwei Spiegeleier mit Speck und servierte ihm alles zusammen mit einem Käsetoast. Danach bereitete ich das Gleiche noch einmal für Donovan zu. Futterneidische Jungs waren eine Plage.

Nachdem ich noch Wäsche abgehängt und zusammengelegt, neue aufgehängt und gleich noch einmal die Waschmaschine befüllt hatte, verzog ich mich in mein Schlafzimmer. Parker schlief endlich und die Twins stritten sich lautstark um die Fernbedienung. Auf meinem Bett lehnte ich mich ans Kopfende und dachte an Nate. An seine Hände auf meinem Körper und seine weichen Lippen auf meinen. Offenbar hatte ich nun einen Freund. Kaum zu glauben. Eigentlich sollte ich Laura anrufen, weil sie tagelang beleidigt wäre, wenn ich sie nicht sofort informierte. Aber ich wollte noch eine Weile still genießen. Nur für mich. Ich vermisste Nate jetzt schon. So verknallt war ich seit der Highschool nicht mehr gewesen und auch das war nicht mit dem zu vergleichen, was ich bereits nach so kurzer Zeit für Nate empfand. Wenn es nicht so unwahrscheinlich wäre, hätte ich es als Liebe bezeichnet. Aber selbst ich wusste, dass Liebe wachsen musste und einen nicht aus heiterem Himmel überfiel wie eine Grippe oder die Idee für eine Geschichte.

Apropos Geschichten. Was hatte mir Nate geraten? Ich sollte als Schreibübung Szenen aus dem echten Leben mit echten Personen nacherzählen? Dazu hatte ich schon eine Idee.

Eine Stunde lang schrieb ich wie ferngesteuert. Die Worte flossen regelrecht aus mir heraus. Das fühlte sich unglaublich befreiend an. Aber jetzt hatte ich dank Nate ja auch meinen Protagonisten ganz deutlich vor Augen. Bis ins kleinste Detail beschrieb ich den Traum von Nate und mir von letztens. Nur unsere Namen änderte ich.

Je länger ich tippte, umso heißer wurde mir, zwischen meinen Schenkeln pochte es, mein Mund war trocken, meine Brüste schwer. Ich speicherte das Dokument und las mir meine erste Erotikgeschichte noch einmal durch. Es war keine große Literatur, den Nobelpreis hätte ich dafür nicht bekommen, und vermutlich hätte auch kein Verlag auch nur in Erwägung gezogen, die Geschichte abzudrucken, aber es war meine.

Kurz überlegte ich, die Geschichte an Nate zu schicken. Aber erstens hatte ich seine Mailadresse nicht. Was zweitens gut war, denn so mutig war ich nicht. Ich kannte Nate noch nicht so gut, um einschätzen zu können, wie er die Geschichte auffassen würde. Als reine Schreibübung, die er schriftstellerisch beurteilen sollte, oder als Handlungsanweisung. Natürlich wünschte ich mir richtigen Sex mit ihm. Aber ich brauchte noch ein wenig Zeit. Ich konnte nicht nach einem Tag Beziehung mit jemandem schlafen. Und eine Frau, die ihrem Freund schmutzige Nachrichten oder Fotos schickt, war ich auch nicht. Also ließ ich es.

Stattdessen stellte ich den Laptop auf mein Nachtkästchen und schrieb meinem brandneuen Freund lediglich eine kurze Meldung. Gut, dass wir noch daran gedacht hatten, unsere Nummern auszutauschen.

Morgan: *Habe deinen Schreibtipp ausprobiert. Danke.*

Nate: *Darf ich es lesen?*

Meine Wangen glühten.

Morgan: *Vielleicht später.*

Nate: *Ist jetzt später?*

Morgan: *Du hältst mich von meinem dringend benötigten Schönheitsschlaf ab. Also, gute Nacht.*

Nate: *Du brauchst keinen Schönheitsschlaf. Gute Nacht, Süße. Bis morgen. Träum von mir.*

Sein Kompliment und die Aussicht auf einen weiteren Ü18-Traum von ihm zauberten ein breites Grinsen in mein Gesicht. Als Antwort schickte ich nur , dann legte ich mein Handy beiseite und kuschelte mich in meine Decke. Mich hatte noch nie ein Mann *Süße* genannt. Es war nicht besonders kreativ, aber genau wegen dieser Schlichtheit gefiel es mir.

Ich freute mich auf ihn und darauf, dass mein Leben endlich aus mehr bestand als aus Kindern, Küche, Haushalt und Buchladen.

Der Morgen verging wie immer hektisch. Weil Parker so trödelte, verpasste sie den Bus und ich musste sie zur Schule fahren. Ungeduscht, im Schlafanzug und ohne Frühstück. Danach war es so spät, dass ich es gerade noch schaffte, mich umzuziehen, mein Gesicht zu waschen und die Zähne zu putzen, dann musste ich los und den Laden aufsperren.

Fünf Minuten zu spät kam ich in Harold's Bookshop an. Die ersten Kunden warteten bereits mit genervtem Gesichtsausdruck. Die Swans, beide schon in Rente, kamen immer Dienstagmorgen in den Laden, um sich mit neuem Lesestoff für die Woche einzudecken. Die beiden waren unsere besten Kunden, aber im Gegenzug musste ich ihre Launen aushalten. Wie Sheila ließen es mich die zwei Hyperintellektuellen spüren, dass ich nicht so gebildet war wie sie. Mr Swan war ehemaliger Dirigent, seine Frau Linguistin. Sie hatten einen Berg Geld, den sie für allen möglichen kulturellen Kram ausgaben. Theater, Bildungsreisen, Oper, Ballett. Und Bücher. Dass es gerade dieser Laden war, lag ausschließlich daran, dass Mrs Swan die Schwester von Harold und damit Sheilas Tante war.

»Sie sind zu spät, Morgan«, blaffte mich Mrs Swan an, statt mich zu begrüßen. »Ich fürchte, ich muss Sheila darüber informieren, wie unzuverlässig Sie in ihrer Abwesenheit sind. Sie sind eben nicht qualifiziert, ein Geschäft zu führen.«

Ich verkniff es mir, die Augen zu verdrehen, und erwiderte nichts. Zumindest nicht das, was ich gerne gesagt hätte. Wahlweise hätte ich ihr auch ein Buch über ihre affige Dauerwelle hauen können. Aber ich war ja zivilisiert, deswegen lächelte ich höflich.

»Entschuldigen Sie meine Verspätung«, brachte ich, um einen freundlichen Tonfall bemüht, hervor.

Ich zog meine Jacke aus, hängte sie schnell ins Hinterzimmer und eilte dann zurück zu den Horrorkunden. Mrs Swan plusterte sich wie ein echter Schwan auf, verzog ihre schmalen Lippen zu einem Strich und hob ihre perfekt gezupften Augenbrauen. Dass sie ihre Nichte über meine Unfähigkeit informierte, konnte ich ohnehin nicht verhindern.

»Ist unsere Bestellung da, Kindchen?«, mischte sich nun auch Mr Swan ein. Ich hasste es, wenn er mich so nannte. Ich war einundzwanzig, nicht zwölf. Trotzdem nickte ich und holte den entsprechenden Karton. Zehn Bücher waren es diesmal. Darunter welche über Musiktheorie, eines über die Entwicklung romanischer Sprachen und erstaunlicherweise auch ein Fantasyroman mit Zwergen und Elfen. Wenn die beiden Romane lasen, dann normalerweise Thriller oder klassische Literatur.

»Das ist ein Geschenk«, beeilte sich Mrs Swan zu sagen, als sie das Fantasybuch auspackte. Ihre Wangen färbten sich rot, als hätte sie kein Fantasybuch, sondern einen Einhornvibrator in der Hand. Kommentarlos steckte ich alles in eine Tüte und reichte sie über den Tresen. Dann druckte ich die Rechnung aus und schob sie zwischen die Bücher. Mr und Mrs Swan bezahlten nie wie profane Kunden, sie überwiesen das Geld einmal im Monat. Mir war das egal, Hauptsache mein Gehalt kam pünktlich.

Hoch erhobenen Hauptes nahm sie wie eine Königin den Beutel entgegen, übergab ihn ihrem Mann und stolzierte mit ihm im Schlepptau aus dem Laden. Seufzend plumpste ich auf den Stuhl bei der Kasse und rieb mir mit der Handfläche übers Gesicht. Die zwei waren anstrengender als ein zwölf Stunden Arbeitstag und drei pubertierende Teenager zusammen. Als die Türklingel losbimmelte, schreckte ich so auf, dass ich beinahe vom Stuhl fiel.

Nate. Mein Herz raste. Vom Schreck und vor Freude.

»Bin ich so furchterregend?« Er grinste und lief auf mich zu.

Ich schüttelte gähnend den Kopf. Er war alles andere als furchterregend. Wenn ich diese Vokabel im Zusammenhang mit ihm verwendet hätte, dann, weil er furchterregend sexy war. Er zog mich hoch und küsste mich, als wären wir schon immer ein Paar. Intim und zärtlich und leidenschaftlich zugleich. Viel zu früh löste er seine Lippen von meinen und umarmte mich in genau der richtigen Mischung aus fest und sanft. Sofort fiel mir meine Geschichte wieder ein und mein Blick huschte zu dem Regal aus meinem Traum. Ich schmiegte mich an ihn, ein kleines Seufzen entfuhr mir. Wir besprachen nichts, als wäre alles klar zwischen uns. War es das? Was war das mit uns? Waren wir zusammen? Oder hatten wir eine Affäre? So etwas wie mit Nate kannte ich nicht, deswegen hatte ich keine Ahnung, wie ich es bezeichnen sollte. Das nicht zu wissen, verunsicherte mich, deswegen musste ich fragen, auch wenn das definitiv die Stimmung zerstören würde. Ich trat einen Schritt zurück, meine Hände ließ ich auf seiner Brust liegen.

»Ist das mit uns ...« Ich wedelte zwischen uns hin und her. »Also, sind wir ...?« Ich konnte es nicht einmal aussprechen. Das war erbärmlich.

Er schmunzelte und hielt meine fuchtelnden Hände fest. »Ein Paar?

Eine Beziehung? Ich dachte, das hätten wir gestern schon geklärt.« Er verringerte den Abstand zwischen uns wieder und senkte seinen Kopf. »Wenn es nach mir geht, ja. Und wenn ich dich gestern richtig verstanden habe, fühlst du das Gleiche wie ich. Warum also darüber diskutieren, wie wir es nennen? Wir fühlen uns extrem voneinander angezogen und wollen den anderen um uns haben. Nenn es, wie du willst. Gib dem Ganzen einen Namen, wenn du dich dann besser fühlst. Oder lass es uns namenlos einfach genießen.«

Er lächelte und sofort fühlte ich mich besser. Ich kuschelte mich wieder an ihn, schlang meine Arme um seine Mitte und rieb meine Wange an seiner Brust.

»Ich kann nicht nur eine Affäre oder ein Irgendetwas ohne Zukunft sein«, nuschelte ich in sein Hemd.

Aber er verstand mich trotzdem, denn er legte seine Hände um mein Gesicht und bog meinen Kopf nach hinten. »Das bist du nicht. Das ist ja das Fatale.« Was war daran fatal? Erneut stieg Verunsicherung in mir auf, die sich bei seinem nächsten Satz aber verflüchtigte. »Ich will dich. So lange und so intensiv wie möglich.« Mein Herz machte einen Satz, wie jedes Mal, wenn er mich mit seinen dunklen Augen ansah. »Aber die Zukunft kann man nicht beeinflussen.« Das letzte hatte er seltsam ernst und entrückt gesagt. Dann räusperte er sich, küsste mich fest auf die Stirn und verharrte für einen langen Augenblick mit den Lippen auf meiner Haut. »Können wir uns einfach darauf einigen, dass wir Morgan und Nate sind?« Er zog sich ein Stück zurück, sodass ich ihm wieder in die Augen sehen konnte. »Vielleicht hast du ja irgendwann die Schnauze voll von mir.«

Das bezweifelte ich. »Damit kann ich leben. Morgan und Nate zu sein klingt toll.« Er strahlte und sein schon bekanntes und wunderbares schiefes Lächeln breitete sich aus und übertrug sich auf mich. »Dann habe ich jetzt also einen Nate.«

»Und ich eine Morgan.« Er klang ungläubig, schüttelte den Kopf und runzelte die Stirn, grinste aber dabei. Offenbar war die Situation für ihn genauso komisch wie für mich. Wir kannten uns schließlich erst ein paar Tage.

»Ha! Erwischt! Wusste ich's doch!« Ich hatte weder die Türklingel noch Laura bemerkt. An meiner Aufmerksamkeit musste ich dringend arbeiten. Mit verschränkten Armen stand sie vor uns und grinste über beide Ohren. Ich drehte mich in Nates Armen zur Seite und sah sie an, versuchte herauszufinden, wie sie gelaunt war. Sie verengte die Augen und stach mit dem Finger erst mir, dann Nate auf die Brust. »Seit wann? Und warum weiß ich nichts davon?«

»Seit gestern«, gab ich zerknirscht zu. Sie funkelte mich an. »Ich hätte es dir schon noch gesagt.«

Sie stieß laut Luft aus und bemühte sich um ein rügendes Gesicht, aber ich kannte sie. Sie freute sich viel zu sehr über uns, als dass sie weiter beleidigt sein konnte.

»Was machst du überhaupt hier?«, fragte ich sie. Laura kam so gut wie nie in den Laden. Was einerseits daran lag, dass sie lieber Serien suchtete, als zu lesen, aber andererseits vor allem daran, dass sie Sheila zutiefst verabscheute.

»Ich wollte dir, wenn deine Chefin«, sie verdrehte die Augen und malte zwei Anführungszeichen in die Luft, »schon mal nicht da ist, ein wenig Gesellschaft leisten, bevor ich ins Studio muss. Aber wie ich sehe, brauchst du mich nicht.« Beidhändig tätschelte sie unsere Arme. »Behandle sie gut, Freundchen. Sonst bekommst du es mit mir zu tun. Ich weiß, wo du wohnst«, raunte sie Nate zu. Im nächsten Moment lachte sie wieder. »Ihr seid toll zusammen! Das ist der Wahnsinn! Das muss ich sofort Petra erzählen. Sie hat mir nicht geglaubt, dass ihr so ein Tempo vorlegen werdet. Jetzt schuldet sie mir ...« Sie wackelte mit den Augenbrauen. »Das wollt ihr lieber nicht wissen.«

Vielen Dank. Ich wusste ohnehin so viel über das Liebesleben meiner besten Freundin, dass ich darüber einen Lesbenroman hätte schreiben können. Und überhaupt: Sie hatten eine Wette über uns abgeschlossen? Typisch.

Nate zog mich noch näher an sich, ich hörte sein Herz wummern, ebenso schnell wie mein eigenes.

»Tschüssi, ihr beiden Herzchen.« Laura winkte und wandte sich um. »Aber treibt es nicht zu wild hinterm Regal.« Sie lachte, als wüsste sie über meinen Traum Bescheid, und zog die Ladentür hinter sich zu.

Ein paar Sekunden standen wir da, ein wenig verlegen, ließen uns aber nicht los.

»Ist es okay, wenn ich hier arbeite? Ich wollte in deiner Nähe sein«, durchbrach Nate die Stille. »Ich störe dich auch nicht. Ich setze mich mit meinem Laptop ans Fenster. Du inspirierst mich. Ich habe gestern Nacht noch zwanzig Seiten an meinem aktuellen Manuskript geschrieben. So flüssig lief es schon lange nicht mehr.«

»Darf ich es lesen?«, stellte ich die gleiche Frage wie er gestern Nacht.

»Wenn ich deins lesen darf.«

Okay, dann eben nicht. Dafür war ich noch nicht bereit.

Tatsächlich verhielt er sich die nächsten Stunden still und schrieb mit konzentriertem Gesichtsausdruck in dem Sessel am Fenster. Ab und zu verzog er sein Gesicht zu einer Grimasse oder machte eine Geste, als wollte er sich die Mimik oder Handlung einer Figur versinnbildlichen. Seine Anwesenheit lenkte mich ziemlich ab. Irgendwie schaffte ich es aber trotzdem, alle Arbeiten zu erledigen, die Kunden zu beraten und mich beim Abkassieren nicht zu oft zu verrechnen. Es war faszinierend, ihn im kreativen Prozess zu beobachten, ganz in seiner eigenen Welt versunken. Ich traute mich nicht, ihn anzusprechen oder gar, ihn zu berühren. Regelmäßig sah er auf, suchte mit dem Blick den Laden nach mir ab und wenn er mich entdeckte, lächelte er mich warm an, senkte den Kopf wieder zum Bildschirm und tippte weiter.

Es war niemand im Laden, als Nate seinen Computer zuklappte, sich wie eine Katze streckte und mich mit dem Finger zu sich lockte. Ich setzte mich auf seinen Schoß, schlang meine Arme um seinen Hals und tat endlich das, was ich mich die letzten Stunden nicht getraut hatte. Ich küsste ihn. Er stöhnte leise.

»Und, warst du erfolgreich?«, fragte ich, als ich mich von ihm löste.

Er nickte. »Sehr. Ich glaube, du bist meine neue Muse. Das hier wird mein neuer Lieblingsschreibort.«

Ich seufzte. Wenn Sheila wieder da wäre, müsste er sich einen anderen Platz suchen. »Sheila mag es nicht, wenn man im Laden herumlungert, ohne etwas zu kaufen.«

Er zuckte mit der Schulter und rieb sich mit den Fingerknöcheln die Augen. »Sie ist ja nicht da. Solange sie weg ist, komme ich hierher. Dann sehen wir weiter.« Seine Stimme klang wieder ein wenig verwaschen und müde.

»Du siehst erschöpft aus«, merkte ich an. Auf einmal wirkte er wieder verunsichert. Er setzte ein Lächeln auf, aber es wirkte nicht echt. Hatte ich etwas Falsches gesagt?

»Meistens mache ich nach ein paar Stunden schreiben ein Mittagsschläfchen«, gab er zu.

Es gab tatsächlich Leute, die älter als fünf Jahre waren und noch immer Mittagsschlaf machten. Oder Zeit dafür hatten. Beinahe war ich neidisch.

»Dann mach das doch.«

Wieder nickte er. Seine Hand zitterte, aber er versuchte es zu verstecken, indem er meinen Rücken in kleinen Kreisen streichelte. »Ja, das ist eine gute Idee. Ich wünschte, du könntest mitkommen.« Ich auch. Leider musste ich die Stellung halten. »Wir können danach wieder zusammen essen.«

Ich stemmte mich hoch. »Gehst du heute nicht ins Studio?«

Mit gequältem Gesicht hievte er sich ebenfalls hoch und ächzte dabei leise, als hätte er Schmerzen. Als er meinen besorgten und fragenden Blick bemerkte, lachte er wieder gezwungen. »Nein, ich schwänze heute. Sorry für das Stöhnen. Mir schläft beim Schreiben immer alles ein, weil ich mich so verspanne.« Er schwankte und musste sich an der Sessellehne festhalten, sichtlich bemüht, keine Schwäche zu zeigen. Was war mit ihm los? Das Zittern, die Gangunsicherheit, das schwere Sprechen. Dachte er wirklich, mir fiele das nicht auf?

»Aha. Aber da ist doch noch mehr, oder?«

Er schloss die Augen, wirkte auf einmal gequält und traurig. Dann schüttelte er den Kopf und winkte betont unbeteiligt ab. Er setzte sich auf die Lehne, wieder sah er mich mit diesem seltsamen, skeptischen Blick an. Als wüsste er nicht, ob er mir vertrauen könnte.

»Ich hatte vor ein paar Jahren einen Sportunfall. Wenn ich mich lange nicht bewege, werden meine Gelenke steif. Dann brauche ich ein paar Minuten, bis alles wieder geschmiert läuft. Keine große Sache.« Er lockerte seine Arme, stand auf und wiederholte das Gleiche mit seinen Beinen. »Erzähl ich dir in Ruhe mal, Süße, okay? Ich lege mich jetzt ein bisschen hin und dann komme ich mit etwas zu essen zurück. Er strich mit dem Finger über meine Stirnfalten. »Schau nicht so ernst. Mach dir keine Sorgen. Alles ist gut.«

Das bezweifelte ich. Ich erkannte genau, wenn jemand log. Trotzdem hakte ich nicht weiter nach. Dazu waren wir nicht lange genug zusammen. Er würde es mir schon erzählen, wenn er bereit war. Sportunfall klang gar nicht so abwegig, erklärte aber nicht seine Sprechprobleme. Außer, er hatte sich damals auch am Kopf verletzt. Oder hatte ein weiteres Problem, das unabhängig davon existierte.

»Siehst du, alles wieder beim Alten.« Er streckte seine Arme aus und bewegte sie hin und her, stemmte zwei unsichtbare Hanteln und schlenderte auf und ab. Aber sein Bein schien immer noch nicht ganz stabil, denn es knickte immer wieder kurz weg und er strauchelte. »Nach einem Powernap bin ich wieder fit wie der junge Morgentau.« Er zwinkerte. »Bekomme ich noch einen Gutenachtkuss?«

Am Nachmittag brachte mir ein deutlich ausgeruhter Nate einen Kartoffelauflauf, ebenfalls von seiner Mom vorbereitet und von ihm aufgewärmt. In einem Korb trug er die Schüssel mit dem Auflauf, zwei Teller und Besteck und sogar zwei Platzsets, die er auf dem Kassentresen wie für ein Candle-Light-Dinner ausbreitete. Es war süß, wie er mich bediente und es mir schön machen wollte. War er beim Sex ebenso aufmerksam? Zwei Mal wurden wir unterbrochen, einmal, weil der Postbote einen Stapel Briefe brachte, das zweite Mal von einer Mutter mit einem Mädchen im Grundschulalter, die nach Erstlesebüchern suchten. Dass der Kartoffelauflauf zwischenzeitlich kalt wurde, war mir egal. Er schmeckte trotzdem köstlich.

Mit Nate etwas so Profanes wie Essen zu teilen, war wie ein Aphrodisiakum. Wie er seine Lippen um die Gabel schloss, wie er bedächtig Stücke von dem Auflauf abstach und mich damit fütterte. Wie seine Augen dunkel wurden, wenn er auf meinen Mund blickte und abwärts über meinen Hals bis zu meinen Brüsten, wo er verharrte und sich räusperte und sich am Nacken kratzte. Ich wollte endlich mit ihm allein sein. In seiner Wohnung. Was wir dann tun würden, war nebensächlich, aber ich wollte ihn endlich nur für mich. Ohne Kunden, die jederzeit hereinplatzen konnten, ohne neugierige Laura, ohne lauschende Geschwister. Und als hätte er meine Gedanken gelesen, fragte mich Nate nach dem Essen, ob ich ihn später besuchen wollte. Ich schickte eine Nachricht in die Familiengruppe, bekam von allen Mitgliedern die Erlaubnis (die ich eigentlich nicht brauchte, mich aber trotzdem beruhigte) und verabredete mich mit Nate in seiner Wohnung.

Als er mich küsste, schmeckte ich nicht nur den Kartoffelauflauf, sondern spürte auch seine Freude über unser Date. Zusammen packten wir das schmutzige Geschirr in den Korb, ich erledigte meine Arbeit und Nate setzte sich wieder mit seinem Laptop in den Sessel und schrieb. Ich fühlte mich gut, konnte aber kein treffendes Wort dafür finden. Heimelig vielleicht? Zufrieden? Glücklich? In seiner Nähe fühlte ich mich frei, ungezwungen, weiblich, begehrenswert und gleichzeitig so, als wäre ich endlich da, wo ich schon immer hingehörte. Wie bereits heute Vormittag unterhielten wir uns nicht, er tippte konzentriert, blickte ab und zu zu mir herüber oder aus dem Fenster. Immer wieder fuhr er sich durch die Haare, stützte seinen Ellbogen auf die Lehne und seinen Kopf auf die Handfläche und dachte mit gerunzelter Stirn nach.

Eine Stunde vor Ladenschluss klappte Nate seinen Laptop zu, stellte ihn aufs Fensterbrett und lehnte sich aufatmend zurück.

»Vierzig Seiten an einem Tag. Das ist Rekord.« Er lächelte mich an, als ich auf ihn zukam. Von hinten schlang ich meine Arme um ihn und legte mein Kinn auf seinen Kopf. Er streichelte meine Hände auf seiner Brust, führte sie an seine Lippen und küsste meine Fingerspitzen. »Beeil dich bitte«, brummte er, seufzte und erhob sich schwerfällig. »Ich geh schon mal vor. Ich will noch saugen.« Er verabschiedete sich und ich wartete sehnsüchtig auf den Feierabend.

Nate

Saugen war das Letzte, was ich wollte. In Wirklichkeit musste ich mich noch einmal hinlegen, bevor Morgan kam. Sie war gefährlich aufmerksam und durfte nicht noch einmal mitbekommen, wie erschöpft ich war. Das war nicht gut, denn sie könnte schneller mein Geheimnis herausfinden, als ich bereit war.

Nicht sie hatte mich heute so ausgelaugt, sondern das Schreibpensum. Meist schaffte ich an einem Tag zehn bis maximal zwanzig Seiten, bevor meine Konzentration endgültig schlappmachte oder die Kopfschmerzen einsetzten. Aber in ihrer Gegenwart fühlte ich mich lebendig, beinahe normal, ihre positive Art übertrug sich auf mich, sodass mir das Schreiben so leicht fiel wie lange nicht mehr. Die Geschichte entwickelte sich quasi von selbst. Ebenso wie die zwischen Morgan und mir.

Ich wollte so lange wie möglich nur Nate bleiben, deswegen musste ich darauf achten, nicht auffällig zu werden. Und dazu gehörte, fit zu sein wie andere Männer meines Alters. Wegen des langen Sitzens in dem durchgesessenen Ding und dem Schreiben in der unergonomischen Haltung schmerzten meine Beine und mein Rücken, meine Schultern und Handgelenke waren steif, mein Kopf pochte und meine Augen brannten. Trotz meines langen Mittagsschlafs.

Ich nahm meine Medikamente, legte mich auf die Couch, die Hände auf meinem Bauch, schloss die Augen und konzentrierte mich auf meine Atmung. Spürte, wie meine Hände sich bei jedem Atemzug hoben und senkten. Stellte mir vor, wie die Lebensenergie wie eine Dusche auf mich herabregnete und mich umhüllte, wie meine Physiotherapeutin es mir gezeigt hatte. Weder Musik noch den Fernseher schaltete ich an. Ich sehnte mich nach Stille. Um mich und in mir. Nach ein paar Minuten ging es mir bereits ein wenig besser und ich öffnete meine Lider und fuhr mit den Handflächen über mein Gesicht. Trotzdem blieb ich noch eine Weile liegen, die Beine auf einem Kissenberg. Während ich ausruhte, bewegte ich meine Gelenke durch und spielte mit dem Igelball, massierte damit meine Hände und meine Arme, bis ich mich wieder wie ein Mensch fühlte.

Um viertel nach acht klingelte es und ich steckte den Ball schnell unters Sofa und hievte mich hoch. Für eine Sekunde blieb ich sitzen, damit mein Kreislauf sich stabilisierte, dann streckte ich mich, atmete tief ein und lief zur Tür.

Wir strahlten uns an, als hätten wir uns wochenlang nicht mehr gesehen und mein Herzschlag beschleunigte sich. Verrückt, was eine andere Person in einem auslösen konnte. Von Carla kannte ich das nicht. Auch nicht von anderen Frauen.

Ich packte Morgan am Arm und zog sie zu mir. »Komm schnell rein, bevor uns Laura entdeckt. Ich will dich für mich allein«, raunte ich.

Sie kicherte, sah hinter sich und schlüpfte in die Wohnung. Drinnen schob ich sie zur Wand und presste mich an sie. Sie quiekte erschrocken, erwiderte aber meinen Kuss ebenso wild und klammerte sich an mich. Sie schmeckte wunderbar. Frisch und süß und nach Morgan. Ihre Zunge schob sich zwischen meine Lippen, umkreiste meine, dabei gab sie leise Geräusche von sich, die mich hart werden ließen. Diese Frau schaffte es, dass ich ständig mit einer Erektion durch die Gegend lief. Aber ich würde sie zu nichts drängen. Sie sollte das Tempo bestimmen. Obwohl es sich wegen der Intensität viel länger anfühlte, waren wir erst seit einem Tag zusammen, sie sollte auf keinen Fall denken, sie wäre nur eine schnelle Nummer. Unter größter Anstrengung löste ich mich von ihr und trat einen Schritt zurück. Sie blickte zu mir hoch, die Wangen gerötet, die Lippen glänzend und geschwollen, die Atmung schnell.

»Wow«, hauchte sie.

Damit war alles gesagt.

Ich nahm ihre Hand und führte sie ins Wohnzimmer, in den Teil meines Lebens, der normal war. Neugierig sah sie sich um, strich mit den Fingern über das Holz eines Sideboards.

»Schön hast du's hier.« Sie ließ mich los und ging ein paar Schritte weiter in den Raum hinein. »So sauber und aufgeräumt.«

Meine Mom hatte ja erst vor ein paar Tagen alles blitzblank geputzt. Außerdem konnte ich Unordnung nicht leiden. Und da ich allein war, verursachte ich auch nicht wirklich viel Dreck. Nichts blieb lange liegen, Schmutzwäsche warf ich gleich in den Wäschebehälter, Geschirr spülte ich nach dem Essen zeitnah ab, Müll entsorgte ich täglich. Keine typische Junggesellenhöhle wie bei Brian, bei dem leere Flaschen oder Pizzakartons oft mehrere Wochen rumgestanden und zu schimmeln und stinken angefangen hatten. Die Ordnung hatte ich mir in meinen langen Monaten zuhause angewöhnt. Hausarbeit war Teil meiner Ergotherapie gewesen und mit der Zeit hatte ich sogar ein wenig Spaß daran gefunden. Im Gegensatz zu Dad oder Brian konnte ich Wäsche waschen und sogar bügeln. Nur zum Kochen konnte ich mich nicht aufraffen. Ich liebte gutes Essen, aber die Zubereitung nervte mich. Und da Mom eine leidenschaftliche Köchin war, konnte ich mich diesbezüglich zurückhalten. Bald würden Moms Vorräte aufgebraucht sein. Dann musste ich entweder eine Flatrate zum Lieferdienst einrichten oder mich von Brot oder Cornflakes ernähren. Oder doch noch kochen lernen. Wenn ich nicht zufällig bald einen Bestseller veröffentlichte, konnte ich es mir nicht leisten, täglich essen zu gehen oder etwas zu bestellen. Ich war sicher, dass Morgan mich selbstverständlich mitversorgen würde. Auch Laura und Petra hätten vermutlich nichts dagegen, wenn ich mich ab und zu bei ihnen zum Essen einladen würde. Aber eben das wollte ich nicht. Stichwort Unabhängigkeit.

Morgan seufzte. »Bei uns ist es nie so ordentlich. Wir sind einfach zu viele Personen auf zu wenig Quadratmetern. Da liegt immer irgendwo irgendetwas rum. Von dem ganzen Staub gar nicht zu sprechen.« Sie verzog das Gesicht. »Ich putze und im nächsten Moment ist wieder alles schmutzig. Ich räume etwas weg und im nächsten Moment liegt etwas anderes herum.«

Wir schwiegen, während sie im Wohnzimmer herumlief und alles betrachtete. Am Fenster blieb sie stehen und sah nach draußen. »Komisch, die Aussicht aus einer anderen Perspektive. Ich kenne sie ja nur aus Lauras Wohnung.« Sie drehte sich herum und lehnte sich am Fensterrahmen an. Irgendwie war es plötzlich ein wenig verkrampft. Funktionierte unsere Beziehung nur innerhalb des Buchladens?

Blödsinn.

Erste Besuche waren immer seltsam.

»Magst du eine Wohnungsführung?«, fragte ich, um die Situation aufzulockern. Sie nickte, stieß sich ab und folgte mir in den nächsten Raum. »Küche«, sagte ich unnötigerweise und machte wie ein Küchenverkäufer eine ausladende Handbewegung.

»Schön.« Sie öffnete den Backofen, spielte an dem Touchpad des Herds herum. »Was kann der alles?«

Ich zuckte die Schultern. »Dinge erhitzen?«

Sie lachte, strich ehrfürchtig über das glänzende Ceranfeld. »Unser Herd ist älter als Parker. Eine Platte funktioniert gar nicht mehr. Der hier ist der Hammer. So modern. Die ganze Küche ist der Wahnsinn.«

»Die Küche war bereits in der Wohnung.« Es war mir peinlich, dass ich als Nichtkochender so eine Hightechküche besaß und sie, die fünf Personen versorgen musste, mit einem alten Ding zurechtkommen musste. Sie trat zum Dampfgarer, tippte vorsichtig auf den Knopf zum Öffnen, sah hinein und schloss ihn wieder. »Darf ich den irgendwann mal ausprobieren?«

»Sicher.«

Ihr Blick schweifte weiter und blieb an meinem Mixer hängen. Ihre Augen weiteten sich. »Unglaublich. Jetzt werde ich dann echt sauer. Genau so einen wünsche ich mir seit Jahren. Aber der ist so wahnsinnig teuer.«

»Hat mir meine Mom zum Einzug geschenkt, weil sie ihren nicht hergeben wollte. Ich mache mir damit morgens immer einen grünen

Smoothie.« Das war eins der wenigen Dinge, die ich genießbar zubereiten konnte.

Sie zog das Kinn zurück und sah auf einmal aus, als hätte ich Krätze. »Klingt gesund.«

Über ihren angeekelten Gesichtsausdruck musste ich lachen. »Ist es auch. Und vor allem lecker.« Sie runzelte die Stirn und lehnte sich mit verschränkten Armen seitlich an den Herd. »Magst du einen probieren?«

»Ich bin mir nicht sicher«, gab sie zu.

»Wenn er dir nicht schmeckt, darfst du es sagen und ihn wegschütten. Okay?«

Sie nickte wieder. Ich holte Grünkohl und Gurke aus dem Kühlschrank, nahm zwei Kiwis und eine Banane aus dem Obstkorb und öffnete den Deckel meines Ingwerpulvers. Frischer Ingwer war besser, aber das Kleinschneiden überforderte meine Feinmotorik am Morgen. Um die Kiwis nicht schälen zu müssen, schnitt ich sie in der Mitte durch und löffelte den Inhalt in den Mixbehälter. Grünkohl, Banane, Gurke und ein wenig Ingwerpulver folgten. Gemeinsam starrten wir auf den Mixer, der brummend seine Arbeit tat. Den fertigen Smoothie verteilte ich auf zwei Gläser, steckte jeweils einen Trinkhalm aus Glas hinein und reichte Morgan eins. Sie roch daran, sah mich an und nahm dann vorsichtig einen Schluck. Ich saugte an dem Trinkhalm und beobachtete sie über den Rand des Glases, wie ihr Gesichtsausdruck von skeptisch zu überrascht wechselte.

»Das schmeckt wirklich lecker.«

Ihr Lob machte mich lächerlich stolz. Es war nur ein Smoothie, kein Drei-Gänge-Menü. »Sag ich doch.« Sie trank noch einmal. Ihre Lippen schlossen sich um das Röhrchen, ihr Hals bewegte sich beim Schlucken. Als das Glas fast leer war, setzte sie es ab und grinste mich an. »Werde ich jetzt so fit und sportlich wie du?«

Besser nicht. Meinen Zustand wünschte ich keinem. Wieder saugte sie schlürfend. Ich lachte und zuckte mit den Augenbrauen. »Vielleicht verwandelst du dich ja auch in ein grünes Kohlmonster?«

Sie verschluckte sich und prustete los. »Spinner!«, rief sie im Spaß und stieß mit dem Glas gegen meinen Arm. Ein grüner Tropfen rann an ihrem Mundwinkel herab, aber sie merkte es nicht.

»Du hast da was«, sagte ich mit rauer Stimme, trat zu ihr und wischte vorsichtig mit dem Daumen den Smoothietropfen von ihrem Kinn. Sofort schmiegte sie sich gegen meine Finger und schloss die Augen. »Ablecken«, wies ich sie an und hielt ihr den Daumen hin. Ihre Lippen öffneten sich, ihre Zunge schnellte hervor und fing den Tropfen ein. Länger als nötig behielt ich meinen Finger an ihrem Mund. Die Wärme und Weichheit ihrer Lippen, die Berührung ihrer Zunge mit meiner Haut bescherten mir Gänsehaut. Mein Schwanz zuckte und sehnte sich nach ihr. Ich liebte es, wie mein Körper auf sie reagierte. Und ihrer auf mich. Mit dunklen Augen sah sie mich an, griff nach meinem Handgelenk und führte meinen Finger ein Stückchen weiter in ihren Mund, saugte daran wie vorhin an dem Trinkhalm. Ihr schneller Puls pochte an ihrem Hals.

»Morgan«, flüsterte ich. Wenn ich sie nicht aufhielt, nahm ich sie gleich hier auf der Küchentheke. Aber sie war nicht die Frau, die man schnell mal fickte. Sie verdiente etwas Besonderes. Die langsame und zärtliche Huldigung ihres Körpers und ihrer Person. Unser erstes Mal sollte unvergesslich werden. »Wolltest du nicht die Wohnung sehen?«

Als ich meinen Finger zurückzog, schluckte sie. Ich fuhr mit der Handfläche über ihre Wange bis zu ihrem Hals, wo ich innehielt, ihren Herzschlag aufnahm und mit den Fingern ihren Nacken liebkoste. Sie seufzte leise und bog sich mir entgegen.

»Ja, Wohnungsbesichtigung«, murmelte sie und räusperte sich.

Trotzdem bewegten wir uns nicht, sahen uns nur an, lächelten leicht. Ich lehnte meine Stirn an ihre und atmete ihren Duft ein. Sie würde mein Untergang sein. Unsere Verbindung war bereits so stark, dass es kein Zurück mehr gab. Sie anlügen zu müssen, zerriss mich. Aber es ging nicht anders. Sie durfte die Wahrheit nicht erfahren, sonst hätte sie sich ebenso für mich geopfert wie für ihre Familie. Sie verdiente ein eigenes Leben. Als Morgan. Nicht als Ersatzmom oder Krankenschwester.

Ich löste meine Hände von ihr und trat einen Schritt zurück. Ohne uns zu berühren, wechselten wir von der Küche in den Flur.

»Badezimmer«, sagte ich und öffnete die Tür. Sie beugte sich vor und linste hinein, blieb aber an meiner Seite. »Und Schlafzimmer. Das war's.«

Die Tür zum Schlafzimmer stand offen. Sie sah mich fragend an und ich erlaubte ihr mit einem Nicken, einzutreten. Vorsichtig strich sie über das sauber gemachte Bett, setzte sich ans Kopfende und betrachtete den Raum. Dann ließ sie sich mit ausgestreckten Armen nach hinten fallen. Sie federte ein wenig und blieb dann regungslos liegen.

»So schön weich«, meinte sie stöhnend. »Und so groß.« Sie drehte ihren Kopf, schnüffelte an meinem Kissen und gab ein genüssliches Geräusch von sich. »Riecht gut. Nach dir.«

Es gefiel mir, wie selbstverständlich sie es sich in meinem Bett bequem machte. Wie sie sich räkelte und ihre Brüste dabei unbewusst in Szene setzte. Ich überbrückte die wenigen Meter zum Bett und schob mich über sie, nahm ihr die Möglichkeit, sich mir zu entziehen. Aber das wollte sie offensichtlich ohnehin nicht. Sie empfing mich strahlend, schlang ihre Arme um meinen Hals und zog mich zu sich herab. Doch ich küsste sie nicht, fuhr nur mit den Lippen über ihren Hals, ihr Schlüsselbein, am Ausschnitt ihres Pullis entlang und kitzelte sie mit der Zunge, biss leicht in ihre Schulter. Sie wand sich, kicherte, wehrte sich aber nur halbherzig. Ich stützte mich mit dem Ellbogen ab, mit der freien Hand fuhr ich zwischen ihren Brüsten hinunter zu ihrem Bauch. Obwohl ich sie nur durch den Stoff berührte, keuchte sie, krallte ihre Nägel in meinen Rücken, zog ihre Knie an und öffnete ihre Schenkel für mich. Sie hob ihr Becken, rieb sich an mir, reizte mich durch meine Jeans. Ich zitterte, aber nicht vor Erschöpfung, sondern weil es so fantastisch war, sie zu spüren. Wie musste es dann erst in ihr sein? Sie griff den Saum meines Shirts, zog es mir über den Kopf und warf es achtlos beiseite. Eigentlich hatte ich sie zu mir eingeladen, um sie in meiner

Nähe zu haben und sie kennenzulernen, nicht, um das hier zu tun. Aber ich beschwerte mich nicht. Dazu war es zu gut. Ich kniete zwischen ihren Beinen, sie rutschte mit ihrem Po ein Stück nach hinten und richtete sich ebenfalls auf. Beinahe ehrfürchtig strich sie über meine Brust, kreiste um meine Nippel und kratzte leicht über meine vor Aufregung und Erregung angespannten Bauchmuskeln. Dann fuhr sie wieder nach oben, verweilte kurz an meiner Narbe am Hals, liebkoste meine Schultern, strich die Arme hinab, spielte zärtlich mit meinen Fingern in meinem Schoß. Mehr musste nicht passieren. Ich war glücklich, wie es war. In einer fließenden Bewegung entledigte sie sich ebenfalls ihres Pullis und ihres T-Shirts. Nun saß sie in ihrem schlichten weißen BH vor mir und wirkte auf einmal ein wenig schüchtern. Sie schlang ihre Arme um den Körper und verdeckte ihren Busen und ihren Bauch, aber ich hielt sie auf, nahm ihre Hände und küsste ihre Handflächen.

»Versteck dich niemals. Du bist wunderschön«, flüsterte ich.

Bei diesen Worten entspannte sie sich.

Eine Weile betrachteten wir uns, prägten uns jeden Zentimeter des anderen ein. Ich streichelte ihre weiche, mit Gänsehaut überzogene Haut, sie spiegelte meine Berührungen, tastete meine Konturen nach. Mit einem Griff an ihren Rücken öffnete sie ihren BH und ließ ihn von ihren Schultern gleiten. Ihre Brüste wirkten schwer und weich und hatten genau die richtige Größe. Ich beugte mich zu ihr. Ich konnte gar nicht anders und wollte auch nicht. Wieder versanken wir in einen tiefen, unendlich zärtlichen und hoffnungsvollen Kuss, der mich meine Behinderung und Probleme vergessen ließ. Mit jedem Atemzug fühlte ich mich stärker, energetischer, glücklicher, lebendiger, männlicher. Während wir uns küssten, massierte sie meine Kopfhaut, ein Schauer fuhr meinen Rücken hinab bis in meinen Schritt. Sie war der Hammer und alles, was ich mir je gewünscht hatte, ohne mir dessen bewusst zu sein. Rückwärts sank sie in die Kissen und zog mich mit sich, bis ich mit dem gesamten Gewicht auf ihr lag und wir uns in ganzer Länge berührten. Ihre Nippel drückten sich an meine Brust. Mit ihr erlebte ich eine völlig neue, bis dahin unbekannte Dimension der Erregung und der Sehnsucht, die weit über reinen Sex hinausging. Ohne sie loszulassen, rollte ich mich mit ihr herum, sie kuschelte sich an mich, bettete ihren Kopf auf meine Brust und spielte mit meinen Brusthaaren.

»Verrückt«, wisperte sie.

»Was?«, fragte ich ebenso leise.

»Das mit uns.«

»Ist das schlecht?«

»Nein.« Sie drückte einen flüchtigen Kuss auf meine Schulter. »Es ist schön. Aber es macht mir ein wenig Angst, weil alles so schnell geht.«

»Das Leben überrascht einen manchmal und von einem Moment auf den anderen ist alles anders. Nicht immer ist es so schön wie das mit uns. Wir können uns glücklich schätzen.«

Sie stützte sich auf den Ellbogen und sah mich ernst an, hakte aber nicht nach, was ich mit meiner kryptischen Antwort meinte. Dafür verliebte ich mich noch mehr in sie. Sie drängte mich nicht, überließ mir den Zeitpunkt, wann ich etwas preisgeben wollte. Auch wenn sie nicht wusste, dass ich das nie vorhatte.

»Das waren verdammt weise Worte, Mister Schriftsteller«, antwortete sie liebevoll und schmiegte sich wieder zurück in meine Umarmung.

Etwas grummelte.

»Sorry«, murmelte Morgan und rieb ihren Bauch.

»Hast du Hunger?«

»Du musst mich für einen Vielfraß halten, weil ich schon wieder essen will.« Sie steckte ihren Kopf in meine Halsbeuge, als wäre es ihr peinlich. »Ich bin ohnehin schon zu dick.«

Ich fasste ihre Schultern und schob sie ein Stück weg, damit ich ihr in die Augen sehen konnte.

»Nein, es ist toll, dass du mit Appetit isst. Dein Körper ist der Hammer. Mit Magermodels kann ich nichts anfangen. Bei dir kann man wenigstens zupacken.« Ich unterstrich meine Aussage, indem ich ihre Hüfte drückte, zu ihrem Po wanderte und ihn sanft knetete. »Und ich muss keine Angst haben, dass ich dich verletze oder dir gleich der Arm abbricht.« Wir legten uns seitlich, sodass wir uns weiter in die Augen sehen konnten. Ich verflocht meine Finger mit ihren. Zärtlich spielten unsere Finger miteinander, ein Moment tiefster Zufriedenheit und Vertrautheit und Intimität.

Ich stützte mich auf meinen Unterarm und beugte mich über sie. »Aber ich muss dir was gestehen.« Sie blickte mit großen Augen zu mir hoch. »Ich kann nicht kochen«, flüsterte ich ihr ins Ohr.

Sie kicherte und wand sich, weil ich dabei an ihren Hals pustete. »Ich kann das übernehmen«, sagte sie und wollte aufstehen. Aber ich wollte nicht, dass sie mich versorgte. Nicht einmal mit so etwas Harmlosem wie Kochen, was andere Paare täglich füreinander machten. Es erinnerte mich zu sehr an meine Hilfsbedürftigkeit.

»Ich will lieber noch mit dir rummachen.« Ich rollte mich wieder über sie, küsste sie auf die Stirn, die Wangen, die Nase, die Oberlippe, die Unterlippe, das Kinn. Mit ihren Lippen versuchte sie, meine einzufangen, aber ich ließ es nicht zu, leckte mich an ihrem Hals hinab, über ihre Kehle, zog eine feuchte Spur zwischen ihren Brüsten hindurch bis zu ihrem Bauchnabel. Ihre Finger krallten sich ins Bettlaken, sie bog sich mir entgegen, wand sich unter meinen Berührungen.

»Halt still«, befahl ich ihr und erstaunlicherweise tat sie es. Regungslos blieb sie liegen, nur ihre Brust hob und senkte sich in schweren Atemzügen. Mit der Zunge zeichnete ich die sanfte Wölbung ihrer Taille nach, knabberte an ihrem Hüftknochen, leckte mich wieder nach oben und schloss meine Lippen um ihre aufgerichteten Nippel. Sie stöhnte auf, keuchte meinen Namen, fasste mich aber immer noch nicht an. Ich explodierte beinahe in meiner Hose, aber ich wollte zumindest das langsam angehen lassen. Auch wenn das bei ihr schwer war. »Wie geht's dem Magenknurren«, brummte ich an ihrer Brust.

Sie antwortete nicht, gab nur ein enttäuschtes Geräusch von sich, weil ich aufgehört hatte. Sie löste ihre Finger vom Laken, krallte sie in meine Haare und dirigierte mich wieder dahin, wo sie mich haben wollte. Schlang ein Bein über meins und presste mich an sich. Meine Zunge umkreiste ihre Brustwarze, die andere reizte ich, indem ich leicht hineinzwickte. Offenbar gefiel es ihr, denn sie wimmerte leise und drängte sich dichter an mich und meinen Mund. In ihrer Lust war sie wunderschön, ihre Haare lagen ausgebreitet auf meinem Kissen, ihr Kopf war nach hinten geneigt. Die Augen geschlossen. Genießend. Erregt. Langsam öffnete ich den Reißverschluss ihrer Jeans und schob noch langsamer meine Hand in ihren Slip, gab ihr Zeit, mich aufzuhalten. Aber sie tat es nicht. Ermunterte mich stattdessen, indem sie ihr Becken meiner Hand entgegenwölbte. Sie war nicht rasiert, ihre Haare waren weich und lockig, ihre Haut warm und feucht. Ich streichelte ihre Knospe, ihre zarten Schamlippen, steckte einen Finger ein kleines Stück in sie, bewegte ihn.

»Oh Gott«, jammerte sie. Sie zitterte, riss ihre Augen auf, ihr Oberkörper hob sich vom Bett, ihr Mund öffnete sich in einem stummen Schrei. Ich betrachtete sie, wie sie sich dem Orgasmus näherte, rieb ihre Spalte, vögelte sie mit meinen Fingern. Noch nie hatte ich etwas Erotischeres gesehen. Dabei waren wir beide noch halb angezogen. Dann kam sie. Plötzlich und heftig, zuckte und stöhnte, bäumte sich auf, gab sich ganz ihrer Lust und ihrem Höhepunkt hin, bis sie schließlich erschlaffte und hechelnd liegen blieb. Eine Weile ließ ich meine Hand noch auf ihr ruhen, spürte den Kontraktionen nach, beobachtete, wie sich ihr Gesicht langsam entspannte, wie ein Lächeln erschien und sie schließlich die Augen öffnete. Ich schob mich neben sie, küsste sie auf den Mundwinkel und stützte mich auf dem Ellbogen ab.

»Immer noch Hunger?«, neckte ich sie.

»Mmhh«, murmelte sie und kuschelte sich an mich.

Ich lachte. »Soll das ein Ja oder ein Nein sein?«

»Mmhh«, antwortete sie wieder. »Ja.«

»Ich kann dir ein Sandwich machen. Das bekomme ich gerade noch hin. Ich besitze sogar einen Sandwichmaker.« Natürlich hatte meine Mom den gekauft. Das verschwieg ich aber, sonst dachte Morgan noch, ich wäre ein Muttersöhnchen. Ich drehte mich zur Seite, um aufzustehen, aber sie packte meinen Arm und zog mich zurück.

Wortlos drückte sie mich auf den Rücken und wiederholte meine

Zärtlichkeiten von vorhin an meinem eigenen Körper. Biss mich leicht in die Brustwarzen, zog an meinen Brusthaaren, küsste mich überall dort, wo ich sie geküsst hatte. Als sie den Reißverschluss meiner Hose herunterzog und ihre Hand hineinschob, schloss ich meine Finger um ihr Handgelenk.

»Du musst dich nicht revanchieren. Ich führe keine Strichliste.«

»Ich weiß. Ich will aber«, widersprach sie und griff nach meinem pochenden Schwanz. Ein paarmal stimulierte sie mich durch den Stoff meiner Shorts, dann fuhr sie hinein und fasste mich endlich Haut auf Haut an. Ihre kleinen Hände pumpten in genau der richtigen Mischung aus fest und zärtlich, ihr Daumen strich über meine Eichel, verteilte die ersten Lusttropfen.

»Morgan«, presste ich hervor, stieß in ihre Faust, war kurz vor dem Durchdrehen. Ich hatte jegliche Kontrolle über meinen Körper verloren, alles konzentrierte sich auf ihre Finger um mich. Meine Hand lag verkrampft an meiner Seite, mit der anderen hielt ich mich am Laken fest, damit ich nicht ihr Gesicht zu meinem Schwanz zwang.

Nach nur wenigen Minuten ergoss ich mich über ihre Finger in meine Shorts. Mir war schwindlig und das Atmen fiel mir schwer. Damit sie nicht merkte, wie fertig ich war, körperlich und seelisch, und wie unglaublich verliebt ich in sie war, weil es lächerlich war, nach zwei Tagen bereits von Liebe zu sprechen, holte ich sie zu mir hoch, presste sie an mich und hielt mich an ihr fest. Ich war verloren. In ihr. In der Erkenntnis, dass wir keine Zukunft hatten, weil ich sonst irgendwann die Wahrheit sagen musste. Aber ich wollte sie nicht gehen lassen. Ich musste stark sein, damit sie keinen Verdacht schöpfte. Natürlich war es nicht fair, ihr mein Geheimnis zu verschweigen. Nur, was sollte ich sonst tun? Egal, wie ich mich entschied. Ich würde sie verletzen. Indem ich ihr vormachte, eine andere – gesunde – Person zu sein. Oder indem ich ihr alles erzählte und sie nicht mehr sie selbst sein konnte, weil sie für mich da sein wollte. Wenn ich log und sie fand es irgendwann heraus, würde sie verletzt sein, weil ich es ihr so lange verschwiegen hatte. Es war eine beschissene Situation. Und gleichzeitig fühlte ich mich so glücklich wie nie.

Im Augenblick leben. Hatte mir das mein Psychotherapeut nicht immer eingetrichtert? Dieses eine Mal wollte ich seinen Rat befolgen. Sie jetzt zu verlassen, kam nicht in Frage. Dazu steckte ich schon viel zu tief drin. Also schob ich die Zukunft in einen uneinsehbaren Bereich meines Gehirns und konzentrierte mich auf die Gegenwart.

»Bist du jetzt bereit für ein Sandwich?«

Sie pikste mich in den Bauchnabel. »Ja, bitte.«

»Beweg dich nicht. Ich komme zurück, dann essen wir im Bett«, sagte ich und schälte mich aus selbigem.

Sie seufzte genüsslich. »Ein Traum. Zuhause mache ich das nie. Vorbild und so.« Sie räkelte sich, streckte die Arme über den Kopf und dehnte sich. Weder schämte sie sich wegen ihrer nackten Brüste noch war es nach unserem ersten Orgasmus in irgendeiner Weise komisch oder verkrampft. Normalerweise wollte ich, dass die Frauen, mit denen ich Sex hatte, möglichst schnell wieder verschwanden. Ich war gern allein in meinem Bett. Schon deswegen, weil ich nachts oft aufwachte und mich bewegen musste, wenn eine meiner verdammten Gliedmaßen mal wieder eingeschlafen war. Manchmal tigerte ich stundenlang herum oder wälzte mich hin und her, weil mir alles wehtat und ich keine bequeme Stellung fand. Zudem überfielen mich nachts immer wieder Panikattacken. Keine Ahnung, woher sie kamen, denn eigentlich war ich kein ängstlicher Mensch. Das hatte erst nach meinem Schlaganfall angefangen. Ich konnte dann kaum atmen, mein Herz raste, mein Kopf pochte, und Todesangst schnürte mir den Brustkorb zu. Es gab Phasen, da traute ich mich nicht einmal mehr meine Augen zu schließen, aus Angst, ich würde nicht mehr aufwachen. Meist nahm ich dann Lorazepam, aber manchmal wartete ich auch einfach, bis es wieder vorbei war und lenkte mich mit Fernsehen oder Lesen ab und rauchte nebenbei einen Joint. Ich hasste die Nebenwirkungen der Medikamente. Ich musste schon genug andere Tabletten nehmen. Deswegen hatte ich vor ein paar Jahren angefangen zu kiffen. Das half mir besser als diese

THC-freien Cannabinoide, die man mir verschrieben hatte. Hier in Minot wusste ich allerdings noch nicht, wo ich Gras herbekommen sollte, und musste auf die legal erhältlichen CBD-Tropfen ausweichen. Oder mir endlich ein Rezept für medizinisches Marihuana holen. Manchmal zitterte in der Nacht mein Bein unkontrolliert und ich musste es dann minutenlang massieren, bevor es sich beruhigte. Und wenn es mir ganz schlecht ging, stand neben meinem Bett eine Urinflasche, weil ich es nicht einmal mehr zur Toilette schaffte. Dazwischen gab es auch Phasen, in denen ich tief und fest ohne irgendwelche Probleme schlief. Dies alles sollte niemand erfahren. Aber Morgan hätte ich am liebsten nie mehr gehen lassen. Trotzdem war es besser, wenn sie nicht schon jetzt zu viel meiner Probleme mitbekam. Sie sollte besser zuhause schlafen.

Auf dem Weg zur Küche schlüpfte ich im Bad aus meiner Hose und Unterwäsche und warf sie in den Wäschekorb, zog aber dann lediglich meinen Morgenmantel über. Meine Hand zitterte, als ich den Gürtel zuband. Für einen Moment setzte ich mich auf den Badewannenrand. Morgan strengte mich an, auf rein positive Art, trotzdem schrie mein Körper nach Ruhe. Ich atmete tief ein und aus. Nach ein paar Minuten ging es mir besser und ich stand auf und verließ das Bad wieder.

In der Küche belegte ich zwei Scheiben Toast mit Schinken, Käse und Tomate, legte jeweils einen Deckel darauf und schloss den Sandwichmaker. Während das Brot röstete, füllte ich zwei Gläser mit Orangensaft und stellte sie auf ein Tablett. In ein weiteres goss ich Wasser, löste eine Magnesiumbrausetablette darin auf und trank es in großen Schlucken. Meine erste Hilfe gegen Muskelzittern. Das Glas spülte ich sofort ab und räumte es zurück in den Schrank.

Unsere Sandwiches und den Saft trug ich vorsichtig ins Schlafzimmer, darum bemüht, nicht zu stolpern oder mich anderweitig auffällig zu bewegen. Morgan lag auf der Seite, die Hände unter der Wange, und lächelte mich in einer Weise an, die mein Herz schneller schlagen ließ. Ich kletterte neben sie, wir lehnten uns ans Kopfende und verschlangen gierig unser Essen.

»Das ist das beste Sandwich, das ich jemals gegessen habe«, sagte sie und leckte sich die Lippen. Ich war mir sicher, sie übertrieb, trotzdem machte mich ihre Bemerkung glücklich.

»Erzähl mir von Florida«, bat sie mich, nachdem unsere Teller leer waren.

Ich musste aufpassen, dass mir nichts herausrutschte, was ich nicht preisgeben wollte. Sie öffnete meine Kanäle, das war gefährlich.

»Da gibt es nicht viel zu erzählen.« Um Zeit zu schinden, trank ich einen Schluck Saft. »Ich bin in Miami aufgewachsen, war quasi immer im Wasser, konnte schwimmen, bevor ich richtig laufen konnte. Mein Dad ist Autoverkäufer, meine Mom Schreibkraft in einem Immobilienbüro. Meine Eltern lieben sich und mich. Ich hatte eine tolle, liebevolle Kindheit. Brian und ich verbrachten unsere gesamte freie Zeit am Strand. Ganz Klischee also.«

Sie lachte. »Brian und du, ihr steht euch wohl sehr nahe?«

»Brian ist mein Bruder im Herzen, ja. Er ist mein bester Freund, seit wir Babys waren. Unsere Mütter sind gute Freundinnen. Wir verstanden uns schon immer gut.« Das war untertrieben. Brian war mein Seelenverwandter. Rein platonisch natürlich. Es war schwerer, ihn zurückzulassen als meine Eltern. »Er hat letztes Jahr geheiratet, ihre Tochter Emma ist bald ein Jahr alt.« Ich erinnerte mich, wie glücklich Brian war, als er erfahren hatte, dass Silvie schwanger ist.

»Wie schön.«

Ich fragte mich, ob Morgan wohl auch irgendwann heiraten und Kinder wollte. Falls ja, wäre das ein weiteres Problem. Zwar funktionierte mein Penis noch einwandfrei, aber ich hatte mich vor ein paar Jahren sterilisieren lassen. Ein Wrack wie ich sollte einfach keine Kinder in die Welt setzen. Kondome benutzte ich trotzdem immer. Schließlich gab es noch andere Gründe, sich zu schützen. Aber so ein Thema war nicht für einen ersten gemeinsamen Abend geeignet. Man fragte seine neue Freundin nicht nach ein paar Tagen, wie sie zu Hochzeit und Familie stand. Oder erzählte ihr, dass man zeugungsunfähig war.

»Ein Baby könnte ich jetzt wirklich nicht gebrauchen«, beantwortete sie unwissentlich meine stumme Frage. »Mir reichen meine drei Kinder schon.« Sie kuschelte sich wieder an mich, zog im Ausschnitt meines Morgenmantels mit ihrem Finger Kreise auf meiner Brust. Das fühlte sich schön an. Harmlos und doch unglaublich intim. »War er auch bei dem Sportunfall damals dabei? Wie ist es passiert?«

Bitte nicht. Ich will nicht schon jetzt anfangen zu lügen.

»Ja, er hat den Krankenwagen gerufen.« Das stimmte. Die zweite Frage ignorierte ich. Stattdessen beugte ich mich über sie und küsste sie, lenkte ihre Aufmerksamkeit von meinem Leben auf unsere Lippen und meine Hände auf ihrem Körper. Es funktionierte, denn sie stöhnte in meinen Mund und gab sich mir hin, küsste mich leidenschaftlich und zart zugleich. Eine Weile lagen wir danach schweigend da, jeder in seine Gedanken versunken.

»Kann es sein, dass deine Brüder abwechselnd im Studio trainieren?«, fragte ich schließlich in die Stille.

»Du kannst sie unterscheiden?« Sie klang verunsichert.

»Ich weiß nicht, wer wer ist. Aber einer der beiden ist mehr grobmotorisch, trainiert stur und konzentriert zum Muskelaufbau. Ist mehr an den Geräten als beim Cardio. Wenn Mädchen in der Nähe sind, plustert er sich auf und legt mehr Gewicht auf, streckt sich extra, damit jeder seinen Oberkörper und seine Arme sehen kann.« Sie schnaubte. »Oft flirtet er mehr, als dass er Sport macht.«

Sie lachte und verdrehte in Großer-Schwester-Art die Augen. »Klingt nach Donovan. Und Tristan?«

»Ihm geht es um den Gesundheitsaspekt. Er läuft und radelt viel. Nichts, was ihn zum Muskelprotz macht. Deswegen ist er auch schmaler. Nicht auffällig, aber insgesamt sehniger. Und er konzentriert sich nur auf sich, die anderen Leute sind ihm egal.«

»Du bist ein guter Beobachter. Du hast mit deiner Einschätzung bezüglich meiner Brüder mit allem recht. Ich weiß nicht, ob ich das in dem Fall gut oder schlecht finden soll. Ich will keinen Ärger kriegen.«

Früher war ich eher wie Donovan, nicht besonders aufmerksam und sehr auf meine Außenwirkung bedacht. Wie die meisten Jugendlichen eben. Erst nach der Krankheit lernte ich, kleinste Unterschiede im Verhalten der Menschen zu erkennen und zu beurteilen. Das war wichtig für mein Überleben und dafür, wie ich auf jemanden zugehen konnte. Es gibt einfach zu viele Arschlöcher auf dieser Welt, die einem Menschen Krüppel oder Monster hinterherrufen, nur weil man humpelt oder einen Stock als Hilfestellung braucht. Oder weil eine Hand verkrampft am Körper gehalten wird, statt sie lässig baumeln zu lassen. Das war einer der Gründe, warum ich so hart trainiert hatte. Ich wollte niemandem mehr eine Angriffsfläche für dumme Sprüche bieten. Trotzdem würde ich nie wie alle anderen sein.

»Keine Angst, ich petze nicht. Vermutlich weiß Laura sowieso Bescheid, oder? Sie kennt die zwei schließlich schon ewig.«

Morgan sah mich an, ihr Gesicht entspannte sich. »Stolz bin ich darauf nicht. Aber so können wir uns Geld sparen.« Sie schluckte. »Findest du das schlimm?«

»Nein«, antwortete ich ohne zu zögern. »Hätte ich als Teenager auch gemacht. Jungs sind so. Die denken nicht an die Folgen. Du willst gar nicht wissen, was Brian und ich alles angestellt haben, um Mädchen zu beeindrucken. Oder einfach, weil wir wie alle Jungs dachten, wir könnten die Welt beherrschen. Komplett selbstüberschätzt eben.«

Morgan nahm ihr Glas, sah, dass es leer war und verzog enttäuscht den Mund. »Was habt ihr denn zum Beispiel angestellt?« Sie löste sich von mir. »Ich hole uns Wasser. Wenn ich wiederkomme, will ich eine Welteroberungsgeschichte hören. Außerdem muss ich auf die Toilette.«

Bevor ich sie aufhalten konnte, stand sie auf und verließ das Schlafzimmer. Hoffentlich entdeckte sie im Bad nicht meine Medikamente oder mein Grasdöschen, das zwar momentan leer war, aber eindeutig nach Marihuana roch. Aber ich konnte ihr ja schlecht verbieten zu pinkeln. Außerdem war Morgan niemand, der in fremden Schränken herumschnüffelte. Die Spülung ging und kurz darauf hörte ich, wie sie in die Küche lief.

»Hast du einen Krug oder so etwas?«, rief sie.

»Im Kühlschrank sind Flaschen.«

Mit zwei davon kam sie kurz darauf wieder. Sie drückte sich die kühle Flasche an die Stirn. »Bei dir ist es ganz schön heiß«, jammerte sie. Ich bemerkte das gar nicht mehr. Da ich oft Probleme mit der Temperaturempfindung und -regulierung hatte, drehte ich meine Heizung oft höher als nötig. Ich mochte es kuschelig warm. »Darf ich kurz lüften?«

Ich nickte, deckte mich aber sicherheitshalber bis oben zu. Die kalte Luft strömte herein, zusammen mit den üblichen Geräuschen der Straße.

»Sind normalerweise nicht Frauen die Frostbeulen?«, neckte sie mich, als sie mich in meine Decke eingemummelt sah.

Ich grinste. »Vielleicht bin ich ja eigentlich eine.«

Ihr Blick huschte zu meinem Unterleib und sie kicherte wieder. Ich liebte ihr Lachen.

Gott sei Dank schloss sie das Fenster wieder und krabbelte zurück zu mir ins Bett. Ich hob die Decke, damit sie darunterkriechen konnte, und zog sie in meine Arme.

»Wo bleibt meine Geschichte?«, hakte sie nach.

Da meine Jugendzeit nichts mit meiner Krankheit zu tun hatte, konnte ich gefahrlos etwas daraus erzählen, ohne sie anlügen zu müssen. Ich überlegte kurz, dann entschied ich mich für eine der dümmsten Aktionen, die Brian und ich jemals veranstaltet hatten.

»Einmal waren wir auf einer Party in einem Haus, das abgerissen werden sollte. Man muss dazusagen, dass wir oft auf Partys waren, zu denen wir nicht eingeladen worden waren. Brian kannte tausend Leute und wusste immer von irgendjemandem, der irgendwo eine Party schmiss. Da waren wir in der elften Klasse etwa und unsere einzigen Themen waren Sport, Mädels, Alkohol, Party. In wechselnder Reihenfolge.«

Sie schnaubte und lachte gleichzeitig. »Wie einfallsreich. Ihr wart doch noch nicht mal alt genug zum Trinken.«

»Willst du schimpfen oder die Geschichte hören, Mama?«

Sie schlug mich auf den Arm und mit übertriebenem Schmerzgesicht rieb ich daran. »Nenn mich noch einmal Mama und du bekommst Hausarrest.«

»Mit dir zusammen? Nackt? Dann bitte ja.«

Sie trank von ihrem Wasser und sah mich schmunzelnd an. »Erzähl einfach weiter.«

»Wir kamen also zu dem Haus, alles war ganz normal wie bei Partys eben. Laute Musik, betrunkene Leute auf dem Rasen und innen, Lachen, Tanzen. Niemand fragte, wer wir waren oder wie alt wir waren. Überall lag Werkzeug herum, weil am nächsten Tag die Handwerker zum Abreißen kommen sollten. Wir mischten uns unter die Gäste, schnappten uns ein Bier und checkten die Mädels ab. Zwei sagten uns, wir sollten sie mit irgendwas beeindrucken, dann würden sie sich von uns abschleppen lassen.«

»Und dann? Was habt ihr gemacht? Gesungen? Komplimente?«

»Wir haben unsere Shirts ausgezogen und jeweils einen Vorschlaghammer von der Baustelle genommen und wie die Irren auf die Wand eingedroschen, bis lauter große Löcher drin waren. Sollte ja ohnehin abgerissen werden.«

Morgan riss die Augen auf. »Das habt ihr nicht wirklich.«

»Doch. Echt eine dämliche Aktion, ich weiß. Damals fanden wir das unheimlich cool.«

»Konntet ihr wenigstens die Mädchen beeindrucken?«

»Nicht wirklich. Sie fanden es eher peinlich, dass wir uns wie bekloppte Neandertaler aufgeführt haben und sind abgezogen. Am nächsten Tag hatte ich den Muskelkater meines Lebens.«

»Sonst ist nichts passiert? Habt ihr keinen Ärger bekommen?«

Ich schüttelte den Kopf. »Nicht wirklich. Es wurde ja ohnehin abgerissen.«

Sie schlug die Hände vor die Augen und seufzte. »Da habe ich ja noch einiges vor mir mit meinen Jungs.«

»In doppelter Ausführung«, erinnerte ich sie. Sie stöhnte, griff sich das Kissen und drückte es auf ihr Gesicht.

»Hör auf, mir wird schlecht«, quengelte sie. Durch das Kissen klang ihre Stimme gedämpft. »Dreifach. Parker ist auch nicht besser als ihre Brüder.«

Ich zog ihr das Kissen herunter und warf es ans Fußende. Dann legte ich meine Hände um ihr Gesicht und küsste sie.

»Vielleicht bleiben sie ja ganz brav.«

Sie stieß Luft durch die Nase aus. »Wer's glaubt ... Ich hatte nie Zeit für sowas. Nicht für Partys oder feiern oder Jungs abschleppen. Ich musste zuhause sitzen und auf meine Geschwister aufpassen, weil meine Mom beschlossen hatte, dass sie keine Lust mehr auf Familie hatte, und weil Dad deswegen abwechselnd zusammenbrach und pausenlos arbeiten musste, um uns durchzufüttern.«

Sie erzählte mir, wie schwierig das alles für sie gewesen war. Dass sie ihre Mom genauso vermisste wie alle anderen, aber dass sie sich keine Schwäche leisten konnte, weil jemand sich kümmern musste. Wie sie statt shoppen zu gehen, lernte, wie man einen Haushalt schmiss, wie man Kinder erzog und wie man sich selbst als Person vergaß. Das sollte sie mit mir auf keinen Fall wiederholen. Umso wichtiger war es, dass ich ihr meine Selbstständigkeit demonstrierte.

Um eins saßen wir immer noch im Bett und unterhielten uns. Meine übliche Schlafzeit war längst vorüber, und ich spürte den langen Tag in meinen Gliedern. Aber das war mir egal. Ich wollte keine Sekunde mit ihr mit Schlafen vergeuden. Vor allem, weil ich wusste, dass sie irgendwann nach Hause musste. Morgen früh musste sie wieder ihre Geschwister wecken, ihnen Frühstück machen und sie in die Schule schicken. Ich konnte ausschlafen, hatte keine Verpflichtungen. Nur den Plan, sie wieder im Laden zu besuchen und dort zu schreiben. Oder ihr einfach dabei zuzusehen, wie sie Morgan war, und sie anzuhimmeln.

Es war so einfach mit ihr. So selbstverständlich, als wären wir schon seit Jahren ein Paar. Umso schlimmer war es, mich ihr nicht komplett öffnen zu können. Meine Antworten blieben an der Oberfläche, ich log nicht, konzentrierte mich aber ausschließlich auf Harmloses oder die Zeit vor dem Schlaganfall. Jedes Mal, wenn unser Gespräch in gefährliche Zonen abdriftete, wechselte ich das Thema, stellte Fragen zu ihrer Familie, ihrem Schreiben, ihrer Vergangenheit. Falls sie misstrauisch wurde, ließ sie es sich nicht anmerken.

Ich hätte ihr so gern alles erzählt. Aber es ging nicht. Ich konnte nicht erzählen, dass es keinen symptomfreien Tag gab, oder dass ich wie ein alter Mann jeden Tag prophylaktisch Aspirin zur Blutverdünnung und ein Antidepressivum nehmen musste. Auch nicht von meinem ersten Termin in ein paar Tagen bei einem Neurologen im zwei Stunden entfernten Bismarck konnte ich berichten. Direkt in Minot wollte ich keinen Arzt. In einer Kleinstadt sprach sich alles unheimlich schnell herum. Und da ich nur noch alle paar Monate zur Kontrolle musste und mich ansonsten beinahe besser mit meiner Krankheit auskannte als viele Ärzte, war einer in der Nähe nicht unbedingt nötig. Außer zu den Kontrollen und wenn ich neue Rezepte für meine Medikamente brauchte, mied ich Ärzte aller Art. Mein Neurologe aus Miami hatte sich mit meinem neuen Arzt in Verbindung gesetzt und ihm alle Unterlagen geschickt. Die Fahrt hin und zurück und die Untersuchungen würden den ganzen Tag dauern. Bis jetzt hatte mich immer meine Mom oder mein Dad oder Brian begleitet. Diesmal würde ich es zum ersten Mal allein tun. Ich war erwachsen. Ich schaffte das. Obwohl es jedes Mal anstrengend war und ich immer mit einem komischen Gefühl hinfuhr, es könnte sich etwas zum Schlechten verändert haben. Ich hatte wahnsinnige Angst vor einem neuen Schlaganfall. Ausgesprochen hatte ich es vor anderen Menschen nie, aber die Angst begleitete mich seit damals immer.

Irgendwann döste Morgan in meinen Armen ein. Kurz überlegte ich, egoistisch zu sein und sie bei mir zu behalten, aber sie war zu verantwortungsbewusst, um morgen nicht für ihre Geschwister da zu sein. Also weckte ich sie sanft und schickte sie schweren Herzens nach Hause. Der Abschied fiel ihr, ebenso wie mir, sichtlich schwer.

Morgan

»Parker braucht mehr Führung, Miss Jones«, hielt mir der Direktor von Parkers Schule vor. »Es ist schon das vierte Mal in diesem Schuljahr, dass wir derartige Disziplinierungsmaßnahmen anwenden müssen. Wenn das so weitergeht, müssen wir sie suspendieren.«

Parker saß mit grimmigem Gesicht und verschränkten Armen neben mir und starrte an die Wand. Zu den Vorwürfen äußerte sie sich nicht. Das andere Mädchen, das, das Parker angeblich auf der Toilette verprügelt hatte, saß dramatisch schluchzend vor dem Büro. Parker war kein Unschuldslamm, aber handgreiflich war sie bisher noch nie geworden. Es musste irgendetwas vorgefallen sein, dass sie derart eskaliert war. Aber das würde ich zuhause mit ihr klären. Im Moment drang ohnehin niemand zu ihr durch.

Ich spulte meine üblichen Entschuldigungen und Beteuerungen ab, damit Direktor Grimmson zufrieden war und ich wieder in den Laden konnte. Laura hielt dort für mich die Stellung, aber lange konnte ich ihr das nicht zumuten. Wenn Sheila herausfand, dass ich den Laden alleingelassen hatte, würde ich außerdem meinen Job verlieren.

Nach schier endlosen Erziehungstipps, dem Rat, Parker in eine Jugendpsychiatrie einzuweisen, und düsteren Zukunftsvisionen von ihr in der Gosse durften wir endlich gehen. Grimmson war ein Idiot, weniger geeignet als Pädagoge als ein Gorilla fürs Ballett. Ich machte mir Vorwürfe, dass ich Parker nicht genug unterstützte, nicht genug für sie da war und ihre Probleme, ihre unbändige Wut und Traurigkeit nicht auffangen konnte. Nur wie? Ich war überfordert und am Ende meiner

Ideen. Das Einzige, was ich zuverlässig konnte, war, sie weiterhin uneingeschränkt zu lieben.

»Willst du darüber reden?«, fragte ich im Auto auf dem Weg zum Laden. Für heute war Parker vom Unterricht ausgeschlossen worden, also nahm ich sie mit zur Arbeit, damit sie unter Aufsicht war.

Sie schüttelte den Kopf und schwieg, stierte nur aus dem Fenster, ihr dünner Körper angespannt. »Ich habe nicht angefangen«, sagte sie nach einer Weile. »Sie hat so üble Dinge über uns gesagt. Über dich und Dad und die Twins und dass Mom uns verlassen hat, weil wir so verkorkst sind. Und weil ich so unerträglich bin.«

Stumme Tränen liefen über ihre Wangen. Abrupt stoppte ich den Wagen am Straßenrand und drehte mich zu ihr herum. Ich nahm ihre Hand und streichelte sie.

»Das ist nicht wahr. Mom ist gegangen, weil sie Probleme mit sich selbst hatte. Du bist nicht schuld. Das weißt du.«

»Bist du sauer auf mich? Weil ich schon wieder Ärger bekommen habe?« In solchen Momenten merkte man, wie jung sie noch war.

Ich schüttelte den Kopf. »Nein. Es ist mir egal, wer angefangen hat. Wichtig ist nur, dass es nicht wieder passiert. Dass du dich nicht provozieren lässt und dich zu Dingen hinreißen lässt, die es nicht wert sind. Denn du bist es wert, dass du ein tolles Leben ohne ständigen Stress und Ärger hast.« Sie seufzte, wischte sich mit dem Ärmel ihres Hoodies über das Gesicht. »Sieh mich an.« Widerwillig tat sie es. »Ich liebe dich. Immer. Du bist genau richtig, wie du bist. Das weißt du.«

Sie sog tief Luft ein und stieß sie langgezogen wieder aus. Dann nickte sie langsam.

»Schickst du mich jetzt weg? Ins Irrenhaus?« Die Angst in ihr zerriss mir das Herz.

»Oh Gott, Nein!«, rief ich und zog sie in meine Arme. Hemmungslos schluchzte sie, weinte um die Strafe des Direktors, ihre Tat, um Mom, um ihr Leben. Ich ließ sie. Sie weinte ohnehin viel zu selten. Hupende Autos rauschten an uns vorbei. Aber das war unwichtig. Parker brauchte mich. Ich würde sie nicht allein lassen. Und auch nicht fallen lassen wie Mom.

Nach einer Ewigkeit beruhigte sie sich, senkte den Kopf und richtete sich in ihrem Sitz auf. Wortlos startete ich den Wagen und fuhr weiter. Den übrigen Tag lang sprachen wir nicht mehr darüber.

Mit Nate lief es dafür richtig gut. Hervorragend sogar. Er gab mir Energie, die ich lange nicht mehr gespürt hatte. Und brachte mich auf andere Gedanken als immer nur Gedanken an meine Familie. Nach unserem ersten gemeinsamen Abend besuchte er mich täglich im Laden. Meist kam er gegen zehn, brachte mir Kaffee mit, wir plauderten ein wenig, knutschten. Alles völlig harmlos, und trotzdem wunderschön. Nach ein paar Stunden schreiben ging Nate in seine Wohnung zu seinem Mittagsschläfchen. Nachmittags trainierte er im Studio, dann kam er mit Kuchen oder einem Snack wieder, den wir zusammen aßen, bevor er sich in dem Sessel am Fenster wieder seinem Manuskript widmete. Sein Tag war genau strukturiert, ganz anders als das Chaos bei mir zuhause.

Ich selbst hatte weder Zeit zum Schreiben noch zum Trainieren und leider auch nicht, um ihn noch einmal zu besuchen. Neben dem üblichen Ärger in der Schule hatte Parker in letzter Zeit auch immer wieder geschwänzt und sich stattdessen mit Gwen im Einkaufszentrum herumgetrieben. Dadurch hatten sie eine wichtige Klausur verpasst und beide eine Sechs kassiert. Für Gwen spielte das keine große Rolle, ihre Noten waren erstklassig und auch sonst machte sie keine Probleme. Ihre Eltern hatten keine Dauerkarte für Grimmsons Büro, den ich schon zu Donovans und Tristans Zeiten öfter hatte konsultieren müssen, als mir lieb war. Wenigstens hatten die beiden sich ein wenig beruhigt. Nun stand Parkers Versetzung auf dem Spiel. Ihr war das alles egal. Deswegen zwang ich sie nicht nur heute, sondern bereits seit ein paar Tagen, nach der Schule zu mir in den Laden zu kommen, wo sie ihre Hausaufgaben unter meiner Aufsicht erledigen musste. Vorher durfte sie nicht raus. Einverstanden war sie mit der Strafe nicht, aber erstaunlicherweise fügte sie sich widerspruchslos, nahm den Kuchen, den Nate auch ihr mitbrachte und lernte schweigend neben ihm auf dem Fensterbrett. Die beiden redeten kaum, aber irgendetwas verband sie. Ohne Worte fand er einen Zugang zu ihr. Vielleicht, weil er sie nicht unter Druck setzte, ihr nicht sagte, was sie tun oder lassen sollte, sondern einfach war, wie er war.

Donovan hatte wieder einmal eine neue Freundin und ich musste jeden Abend darüber diskutieren, dass sie nicht bei uns oder er bei ihr schlafen durfte. Weil er mich so nervte, rächte ich mich, indem ich ihm vor den Augen seiner Marie eine Packung Kondome überreichte und einen langen Vortrag über Safer Sex hielt. Tristan hatte beinahe jeden Tag Theaterprobe und um das Geld für den Bus zu sparen, kutschierte ich ihn, manchmal noch spätabends. Langweilig wurde mir also nie. Zwar bot mir Nate seine Hilfe an, aber ich lehnte ab. Er sollte nicht denken, ich hätte mein Leben nicht im Griff.

Momentan bestand unsere einzige Zweisamkeit aus unseren Stunden im Laden, aber da Sheila am Montag wieder zurückkam, würden auch diese bald vorbei sein. Das Gute war: ich hatte dann endlich keine Zwölf-Stunden-Schichten mehr. Also mehr Zeit für anderes. Für Nate zum Beispiel. Oder zum Schreiben. Oder vielleicht sogar fürs Studio. Wobei, das vermisste ich nicht wirklich. Laura, die ich wegen meiner übervollen Tage am meisten vernachlässigte, dafür umso mehr. Deswegen beschloss ich, sie endlich mal wieder zu besuchen.

Um acht sperrte ich den Laden zu, überprüfte ob eines meiner Geschwister mich kontaktiert hatte und informierte die Familiengruppe, dass ich bei Laura wäre und dass sie sich Brote machen sollten. Danach bat ich noch Tristan, sich um Parker zu kümmern. Er antwortete mit Daumen hoch. Auf ihn konnte ich mich eben verlassen.

Meinen Wagen ließ ich vor dem Laden stehen und lief die wenigen Meter zu Laura und Nates Wohnhaus zu Fuß. Vor Nates Tür lausche ich, aber aus seiner Wohnung drangen keine Geräusche. Am liebsten hätte ich geklingelt, nur um ihn kurz zu sehen. Aber ich wollte nicht klammern. Er hatte gesagt, dass er mich später anrufen würde. Aufdringliche Freundinnen waren nervig. So wollte ich nicht sein. Also klopfte ich bei meiner Freundin.

Petra öffnete. Wie so oft roch es fantastisch aus der Küche und mein Magen knurrte ungeniert.

»Mo. Wie schön. Komm rein«, begrüßte sie mich herzlich und küsste mich auf beide Wangen. »Laura ist in der Küche.« Sie beugte sich vor. »Sie kocht.« Sie drehte sich halb um. »Dragam, dein Schätzelchen ist da!«, rief sie über die Schulter.

»Juhuu!«, schrie Laura zurück. Ich hörte die Freude in ihrer Stimme.

Ich zog die Augenbrauen hoch. »Laura kocht? Ernsthaft? Du bist dir sicher, dass es nicht ein Klon ist?«

Petra lachte heiser. Ihre Stimme klang immer wie die einer hundertjährigen Kettenraucherin. Dabei rauchte sie nicht einmal. Ich folgte ihr in die Küche, wo tatsächlich meine Freundin am Herd stand und in einem Topf rührte.

»Was gibt's denn?«, fragte ich und trat hinter sie, um über ihre Schulter in den Topf zu schauen. Suppe. Der Farbe und dem Geruch nach Kürbis. Lecker. Sie lehnte sich an mich, ich legte mein Kinn auf ihre Schulter und schloss für einen Moment die Augen.

»Bleibst du zum Essen?«, fragte sie, drehte sich herum und hielt mir den Löffel zum Probieren hin. Ich pustete, dann leckte ich ihn vorsichtig ab, schmeckte und streckte meinen Daumen nach oben.

Laura stellte den Herd aus, nahm zwei Topflappen und trug den Topf zum gedeckten Esstisch im Wohnzimmer, wo Petra mit einem Buch auf uns wartete. Ich holte mir einen Teller und Besteck und Laura verteilte das Essen.

»Wie läuft's mit Schnuckelchen?«, fragte Laura, während sie ihre Suppe schlürfte.

Das Essen schmeckte erstaunlich lecker.

»Ich denke, ganz gut.«

»Du denkst?«, hakte Petra nach. »Was lässt dich zweifeln?«

»Eigentlich nichts. Er ist wunderbar.«

Laura und Petra legten beide den Kopf ein wenig schief. »Und uneigentlich?«, fragten sie ebenso synchron.

»Ich weiß nicht. Irgendwas steht zwischen uns. Er verschweigt mir irgendwas. Heute zum Beispiel hat er einen Termin, aber er hat mir nicht gesagt, wo. Sollte man in einer Beziehung nicht keine Geheimnisse haben?«

Laura legte ihren Löffel ab und sah mich streng an. »Ihr seid wie lange zusammen? Eine Woche?« Ich nickte und Laura verzog befriedigt das Gesicht. Ich erkannte ihr »Na-siehst-du-Gesicht«, das sie immer aufsetzte, wenn sie recht hatte. Oder dachte, dass es so war. »Nach einer Woche erzählt man sich noch nicht alle Geheimnisse oder die gesamte Lebensgeschichte. Erstens, weil vor lauter Sex keine Zeit dafür ist. Und zweitens, weil man erst einmal schauen muss, wie der andere tickt. Ihr kennt euch doch gar nicht. Genießen, nicht zweifeln ist in dem Stadium angesagt, Schätzelchen.« Sie lehnte sich zurück und verschränkte die Arme vor der Brust. »Erzählst du ihm denn alles? Zum Beispiel, dass du hier bist und über ihn sprichst?«

»Das ist was anderes«, erwiderte ich ausweichend.

»Nein, ist es nicht. Solange er sich nicht mit einer anderen Frau trifft, kann es dir egal sein, was er macht, wenn ihr nicht zusammen seid. Denkst du denn, dass er bei einer anderen ist?«

»Nein, natürlich nicht«, beeilte ich mich zu sagen.

»Na also. Lass ihm Freiraum. Er hängt die ganze Zeit bei dir im Laden rum. Vielleicht will er einfach mal seine Ruhe. Er ist nicht gern und viel unter Leuten. Sagt seine Mama zumindest.« Ich fragte mich, wann und warum aus Spaß-Nate ein Eigenbrötler geworden war. »Wusstest du übrigens, dass er sich im Studio um deine Brüder kümmert?« Nein, wusste ich nicht. »Er zeigt ihnen Übungen, läuft mit ihnen und so. Sie stehen total auf ihn. Haben sie das nicht erzählt?«

»Nein, weder er noch sie haben was erwähnt.« Ich war verwirrt. »Er weiß, dass sie sich die Mitgliedskarte teilen. Er hat es rausgefunden, weil er sie unterscheiden kann.«

»Er wird euch aber nicht verpfeifen, oder?«, warf Petra ein.

Jetzt schüttelten Laura und ich gleichzeitig den Kopf.

»Garantiert nicht«, versicherte Laura. »Schon deswegen, weil er sich den Sex mit Mo nicht verscherzen will.« Sie zwinkerte.

»Wir haben noch gar nicht miteinander geschlafen«, gab ich zu.

»Was?«, schrie Laura entsetzt. »Warum nicht? Du hattest eine jahrelange Durststrecke und er ist so heiß!«

»Wann denn? Es ist ja nicht so, dass ich nicht will. Aber ich arbeite pausenlos und dann muss ich nach Hause.«

Laura öffnete den Mund, aber ich hielt sie auf. »Lass es bitte. Ich will keine Vorträge, dass ich mir mehr Zeit für mich nehmen soll. Das ist nicht immer alles so leicht, wie du meinst. Parker ...«

Laura winkte ab. »Doch. Ist es«, widersprach sie. »Aber du bist erwachsen und musst selber wissen, was dir dein eigenes Leben wert ist.«

»Bekommt ihr eigentlich etwas von ihm als Nachbar mit?«, fragte ich, um von mir abzulenken.

»Nein, er hört keine laute Musik, spielt keine Instrumente, benutzt nie Motorsägen oder Schlagbohrer, bekommt nie Besuch. Außer dich vor ein paar Tagen.« Laura grinste. »Was habt ihr da eigentlich getrieben, wenn ihr keinen Sex hattet?«

Nervös wegen der Erinnerung und weil ich Lauras Neugier nicht weiter anfeuern wollte, rutschte ich auf meinem Stuhl herum. »Wir haben uns unterhalten.«

»Die ganze Zeit? Nicht dein Ernst. Nicht mal fummeln und knutschen?« Ich spürte, wie mir die Hitze in die Wangen stieg. Laura zeigte mit dem Löffel auf mich. »Aha. Erwischt! Sehr gut. Du machst Fortschritte, Mo.« Sie beugte sich vor. Ich liebte meine Freundin abgöttisch, aber sie war auch wahnsinnig nervtötend. »Hattest du einen Orgasmus? Ich wette, ja. Und wie ist es passiert? Hat er dich geleckt?«

Hilfesuchend sah ich zu Petra, die wie bei einem Tennisspiel zwischen uns hin- und hersah und grinste. »Muss ich diese Frage beantworten?«, fragte ich sie.

Petra hob nur die Hände. »Ich halt mich da raus. Du kennst Laura länger als ich.« Ja, deswegen wusste ich auch, dass sie keine Ruhe geben würde, bevor sie eine Antwort bekam.

Ich seufzte. »Ja. Ich hatte einen. Und es war toll. Nein, er hat mich nicht geleckt, aber er hat magische Finger. Und bevor du fragst: Sein Penis ist toll, ich habe ihn angefasst, er hat meine Hände vollgesaut und mir danach ein Sandwich gemacht. Mehr Infos gibt es nicht, du Plage der Menschheit.«

Petra lachte laut. »Ich hoffe, er hat sich vor dem Essen machen die Hände gewaschen, nachdem er sie in dir drin hatte.«

Laura wirkte nicht ganz zufrieden, schob sich frustriert einen Löffel voll Suppe in den Mund und funkelte mich an.

»Du kannst ihn ja fragen, wenn du ihn im Fahrstuhl triffst«, riet ich Petra.

Sie verzog den Mund, als hätte ich etwas Ekliges gesagt, und schüttelte den Kopf. »Das überlasse ich anderen.« Dabei sah sie ihre Freundin an.

Laura kniff die Augen zusammen. »Ihr seid blöd«, erwiderte sie und schob beleidigt die Unterlippe vor. »Ich interessiere mich eben für das Leben meiner Freunde.«

»Im Mittelalter wärst du das Klatschweib des Dorfs gewesen«, berichtigte Petra. Sie stellte die leeren Teller zusammen, legte das Besteck hinein und trug alles lachend in die Küche.

»Jetzt mal im Ernst.« Laura nahm meine Finger und streichelte mit dem Daumen meinen Handrücken. »Bist du glücklich mit ihm?« Ohne nachzudenken, nickte ich. »Dann wird sich alles andere fügen. Ihr seid noch mitten in der Kennenlernphase. Nur weil ihr euch so schnell verliebt habt, heißt das nicht, dass alles schon so ist wie nach fünf Jahren Beziehung. Selbst jetzt lerne ich jeden Tag noch neue Seiten an Petra kennen. Das ist doch toll. Gebt euch Zeit. Ihr passt hervorragend zusammen. Ihr seid verrückt nacheinander. Was will man mehr?«

Antworten. Zum Beispiel, warum er jedes Mal, wenn es um seinen Unfall oder seine Sprechschwierigkeiten ging, das Thema wechselte. Er dachte wahrscheinlich, ich würde das nicht merken. Aber das tat ich.

Warum war er in diesem Bereich nicht ehrlich zu mir? Oder bildete ich mir nur etwas ein? Vielleicht sprach er einfach nicht gern darüber. So wie ich über Mom.

»Was hat er euch wegen seines Unfalls erzählt?«

»Was für ein Unfall?«, fragte Petra, die gerade mit drei Tassen Kaffee zurück an den Tisch kam.

»Manchmal läuft er etwas unsicher, humpelt leicht, seine eine Hand und sein Arm scheinen auch nicht ganz so fit wie die auf der anderen Seite. Und sein Lächeln ist ein wenig schief. Manchmal redet er, als wäre er todmüde. Oder betrunken. Leise und nicht ganz klar.«

»Stimmt, jetzt wo du es erwähnst ...« Petra schüttelte den Kopf. »Gar nichts hat er erzählt. Aber das ist mir auch egal und geht mich nichts an. Stört dich das etwa?« Sie nahm einen Schluck Kaffee und sah mich interessiert an.

»Nein, auf keinen Fall. Ich wüsste nur gern, was die Ursachen sind. Und ob ich ihm irgendwie helfen kann.«

Sie lächelte, ein sanfter Ausdruck trat in ihre Augen. »Vielleicht ist das der Grund, warum er es totschweigt? Schon mal daran gedacht? Weil er keine Hilfe will? Oder braucht? Er kommt, wie ich das mitbekomme, prima allein zurecht. Er will dich als Frau, nicht als Mama. Du musst nicht immer alle versorgen.«

Gedankenverloren rührte ich Zucker in meinen Kaffee. Sie hatte ja recht. Nate würde es mir schon sagen, wenn er bereit war. Außerdem war es mir egal, ob er schief lächelte oder sein Kleingeld fallen ließ, weil seine Hand zitterte. Ich liebte ihn und würde das auch, wenn er behindert wäre. Weil er Nate war.

»Eigentlich solltest du bei ihm sein und dich um den Verstand vögeln lassen. Nicht bei uns Kürbissuppe essen«, merkte Laura an und zeigte auf die Wand, die uns von Nate trennte.

»Er ist nicht zuhause. Er hat doch diesen Termin. Ich weiß nicht, wann er heimkommt.«

Wie aufs Stichwort hörte man durch die Wand auf einmal den Fernseher, irgendeine Sportsendung lief, Leute jubelten, Musik erklang.

»Jetzt ist er da«, stellte Laura grinsend fest.

»Wenn ich jetzt klingle, wird er denken, dass ich ihn stalke.«

Sie zuckte die Schultern. »Oder dass du ihn vermisst hast und total scharf auf ihn bist. Ich bin ja keine Männerexpertin, aber vermutlich würden die wenigsten Männer ablehnen, wenn ihre Freundin zu einem Quickie vorbeischneit.«

Petra zuckte die Schultern, als Laura sie nach Zustimmung suchend ansah.

»So ist er nicht. Und ich auch nicht«, widersprach ich.

Laura zuckte die Schultern. »Aha, wie seid ihr denn dann? Händchen halten im Mondenschein? Euch gegenseitig selbstgeschriebene Gedichte vorlesen?«

»Schreib ihm wenigstens, dass du hier bist. Vielleicht schlägt er vor, dass du rüberkommen sollst. Dann liegt die Entscheidung bei ihm«, riet Petra wie immer pragmatisch.

Klang gar nicht so abwegig. Trotzdem lehnte ich ab. Ich wollte ihm nicht auf die Nerven gehen. »Er holt mich morgen vom Laden ab. Dann gehen wir zusammen ins Studio.«

»Und danach hoffentlich zu ihm«, fügte Laura mit hochgezogenen Augenbrauen hinzu.

»Warum ist es dir eigentlich so wichtig, dass ich flachgelegt werde?«

Sie stützte die Ellbogen auf den Tisch und das Kinn auf die Faust. »Wie viele Gründe willst du wissen?«

»Ich geh dann mal nach Hause«, sagte ich, statt ihre doofe Frage zu beantworten. »Danke fürs Essen.«

Laura begleitete mich zur Tür. Bevor ich sie aufmachte, zog mich meine Freundin noch in die Arme und drückte mich fest. »Ich will doch nur, dass du glücklich bist«, raunte sie an meinen Hals. »Dein Leben, dein Tempo, Schatz. Du machst das schon richtig, da bin ich mir sicher.«

Ich umarmte sie zurück. »Ich weiß.« Und das war nicht gelogen. Laura konnte eine penetrante Nervensäge sein, aber sie wollte immer nur mein Bestes. Auch wenn sie das zuweilen auf seltsame Art zeigte. Dann verabschiedeten wir uns.

Im Fahrstuhl checkte ich meine Nachrichten. Keine einzige von meiner treulosen Familie. Dafür zwei von Nate.

Nate: *Vermisse dich.*

Nate: *Freue mich auf morgen.*

Ich auch, schrieb ich zurück, dann machte ich mich auf den Heimweg.

Pünktlich um vier am nächsten Tag betrat Nate den Laden. Ich rannte zu ihm, warf mich ihm regelrecht in die Arme und schmiegte mich an ihn, als wären wir Wochen getrennt gewesen. Sheila, die sich kein einziges Mal für meinen Einsatz bedankt hatte, sah von ihrem Handy auf, rümpfte die Nase und stieß ein Geräusch aus, das vermutlich ihre Missbilligung ausdrücken sollte. Sie sollte einfach still sein, ich musste mir bei ihren Typen oft ganz andere Sachen ansehen. Erstaunlicherweise ersparte sie sich aber einen dummen Kommentar und widmete sich wieder ihrem Telefon. Seit sie zurück war, war sie ungewohnt entspannt. Vielleicht war sie verliebt. Mir war es egal. Hauptsache, sie terrorisierte mich nicht pausenlos. Da konnte ich auch auf ein Danke verzichten.

Nate drückte mich mit der gleichen Sehnsucht an sich wie ich mich an ihn und küsste mich auf die Stirn.

»Ich habe heute Nacht von dir geträumt«, flüsterte er mir ins Ohr. Die Art, wie er es sagte, ließ vermuten, dass es kein harmloser Traum gewesen war. Gänsehaut bildete sich in meinem Nacken und breitete sich von dort über den ganzen Körper aus.

»Willst du es mir erzählen?«, fragte ich ebenso leise.

Er grinste. »Vielleicht zeige ich es dir irgendwann.« Er löste sich von mir. »Bist du fertig?« Ich nickte und holte meine Tasche und meine Jacke. »Wo sind deine Trainingsklamotten?«, fragte er und zeigte auf meine Handtasche. »Oder ist das eine Zaubertasche, die innen viel größer ist als außen?«

Leider nicht, obwohl das der Traum jeder Frau wäre. »Wir müssen ja ohnehin noch Donovan abholen, deswegen habe ich sie zuhause gelassen. Aber sie steht schon gepackt im Flur.«

Er nahm meine Hand, verabschiedete sich höflich von Sheila und führte mich nach draußen zu seinem Wagen. Kalte Februarluft empfing uns und ich zog meinen Schal enger um den Hals. Mit Kälte kam ich nicht gut zurecht, was blöd war, wenn man in einer Stadt wohnte, in der es nur ungefähr drei Monate im Jahr T-Shirt-warm war. Schnell schlüpfte ich in Nates Wagen, der zwar auch kalt, aber zumindest windgeschützt war. Sofort nachdem Nate ebenfalls eingestiegen war und den Wagen gestartet hatte, drehte er die Heizung auf Anschlag und kurz darauf blies wohlige Wärme aus den Lüftungsschlitzen. Wir plauderten kurz über unseren Tag, redeten aber nichts Weltbewegendes. Nates Hand lag auf meinem Oberschenkel, meine Finger auf seinen. Ich fuhr zum ersten Mal bei ihm mit und unauffällig sah ich mich um. Der Wagen schien gepflegt, nirgends lagen – wie in so vielen Männerautos – leere Burgerverpackungen oder Bierdosen herum, es roch neutral, nur ein Hauch seines Nategeruchs war wahrnehmbar, die Armaturen waren staubfrei.

»Ich mag es auch im Auto gern sauber«, erklärte er, als hätte er meine Gedanken gelesen.

Ich seufzte. »Bei mir zuhause ist es nicht halb so sauber wie in deinem Wagen.«

»Ich bin ja auch allein.« Er lächelte mich an und rieb leicht mein Bein. Ob unwillkürlich oder weil er mich wegen meines nicht so sauberen Hauses trösten wollte, konnte ich nicht einschätzen. Es fühlte sich gut an, das zählte. »Kannst du Donovan Bescheid sagen, dass wir gleich da sind und er sich schon mal fertigmachen soll?«

Ich schrieb meinem Bruder eine Nachricht, aber er antwortete nicht. Sein Pech, dann fuhren wir eben ohne ihn.

Dads Wagen stand in der Einfahrt, was mich wunderte, weil er heute eigentlich Doppelschicht arbeitete. Hoffentlich war nichts passiert. Nate begleitete mich ins Haus, wo uns die übliche Unordnung empfing. Jacken, Schuhe und Rucksäcke lagen auf dem Boden verteilt, aus dem Jungszimmer dröhnte ohrenbetäubend laute Musik. Dad saß mit Parker vor dem Fernseher und sah sich mit ihr ein Baseballspiel an. Sie kuschelte sich an ihn wie früher, als sie noch sieben gewesen war. Dieses Bild hatte ich lange nicht mehr gesehen. Aber ich kommentierte es nicht. Die Gefahr, dass Parker dann sofort aufsprang, war zu groß. Dafür gönnte ich Dad diesen Moment zu sehr.

»Warum bist du hier?«, fragte ich Dad stattdessen.

»Ein Kollege wollte tauschen. Ich übernehme seine Frühschicht morgen.« Er beugte sich zur Seite, um hinter mich zu schauen. »Ist das der legendäre Nate?«

Ich verkniff mir ein Augenverdrehen. Warum machten alle eine so große Sache daraus, dass ich jetzt einen Freund hatte? Weil ich jahrelang wie eine Nonne gelebt hatte vermutlich.

Ich trat einen Schritt nach links und winkte Nate, der sich im Hintergrund hielt, zu mir. »Dad, das ist Nate. Nate, das ist mein Dad.«

Sie schüttelten sich förmlich die Hand und musterten sich wie nur Dads und neue Freunde es können. Aber weil Dad lächelte, ging ich davon aus, dass er mit meiner Wahl zufrieden war. Ich hätte mir ohnehin nicht vorschreiben lassen, mit wem ich zusammen war. Gott sei Dank sparte sich Dad auch sämtliche Dad-Kommentare, wies Nate nicht darauf hin, dass er auf mich aufpassen oder mich gut behandeln sollte, oder sagte anderen Quatsch, den Dads meinen, ihren Töchtern mit auf den Weg geben zu müssen. Dad wusste, wie gut ich auf mich selbst aufpassen konnte. Die letzten Jahre hatte ich das auch ohne Mann geschafft.

Parker ignorierte uns weiterhin.

»Was habt ihr Schönes vor?«, fragte mich Dad.

»Wir gehen mit Donovan ins Fitnessstudio.«

Dad zog den Kopf zurück und grinste vielsagend. »Ich denke nicht, dass dein Bruder mitgeht. Er ist gerade beschäftigt.«

»Seine Tussi ist da«, brummelte Parker, ohne uns anzusehen.

Dad schmunzelte. »Ich glaube, ihr könnt ohne ihn los.«

»Ich bin abends wieder da«, informierte ich meine Familie.

»Von mir aus musst du das nicht. Ich bin hier. Also …« Er grinste wieder und zuckte die Schultern. An Nate gewandt fügte er hinzu. »Ich will sie nicht vor morgen früh hier sehen. Verstanden?«

Nate legte seinen Arm um meine Schultern und nickte, ebenfalls grinsend. Die beiden wirkten, als teilten sie irgendein Geheimnis oder würden mich verschachern.

»Alles klar, Sir. Zur Not halte ich sie mit Gewalt bei mir und binde sie an meinem Bett fest.«

Dad hielt sich die Ohren zu. »Bitte nicht so viele Details.« Dann wedelte er mit der Hand in der Luft herum. »Und jetzt ab mit euch. Tschau.« Dann widmete er sich wieder dem Fernseher.

Nate, der meine Verunsicherung offenbar spürte, fragte leise: »Ich hoffe doch, du willst bei mir schlafen? Dann nimm deine Zahnbürste und Unterwäsche mit. Mehr wirst du nicht brauchen.« Ein vorfreudiges Kribbeln überzog meinen Körper. Schnell lief ich ins Bad, packte meine Zahnbürste, meine Bürste und meine Gesichtscreme ein und schnappte mir in meinem Zimmer einen frischen Slip. Meine einzige wirklich schöne Unterwäsche, einen schwarzen Spitzenslip und den passenden BH trug ich bereits darunter.

Zurück im Auto legte Nate wieder seine Hand auf mein Bein, fuhr langsam hinauf und verharrte kurz vor meinem Schritt. Mehr brauchte es nicht, um in Flammen zu stehen.

»Können wir nicht jetzt gleich zu dir fahren?«, fragte ich atemlos.

Er lachte. »Nicht so ungeduldig, Süße. Lass uns zuerst ein bisschen Energie abbauen. Vorfreude ist die schönste Freude.«

Das glaubte ich nicht. Ich war davon überzeugt, dass die Realität noch besser sein würde.

»Da wüsste ich was Besseres, als auf einem doofen Laufband zu schwitzen«, grummelte ich, fügte mich aber. Ein bisschen Sport würde mir guttun, vor allem mit meinem eigenen sexy Personaltrainer.

Laura saß nicht am Empfang, worüber ich froh war. Ich wollte momentan keine Fragen zu meinem Liebesleben beantworten. Oder noch mehr Sextipps bekommen. Das Verhör gestern hatte mir gereicht.

Die meisten Geräte waren belegt, nur ein Laufband war frei. Ohne zu fragen, dirigierte Nate mich dorthin.

»Machst du Cardio nicht immer erst am Schluss?«

»Du bringst mich eben dazu, alles über den Haufen zu werfen«, antworte er schulterzuckend. Es klang, als meinte er damit nicht nur das Joggen oder Radfahren.

Geübt stellte er sich auf das Band, schaltete das Display ein und fing an zu laufen. Ich liebte seine Art sich zu bewegen. Geschmeidig und selbstbewusst, der Atem gleichmäßig und ruhig. Auf den ersten Blick war zu erkennen, dass er beim Sport in seinem Element war.

Im Gegensatz zu mir. Ich lehnte mich an den Lenker und sah ihm zu. Auf einmal stellte er seine Füße auf den Rand, sodass das Band zwischen seinen Füßen weiterlief, er sich aber nicht mehr bewegte, packte mich am Arm und zog mich vor sich aufs Laufband. Natürlich kam ich ins Stolpern und purzelte beinahe herunter, aber er hielt mich mit einem Arm fest und reduzierte mit der anderen Hand die Geschwindigkeit. Dann legte er beide Hände auf meine Hüften und half mir, mich dem Laufband anzupassen.

»Schneller?«, fragte er nach einer Weile. Vorsichtig nickte ich, vertraute ihm, dass er wusste, wie viel ich verkraftete. Langsam steigerte er das Tempo, bis ich in leichtes Rennen verfiel. Seine Hände unterstützten mich die ganze Zeit.

»Ich kann nicht mehr«, japste ich irgendwann. Es kam mir vor wie Stunden, vermutlich waren es aber nur ein paar Minuten gewesen. Sofort stellte er das Gerät aus. Vom plötzlichen Stoppen des Bandes taumelte ich und knallte gegen Nates harten Bauch. Lachend schlang er seine Arme um mich und bewahrte mich ein weiteres Mal vor dem Hinfallen. Ja, ich war eine selbstständige Frau, aber nicht beim Sport. Hier stellte ich mich an wie der letzte Mensch. Zur Belohnung küsste er mich auf den Nacken und stieg mit mir gemeinsam vom Band.

Nach einer kurzen Schnauf- und Trinkpause steuerte er den Geräte-Bereich des Studios an. Kurz orientierte er sich, dann wies er mich in der Benutzung eines gefährlich aussehenden Monstrums an, das die Rückenmuskulatur stärken sollte. Erst als er sich überzeugt hatte, dass ich unbeschadet das Ding benutzen konnte, wechselte er an das Gerät neben mir.

Nach einer Ewigkeit erlöste mich Nate endlich und erlaubte mir, mich umzuziehen. Ich duschte in Rekordgeschwindigkeit, schlüpfte wieder in meine schöne Unterwäsche und wartete hibbelig am Ausgang auf meinen Freund.

Rami, der Leiter des Studios, kam aus seinem Büro und begrüßte mich, indem er mir auf den Po klopfte und mich auf die Wange küsste. Wie so viele Menschen in Minot waren wir seit der Grundschule befreundet. Ein paarmal waren wir sogar miteinander ausgegangen, bis er sich schließlich outete. Vermutet hatte ich das schon vorher und war deswegen nicht beleidigt, dass er Penisse statt mich wollte. Mittlerweile war er glücklich mit seinem Toni verheiratet.

»Du und der Neue also.« Rami grinste. Offenbar war es eine Stadtsensation, dass ich endlich mal einen Kerl abbekommen hatte. Ich antwortete nicht, nickte nur und grinste ebenso zweideutig zurück. »Ich habe noch nie gesehen, dass zwei Leute es schaffen, gemeinsam auf dem Laufband zu sein, ohne sich alles zu brechen. Noch dazu, wenn einer davon top, der andere grottig trainiert ist. Respekt.« Er nickte einem Gast zu, der an der Theke stand. »Einen Moment, bin gleich bei Ihnen«, rief er ihm zu. Er sah mich wieder an. »Ihr passt gut zusammen. Ich freue mich für dich.« Dann drückte er mir die Schulter und ging. Warum nur fühlten sich alle berufen, meine Beziehung zu kommentieren? Langsam wurde mir bewusst, wie wenig Frau ich in den letzten Jahren gewesen war. Sogar anderen Leuten war das aufgefallen.

Es dauerte ewig, bis Nate endlich aus der Umkleide kam, aber ich verkniff mir die Frage, warum er so lange gebraucht hatte. Hand in Hand liefen wir zu seinem Wagen. Auf der Heimfahrt war ich seltsam aufgeregt. Ihm schien es ähnlich zu gehen, denn immer wieder blickte er verstohlen zu mir.

Vor einer Pizzeria parkte er und Enttäuschung stieg in mir auf. Lieber wollte ich endlich mit ihm allein sein. »Ich dachte mir, wir holen uns hier etwas und essen das bei mir. Nur wir zwei.« Wieder verzog sich sein Mund zu dem niedlichen schiefen Grinsen.

Ich entschied mich für Pizza Hawaii, Nate nahm einen Salat mit Putenstreifen, weshalb ich mir ein wenig verfressen vorkam. Aber ich liebte Pizza nun mal. Im Gegensatz zu anderen Männern, die ihre Freundinnen darauf hinweisen, wie ungesund und kalorienreich so eine Pizza ist, oder ihnen beibringen, dass sie ihren dicken Hintern mit nicht noch mehr Kohlenhydraten füttern sollen, kommentierte Nate meine Bestellung nicht, bezahlte und reichte mir die Schachtel.

In Nates Wohnung lümmelten wir uns aufs Sofa, schalteten den Fernseher ein und aßen direkt aus den Verpackungen. Ich ertappte ihn, wie er mich musterte, ein kleines Lächeln und einen sanften Ausdruck im Gesicht.

»Was ist«, fragte ich mit vollem Mund und ließ mein angebissenes Pizzastück sinken. »Habe ich Käse am Mund oder so?« Ich fand es großartig, mal nicht gesittet und vorbildmäßig am Tisch essen zu müssen. Pizza auf der Couch aus der Verpackung kam mir unheimlich verwegen vor.

»Du bist so verdammt schön«, raunte er. »Dir beim Genießen zuzusehen, macht mich so heiß.«

Ich zog die Augenbrauen hoch. »Ehrlich? Du bekommst einen Ständer, wenn eine Frau eine Pizza ohne Besteck in sich hineinstopft?«

Er lachte. »Nein, nur bei dir. Ich finde übrigens alles scharf, was du machst.« Ich schluckte und legte das Pizzastück in den Pappkarton zurück. Meine Wangen wurden heiß und vor Verlegenheit trank ich einen Schluck Wasser und wischte mir mit dem Handrücken über die Lippen. »Jetzt zum Beispiel«, ergänzte er leise und strich langsam und zart mit seinem Zeigefinger über meine Unterlippe. »Wie deine Lippen glänzen, und wie deine Zunge darüberfährt.« Er fuhr mein Kinn hinab über meinen Hals, wo er innehielt. »Wie sich dein Hals beim Schlucken bewegt.« Sein Finger zog eine Spur zwischen meinen Schüsselbeinen hindurch. »Wie sich deine Brust bei jedem Atemzug hebt und senkt.« Er beugte sich vor, nahm mein Gesicht in seine Hände und küsste mich zart auf die Augenlider. »Wie sich deine Augen genüsslich schließen, wenn du schmeckst.« Jetzt war mein Mund an der Reihe liebkost zu werden. »Wie du leise stöhnst, wenn du dich wohlfühlst oder du etwas besonders gernhast. Wie diese Pizza.«

»Oder dich«, flüsterte ich, kaum fähig zu atmen. Alles, was er sagte, ließ mich schmelzen. Wo war er all die Jahre gewesen? Ich schmiegte mich in seine Hand, schloss die Augen und spürte seinen Worten nach. Vielleicht liebte er mich ja auch?

»Hast du Lust auf eine Schreibübung?«, fragte er auf einmal und durchbrach damit die wohlige Stille. Ich hatte auf *ihn* Lust, nicht auf Schreiben. Trotzdem nickte ich automatisch. Er zog sich ein Stück zurück und sofort vermisste ich seine Wärme. Aber er lief nur kurz zu seinem Schreibtisch, holte etwas aus der Schublade und kam mit einem Notizblock und einem Bleistift wieder.

»Du hast doch erzählt, dass du manchmal nicht weißt, wie du anfangen sollst. Und ich habe dir geraten, jeden Tag oder zumindest regelmäßig etwas zu schreiben. Und wenn es nur zur Übung ist.« Auf was wollte er hinaus? Ich bejahte vorsichtig, gespannt, was er mir zeigen wollte. »Hast du dich schon mal mit Methoden des Creative Writing beschäftigt?«

»Nein«, gab ich zu. »Was ist das?«

»Im Creative Writing geht es darum, die sprachliche Spontanität herauszukitzeln, den kreativen Prozess anzuregen, das Fließenlassen der Gedanken und den Ausdruck des Innersten zu stimulieren. Auf die Theorie dazu will ich jetzt gar nicht eingehen. Nur so viel: Es gibt verschiedene Methoden, gelenktere und freiere. Wenn es bei mir mal nicht läuft, mache ich am liebsten das sogenannte Schreiben nach Stimuli.« Offenbar sah ich ihn total dämlich an, denn er lächelte und erklärte weiter: »Schreiben nach Stimuli bedeutet, dass du dich von äußeren Einflüssen stimulieren, sprich anregen lässt. Drogen, Alkohol, extreme Kälte oder Hitze oder Kaffee gehören da auch dazu. Oder Musik. Das Betrachten von Kunstwerken oder Gegenständen. Bewegung. Manche tanzen oder singen. Bei all dem geht es um das freie Assoziieren, darum, zu verschriftlichen, was einem spontan einfällt, alles ungefiltert aufzuschreiben. Ohne Zensur, ohne Umweg über das Bewusstsein, also ohne darüber bewusst nachzudenken. Es geht darum, die Assoziationen und Eindrücke einfach fließen zu lassen.«

»Klingt interessant, aber man braucht sicher Zeit und Muße dazu. Davon habe ich leider zu wenig.« Ich seufzte.

»Natürlich muss man sich darauf einlassen«, widersprach er. »Zwischen Kochen und Staubsaugen mal schnell zwei Minuten, das funktioniert nicht. Aber *jetzt* hättest du Zeit. Hier stört dich keiner. Ich kann dich anleiten und dann sehen wir, was dabei rauskommt. Wenn es nichts für dich ist, vergessen wir es. Nicht jeder kommt mit solchen Methoden zurecht.« Er sah mich ermutigend an und hielt mir den Block hin. Zögernd nahm ich ihn, legte ihn aber vor mich auf den Wohnzimmertisch. »Also – lässt du dich darauf ein?«

»Okay, ich probiere es aus. Aber ich bin nicht so der esoterische Typ. Ich weiß nicht, ob das bei mir funktioniert.«

Er schüttelte den Kopf. »Das hat rein gar nichts mit Esoterik zu tun. Sondern damit, wie viel Zugang man zu seinem Innenleben hat. Es hilft lediglich, das Innerste nach außen zu kehren.«

Ich lachte. »Also wie Buchstabenerbrechen.«

Er fiel in mein Lachen mit ein. »So ungefähr, ja.« Immer noch lachend stand er auf und brachte unsere Verpackungen und das Besteck in die Küche. Als er zurückkam, saß ich immer noch unschlüssig auf dem Sofa. Zugegeben, ich war skeptisch, aber ausprobieren konnte ich es ja mal.

Zuerst dimmte Nate das Licht, dann lief er zum Fenster und schloss die Vorhänge.

»Leg dich hin und entspann dich«, bat er mich. »Und schließ die Augen.«

Also streckte ich mich auf seinem Sofa aus und stopfte mir ein Kissen unter den Kopf. Eine Weile hörte ich ihn rascheln und tippen, dann erklang leise Musik. Ich kannte das Lied nicht, aber die sanfte, beinahe zärtliche Melodie beruhigte mich augenblicklich.

»Was ist das?«, fragte ich schläfrig.

Aber er sagte nur: »Schsch!«, und erinnerte mich daran, mich zu entspannen.

»Gib dich ganz der Musik und dem Jetzt hin. Spüre deinen Körper. Wie dein Kopf in den Kissen liegt. Deine Atmung. Das Blut, das durch deine Adern fließt. Wie dein Herz schlägt. Langsam und gleichmäßig. Konzentriere dich ganz auf dich. Bilder werden in deinen Gedanken aufsteigen. Lass sie einfach zu, denke nicht darüber nach. Alles ist okay, egal, was es ist. Wenn du denkst, du bist bereit, dann schreib auf, was aus dir herausfließt.« Nach jedem Satz machte er ein oder zwei Atemzüge Pause.

»Und das soll nicht esoterisch sein?« Ich versuchte es zwar, konnte mich aber nicht ganz auf das Experiment einlassen, weil ich mir ein wenig albern vorkam. Trotzdem riss ich mich zusammen und versuchte, in den Sofakissen zu versinken. Es erinnerte mich an das autogene Training, zu dem mich Laura einmal mitgeschleppt hatte. Aber während alle anderen mit entrückten Gesichtern meditierten, spürte ich nur meine Blase und hörte das überlaute quietschende Atmen meines Mattennachbarn.

»Entspann dich«, raunte er nach ein paar Minuten Atmen. Seine warme Hand legte sich auf meinen Bauch. »Atme in den Bauch. Fühle, wie sich meine Hand hebt, wenn du einatmest, wie sie sich senkt, wenn du ausatmest.« Ich holte übertrieben Luft, aber er ignorierte es, sagte nur leise: »Ein. Aus. Ein. Aus.«

Ich konnte ein erneutes Kichern nicht unterdrücken. Es blubberte einfach aus mir heraus, ohne dass ich etwas dagegen unternehmen konnte. »Irgendwie fließt gar nichts«, stellte ich fest. Meine Augen presste ich zu, damit sie nicht von selbst aufklappten.

»Ich glaube, du brauchst mehr Stimuli.« Er bewegte seine Finger auf meinem Bauch und sofort fing meine Haut an zu kribbeln, obwohl er mich nur durch den Stoff meines Pullis berührte.

»Ich glaube auch«, stöhnte ich leise. Beinahe konnte ich sein Lächeln hören.

Seine Finger strichen kreisend über meinen Bauch, schlüpften langsam unter mein Shirt, eine zweite Hand kam dazu. Nate fuhr an meinen Seiten hoch zu meinen Rippen, streichelte mit den Daumen die Unterseite meiner Brüste, reizte meine Nippel durch die Spitze des BHs. »Genug Stimuli?«, flüsterte er.

Ich konnte nicht antworten. Seine Methode half eindeutig, mich nur auf den Moment und seine Berührungen zu konzentrieren. Er löste eine Hand von meinem Busen, schob mein T-Shirt nach oben und küsste mich auf den Bauchnabel, die Hüftknochen, das Brustbein. Ich hob meinen Oberkörper an, damit er mir das Shirt ausziehen und den BH öffnen konnte. Sofort kamen seine Hände zurück, streichelten zärtlich meine überempfindliche Haut. Überall, wo er mich berührte, brannte mein Körper. Als wären seine Hände lebende Wärmflaschen.

»Welche Bilder steigen in dir auf?«, fragte er sanft. Dachte er wirklich immer noch ans Schreiben? Seltsamerweise tauchten tatsächlich Bilder und Emotionen in mir auf, flossen ineinander, verschwanden wieder, machten Platz für neue.

»Blumenwiese«, hauchte ich. Keine Ahnung, warum ich gerade daran denken musste, aber das war ja Sinn der Sache. Ungefiltert und unkommentiert die Assoziationen zulassen.

»Schön«, brummte er an meine Haut. Seine Lippen kitzelten und ich schauderte. Meine Nippel wurden hart und reckten sich ihm entgegen. »Ich mag Blumenwiesen.« Er leckte über meine Haut. »Wenn du nicht schreiben magst, kannst du es mir auch erzählen. Konzentrier dich auf die Bilder und die Stimmung.«

Ich gab mich der Situation hin, seinen Fingern, seinem Atem auf meiner Haut, seinen Lippen, dem Vibrieren seiner Stimme. Er rutschte ein Stück höher. Ich spürte seine Erektion an meinem Bein. Alles empfand ich überdeutlich, in einer Intensität, die mir neu war. Ich loderte innerlich, erstaunt über die Vielfalt der Gefühle und Assoziationen, die sich in mir entfalteten.

»Die Sonne scheint«, hauchte ich. »Sie ist warm. Wir liegen auf einer Decke auf einer Wiese. Eine Ameise kitzelt mich am Arm.«

Ich spürte ein leichtes Flattern auf meinem Arm. »So?« Ich nickte und er fuhr mit seinen Zärtlichkeiten fort. »Erzähl weiter.«

»Wir sind nackt. Und wir küssen uns.«

Sofort senkten sich seine Lippen auf meine, liebkosten mich, sanft, ohne Zunge, aber voller Liebe und dem Versprechen auf mehr. Seine Hand fuhr zu meiner Jeans, öffnete sie und zog sie herunter. Mein Slip folgte, sodass ich vollkommen entblößt vor ihm lag, während er immer noch vollständig bekleidet war. Ich sah ihn an, die Augen geschlossen zu halten, schaffte ich nicht mehr. Nichts von ihm wollte ich verpassen, rührte mich aber nicht, weil ich die Stimmung nicht zerstören wollte.

»Was noch?«, fragte er und kniete sich wieder neben mich.

Aber ich antwortete ihm nicht, sondern zog an seinem T-Shirt. Er schlüpfte heraus, präsentierte mir seinen nackten, muskulösen, sexy Oberkörper. Immer noch saß er am Boden, ich lag auf der Couch. »Wie geht es weiter?«, fragte er mich.

»Wir lieben uns auf der Wiese, während um uns herum die Vögel zwitschern.« Er grinste. Fand er das lustig? »Keine Zensur hast du gesagt«, erinnerte ich ihn. Er schüttelte den Kopf, rappelte sich auf, indem er sich am Tisch abstützte und schlüpfte wortlos aus seiner Hose und seinen Pants, blieb aber neben dem Sofa stehen und blickte zu mir herab. In seinen Augen – und an seinem Penis – erkannte ich seine Lust. Ich streckte meine Arme aus und öffnete meine Schenkel ein wenig, lud ihn stumm ein, sich mit meinem Körper und meiner Seele zu vereinen.

Er schluckte, seine Atmung beschleunigte sich, seine Augen verdunkelten sich.

»Die Kondome sind im Schlafzimmer. Nicht weggehen.«

In meinem Tagtraum, den er provoziert hatte, kamen keine Unterbrechungen durch Verhütungsmittel vor. Aber er hatte recht. Schutz ging vor. Schwanger zu werden, war das letzte, was ich momentan wollte. Und ich nahm nicht die Pille. Warum auch, ich hatte ja bisher keinen Grund, mich mit Hormonen zu verseuchen. An Krankheiten dachte ich bei Nate nicht. Er war kein Mann, der ungeschützt mit Frauen schlief. Nur ich war so doof und hätte fast im Liebesrausch die Verhütung vergessen.

»Tut mir leid, ich habe nicht daran gedacht«, entschuldigte ich mich, als er mit der Kondompackung zurückkam und setzte mich auf.

Statt zu antworten, schob er den Tisch zur Seite, kniete sich vor mich und zog meinen Unterkörper mit einem Ruck vor zur Kante. Beidhändig reizte er meine Brüste, dann senkte er sein Gesicht auf meinen Schamhügel, knabberte daran und fuhr abwärts zu meiner pochenden Knospe. Als er begann, mich zu lecken und an mir zu saugen, drückte ich meinen Kopf an die Sofalehne und wimmerte ungeniert. Das hier war besser als alle Creative-Writing-Assoziationen. Denn es war real. Nates Zunge und Finger waren real. Meine Hände in seinen Haaren waren real. So gut konnte kein Tagtraum sein. Kein Text. Nichts. Nur Nate in echt. Ohne Vorwarnung überfiel mich ein heftiger Orgasmus, den Nate verlängerte, indem er immer weiter in mir kreiste und an mir saugte. Sein Schwanz zuckte an meinem Bein. Fahrig griff er mit der freien Hand danach, verschaffte sich selbst Lust, brummte sexy.

Noch während ich verzweifelt um Atem rang, riss er das Päckchen auf, rollte das Kondom über und erhob sich auf die Knie, beugte sich über mich und stützte sich neben mir auf. Küsste mich, ließ mich mich selbst schmecken. Ich schlang meine Schenkel um ihn und zog ihn zu mir, dorthin wo ich ihn so dringend wollte und brauchte.

Dann drang er endlich in mich ein. Langsam, als wolle er jeden Zentimeter erforschen und auskosten. Die ganze Zeit sah er mich dabei an. Und ich versank in seinen Augen und in dem Gefühl, wie perfekt er mich ausfüllte, wie perfekt wir zusammenpassten, wie perfekt er sich in mir bewegte.

Nate

Endlich in ihr zu sein, machte mich fast wahnsinnig. Sie fühlte sich so gut an. Als wären unsere Körper allein dafür geschaffen. Beinahe sofort fanden wir einen gemeinsamen Rhythmus. Der Geschmack ihrer Vagina, ihrer Lippen, ihrer Haut, ihre Geräusche, wenn sie erregt war oder sich dem Höhepunkt näherte, brachten mich an den Rand dessen, was ich aushalten konnte. Mein Schwanz pulsierte in ihr. So fühlte sich Glück an. Ich liebte sie, das war so sicher, wie dass ich auf den Orgasmus meines Lebens zusteuerte. Sie hielt sich mit Armen und Beinen an mir fest, stöhnte meinen Namen und schrie laut auf. Kam am ganzen Körper zitternd zum zweiten Mal. Noch einmal schob ich mich tief in sie, ihre inneren Muskeln krampften sich rhythmisch um mich und zogen mich in den Abgrund. Sie streichelte meinen Rücken, kratzte mit den Fingernägeln über meine verschwitzte Haut und küsste mich, während ich in tausend Teile zerbrach und anschließend wieder zum Menschen wurde.

Eine Weile blieben wir atemlos liegen, ich drückte mein Gesicht an ihren pochenden Hals, atmete ihren Duft ein, der sich mit dem von Schweiß, Seife und Sex vermischt hatte.

Sie.

Mein Leben.

Und mein Untergang.

Ich, ihr Leben und ihr Untergang.

Wir konnten nicht für immer so weitermachen. Ich musste sie vor mir und meinen Problemen schützen. Aber ich konnte nicht. Nicht nach diesem Erlebnis. Nicht, nachdem ich sie nach so kurzer Zeit derart liebte. Vielleicht gab es ja irgendwann eine Lösung. Vielleicht würde es nie dazu kommen, dass ich Hilfe brauchte und sie sie mir geben wollte. Vielleicht konnte ich für immer mein Geheimnis für mich behalten.

Vielleicht war die Erde aber auch eine Scheibe, und vielleicht lebten im Erdkern ja Echsenmenschen.

Ich zog mich aus ihr zurück, konnte plötzlich nicht schnell genug vor ihr flüchten. Musste mich sammeln, sonst brach alles zusammen. Ich. Mein Lügenkonstrukt. Mit zitternden Fingern entfernte ich das Kondom und knotete es zu.

»Ich entsorge das mal«, murmelte ich, stemmte mich auf meine wackligen Arme und schwankte auf Gummibeinen ins Bad.

Dort warf ich das Kondom in den Abfall und sank auf den Deckel der Toilette. Meine Beine fühlten sich an wie Pudding, mein Körper, als wäre ich einen Marathon gerannt. Meine rechte Hand lag taub und verkrampft in meinem Schoß, mein rechter Fuß brannte wie Feuer. Meist kam ich mit meinen eher schlaffen Lähmungen gut zurecht, in bestimmten Situationen – wie jetzt – meldete sich jedoch die Spastik überdeutlich. Hätte ich nicht gesessen, wäre ich vermutlich zusammengebrochen. Wäre nicht das erste Mal gewesen. So reagierte ich nach heftigen körperlichen oder seelischen Anstrengungen. Deswegen hatte ich bisher schnellen Sex mit Fremden bevorzugt. Man konnte danach ohne Erklärungen verschwinden. Nur – mit keiner war es je so gewesen wie mit Morgan. Sie, der Sex mit ihr, hatte mich an die Grenzen meiner Belastbarkeit gebracht. Aber das war es wert. Und erst recht kein Grund, jemals wieder damit aufzuhören. Selbst, wenn ich dabei sterben sollte. Einen schöneren Tod konnte es nicht geben.

Hoffentlich wunderte sie sich nicht, wo ich so lange blieb oder kam ins Bad. Ich musste mich hier verstecken, bis ich mich wieder einigermaßen gesammelt hatte. Ich hatte nicht vor, sie heute wieder gehen zu lassen. Noch einmal mit ihr zu schlafen, würde ich allerdings nicht schaffen. So gern ich es wollte. Auch das unterschied mich von anderen Männern. Kein psychisch oder körperlich gesunder Mann würde sich davon abhalten lassen, die ganze Nacht eine Frau wie Morgan immer wieder zu lieben. Wir mussten uns mit kuscheln und schlafen begnügen.

Nachdem ich wieder ohne Probleme atmen konnte und meine Gliedmaßen wieder funktionierten, stand ich auf, stellte die Dusche an und holte mir aus dem Medikamentenvorrat eine Baclofen, das war ein Muskelrelaxans und mein Notfallmedikament für die Spastik nach Überanstrengung. Es half gut, machte aber auch wahnsinnig müde. Während ich auf die Wirkung wartete, duschte ich und wickelte mir ein Handtuch um. Doch noch konnte ich nicht zu Morgan zurück. Zwar entspannten sich meine Muskeln dank der Tablette, mein Gehirn lief aber immer noch auf Hochtouren. An meinen schwitzenden Händen und meinem rasenden Puls merkte ich, wie eine Panikattacke anrollte. Eine des Ausmaßes, bei der keine Atemübungen helfen würden. Die Angst, Morgan zu verlieren und gleichzeitig zu wissen, wie aussichtslos die Situation war, raubte mir erneut den Atem und ich stand kurz vor dem Hyperventilieren.

Ich stützte mich am Waschbecken ab und starrte in das bleiche Gesicht im Spiegel. »Fuck, fuck, fuck«, murmelte ich, während ich wie ein Verrückter im Käfig vor und zurück wackelte. Warum war ich nicht diszipliniert genug gewesen, nichts mit Morgan anzufangen?

Weil du wahnsinnig in sie verliebt bist, Idiot! Weil du ein Mann bist und Sex liebst. Weil du ein egoistisches Arschloch bist!

Mit zitternden Fingern und nach Luft schnappend, öffnete ich noch einmal den Schrank und suchte meine Lorazepam. Ich schaffte es kaum, das Döschen zu öffnen, schüttete statt einer Tablette viel zu viele heraus. Ein paar kullerten auf den Boden, ich kickte sie mit dem Fuß außer Sichtweite, stopfte mir eine in den Mund und spülte sie mit Leitungswasser hinunter. Atmete tief durch. Warum tat ich ihr das an? Sie hatte etwas Besseres verdient als einen verdammten behinderten Lügner. Aber ich wollte sie noch nicht aufgeben. Wollte es auskosten, so lange es ging.

Erst nachdem beide Tabletten wirkten, traute ich mich aus meinem Versteck.

Morgan kauerte mit der Decke um ihren Körper am Boden vor dem Couchtisch und schrieb konzentriert auf den Notizblock. Ich setzte mich hinter sie auf die Couch und legte meine Hände auf ihre Schultern. Die übliche bleierne Müdigkeit nach den Medikamenten setzte langsam ein und breitete sich in meinem Körper aus. Unauffällig gähnte ich. »Was machst du?« Auch Sprechen fiel mir jetzt schwer.

»Ich mache die Schreibübung fertig.« Sie drehte den Kopf und grinste mich an, deckte das Geschriebene aber mit den Händen zu.

»Warum darf ich es nicht lesen?«

Sie küsste mich auf das Knie. »Später vielleicht. Mmh. Du riechst gut.«

Ich legte mich seitlich hin, schob ein Kissen unter meine Wange und sah ihr beim Schreiben zu. Die bekannte, unglaubliche Erschöpfung drückte mich schwer ins Sofa.

»Die Übung ist doch jetzt nicht mehr wichtig«, murmelte ich. »Leg dich lieber zu mir. Wir können einen Film schauen.«

Sie sah mich mit gerunzelter Stirn an. Sicher bemerkte sie meine Veränderung. Aber wieder schwieg sie dazu. »Hast du das mit dem Stimuli-Dings etwa nur erfunden, um mich zu verführen?«, fragte sie stattdessen und schmunzelte. »Du weißt schon, dass du mich auch ohne Tricks rumgekriegt hättest.«

Nur mit Mühe hielt ich meine Augen offen und rang mir ein Lächeln ab. »Nein, anfangs ging´s mir wirklich darum, dir beim Schreibprozess zu helfen. Aber es hat sich eben dann so ergeben.«

Sie verdrehte übertrieben die Augen. »Typisch Mann. Aber fürs Schreiben war es tatsächlich hilfreich.« Eifrig widmete sie sich wieder dem Block. Während sie schrieb, döste ich. Das Kratzen des Stifts und ihr gleichmäßiges Atmen waren wie Zen-Meditation. »Jetzt darfst du es lesen«, verkündete sie stolz und ich schreckte aus dem Halbschlaf hoch. »Guten Morgen, Dornröschen. Da war aber einer müde.« Sie küsste mich auf die Wange und kicherte an meiner Haut.

»War ein langer Tag. Mit viel Schreiben und Training und so.« Ich gähnte.

»Und? Ist das alles, weswegen du so müde bist?«

»Hm. Kann sein, dass ein gewisses Mädchen mit langen schwarzen Haaren und einem wahnsinnig sexy Körper auch ihren Anteil daran hat.« Ich merkte, wie verwaschen ich sprach, obwohl ich mir größte Mühe gab.

Mit letzter Kraft riss ich ihr die Decke weg, packte sie am Arm und zog sie zu mir auf die Couch. Sie quietschte, wehrte sich, schaffte es aber nicht, zu entkommen. Aber sie strengte sich auch nicht wirklich an. So kraftlos wie ich war, hätte mich sogar ein Regenwurm überwältigen können. Schließlich entspannte sie sich, kuschelte sich an mich und drückte ihren Po an meinen Unterkörper. Ich hielt sie mit dem Bein fest, griff über sie und nahm den Block vom Tisch.

»Lies es mir vor«, bat ich sie. Zuerst zögerte sie, dann fing sie leise an.

Entgegen meiner Erwartung handelte die Geschichte nicht von uns beiden. Es war mehr ein assoziativer Text mit sprechenden Tieren, Fabelwesen, Wiesen und Blumen und atmenden Bäumen, Sonnenstrahlen. Glück. Ihre Worte ergaben keine Kurzgeschichte im klassischen Sinn, aber das war ja auch nicht der Zweck einer solchen Schreibübung. Es ging darum, sich freizumachen, Worte fließen zu lassen, einen eigenen Stil zu entwickeln. Sie las konzentriert, ihre Stimme war sanft und so zärtlich wie ihre Worte, die mich in eine Decke aus Zufriedenheit und Liebe hüllten.

»Ich liebe diesen Text«, murmelte ich und zog sie näher an mich. »Und ich liebe dich.«

So. Jetzt war es raus. Geplant hatte ich dieses Geständnis nicht.

Sie antwortete nicht gleich, legte den Block auf den Boden und drehte sich zu mir herum. Sah mich mit großen Augen an und obwohl sie es nicht aussprach, las ich in ihren Augen, dass sie ebenso fühlte.

»Gibt es nichts daran auszusetzen?«, fragte sie leise. Es war nicht klar, ob sie den Text oder uns meinte. Vielleicht beides.

»Zuviel analysieren und nachdenken würde alles kaputt machen.« Auch ich bezog mich auf beides.

Sie lächelte, strich zärtlich die Haare aus meiner Stirn, fuhr mein Gesicht hinab und ließ ihre Hand auf meiner Wange liegen. »Sollen wir ins Bett gehen?«

Ich nickte und gemeinsam wechselten wir ins Schlafzimmer, wo wir uns unter der Decke aneinanderdrängten und ich beinahe sofort einschlief.

Als ich aufwachte, waren wir immer noch ineinander verkeilt. Ich hatte totengleich ohne Störungen geschlafen. Ob wegen der Medikamente oder wegen Morgan war mir egal. Gerne hätte ich sie noch weiter im Arm gehalten, aber ich musste aufs Klo, meine Gelenke bewegen und mein Aspirin schlucken. Und das alles möglichst so lange sie noch schlief, wenn sie nicht mitbekommen sollte, wie steif ich mich morgens aus dem Bett quälte und wie lange ich brauchte, um auf Betriebstemperatur zu kommen. Also wand ich mich aus ihrer Umarmung, unterdrückte ein Stöhnen und schleppte mich ins Bad. Dort spritzte ich mir kaltes Wasser ins Gesicht, putzte meine Zähne und absolvierte meine üblichen Morgenübungen.

Wenn sie öfter bei mir schlief, würde ich mir den Wecker stellen müssen, damit ich auf Betriebstemperatur war, wenn sie aufstand. Oder mir eine verdammt gute Ausrede einfallen lassen, warum ich über Nacht zu einem Roboter-Zombie mutierte.

Erst als der Kaffee fertig und der Tisch gedeckt war, tauchte sie in der Küche auf. Ich war mittlerweile geduscht und angezogen und als Mensch identifizierbar.

Ihre Haare waren auf wunderbare Weise zerzaust, ihr Gesicht war verschlafen und sie trug mein Shirt, das ich gestern im Bad liegengelassen hatte. Eine Welle von Liebe und Erregung durchfuhr mich. Sie schlappte zu mir, umfing mich von hinten und legte ihren Kopf an meinen Rücken.

»Danke, dass du mich ausschlafen hast lassen. Das kann ich nicht oft.« Sie küsste mich auf die Schulter. »Und du hast auch noch Frühstück gemacht. Was für ein Luxus.«

Ich drehte mich herum, umschlang sie ebenfalls und küsste sie zur Begrüßung zärtlich.

»Ohne Kochen, also keine Gefahr.«

Sie kicherte, stellte sich auf meine Füße und auf die Zehenspitzen und knabberte an meinem Kinn. Damit sie nicht nach hinten umfiel, hielt sie sich an meinen Oberarmen fest, ich sie an ihrem Po. Sie trug keine Unterwäsche, was mein Penis freudig zur Kenntnis nahm. Als ich meine Erektion an ihr rieb, schnurrte sie, machte sich aber frei.

»Ich habe einen Bärenhunger.« Aufreizend mit ihrem Po wackelnd lief sie zum Tisch und setzte sich.

Ich tat so, als wäre ich beleidigt, seufzte und schnaubte übertrieben und füllte Kaffee in ihre Tasse. Am Vormittag fühlte ich mich in der Regel am besten, was ich ausnutzen wollte. Übersetzt hieß das, ich wollte noch einmal mit ihr schlafen. Außerdem war sie so beschäftigt mit Familie und Buchladen, dass es fraglich war, wann wir wieder Zeit dafür haben würden. Aber sie hatte kein Mitleid, zog das Frühstück mir vor und bediente sich genüsslich am Toast und der selbstgemachten Orangenmarmelade meiner Mom.

Während wir aßen, unterhielten wir uns. Über Minot, Laura, das Studio, Morgans Geschwister, den Laden, das Schreiben. Zwischendrin telefonierte sie mit ihrem Dad, erfuhr, dass alles in Ordnung war und widmete sich dann wieder dem Essen und mir. Es gefiel mir, wie sie endlich einmal sich selbst an erste Stelle setzte.

»Ich habe heute frei«, erzählte sie und strahlte. »Das erste Mal seit Wochen. Keine Ahnung, warum Sheila plötzlich so nett ist, aber ich beschwere mich nicht.«

»Vielleicht hat sie doch kapiert, wie gut du den Laden ohne sie geschmissen hast.« Ich biss von meinem Toast ab.

»Unwahrscheinlich. Da glaube ich eher, dass Harolds Geist sie heimgesucht hat.« Sie gab Milch in ihren Kaffee und rührte wild darin herum. »Egal.« Sie zuckte mit den Schultern.

»Bleibst du hier?«, fragte ich spontan. »Ich muss zwar arbeiten, ich will das Kapitel zu Ende schreiben, aber ich fände es trotzdem schön, wenn du hier wärst.«

»Störe ich dich nicht?«

Ich zwinkerte. »Du bist doch meine Muse. Ich habe nie so effektiv geschrieben wie in den Tagen im Laden. Aber das liegt nicht am Laden, sondern an dir.«

»Dann gerne.«

Morgan verschwand im Bad, währenddessen räumte ich die Küche auf, spülte ab und stellte alles zum Trocknen auf die Ablage. Dann setzte ich mich wieder an den Tisch und trank noch einen Kaffee.

»Du hättest nicht alles allein machen müssen«, beschwerte sie sich beim Zurückkommen, verschränkte die Arme vor der Brust und lehnte sich an den Türrahmen. »Ich bin doch nicht im Hotel.« War sie sauer, weil sie nichts im Haushalt tun durfte?

»Kannst du nicht einfach mal entspannen und genießen, dass du niemandem hinterherräumen musst?« Sie grummelte etwas, das ich nicht verstand. »Komm her«, sagte ich und bemühte mich um einen verführerischen Ton.

Tatsächlich stieß sie sich ab, lief zu mir und setzte sich rittlings auf meinen Schoß. Sofort begannen wir wie zwei Teenager zu fummeln und zu knutschen. Ich schob meine Hand unter das Shirt und spielte mit ihren Brüsten, zwickte sie leicht in die Brustwarzen und entlockte ihr damit ein sexy Stöhnen. Am liebsten hätte ich sie sofort genommen. Es war so heiß, wie sie sich auf mir bewegte, den Kopf in den Nacken gelegt, die Beine um mich geschlungen.

»Wir sollten ins Schlafzimmer wechseln«, keuchte ich.

»Nein, ich will das hier. Genau so.« Konnte sie Gedankenlesen? Ich liebte diese Frau. »Ich hole ein Kondom.« Sie stand auf, eilte aus der Küche und kam kurz darauf mit meiner Kondombox wieder. Noch im Stehen schlüpfte sie aus dem störenden T-Shirt, wartete nackt und mit bebender Brust, bis ich mich auch endlich auszog.

Mit ihr zusammen zu sein, war einfach fantastisch. Die Zweifel und die Erschöpfung, die Panik von gestern waren verschwunden. Vielleicht hatten wir ja doch eine Zukunft. Zumindest eine fantastische Gegenwart. Das Später belastete mich heute nicht. Sie war das beste Jetzt der Welt und ich hoffte, es würde noch lange so bleiben.

Weil sie im Grunde die meiste Arbeit leistete, laugte mich der Sex diesmal nicht so aus wie gestern, was auch an der Tageszeit lag. Morgens war ich grundsätzlich fitter. Ich fühlte mich eher positiv angestrengt, wie nach einer guten Runde Sport. Ins Studio würde ich heute trotzdem nicht mehr gehen.

Morgan duschte, ich hörte sie summen und unwillkürlich übertrug sich ihre Fröhlichkeit auf mich. Spontan holte ich aus meiner Schublade die ausgedruckte Version eines meiner Bücher und legte es neben mich. Dann öffnete ich mein Schreibprogramm, rief das aktuelle Dokument auf und fing an zu schreiben.

Angezogen kam Morgan ins Wohnzimmer, trat hinter mich und bettete ihr Kinn auf meine Schulter.

Sie deutete auf den Stapel Papier. »Was ist das?«

»Du wolltest doch meine Bücher lesen.«

»Ehrlich?« Sie löste sich von mir und umrundete mich. Strich beinahe ehrfürchtig, aber mit einem breiten Strahlen im Gesicht über die Blätter. »Ich darf es lesen?« Ich nickte, plötzlich verlegen. Das Buch lag bei dutzenden Verlagen und Agenturen, aber vor Morgans Urteil fürchtete ich mich regelrecht. »*Trinopolis*. Von Nate Flannagan«, las sie vor. Wortlos versicherte sie sich noch einmal bei mir, dann nahm sie das Buch und verzog sich damit aufs Sofa. Mehrere Stunden schwiegen wir beide und versanken in meinen Worten.

Es war schon weit nach Mittag, als sie ein Geräusch von sich gab, das meinem ähnelte, wenn ich zu lange bewegungslos dasaß, und sah zu mir herüber.

»Das ist fantastisch! Die Idee mit den drei Welten und den verschiedenen Zeitachsen ist großartig.« Ich spürte, dass sie das nicht nur sagte, weil sie in mich verliebt war. So wie eine Mom alles toll fand, was ihre Kinder fabrizierten. Es gefiel ihr wirklich. Mein Herz stolperte vor Freude. »Warum, verdammt, will das niemand verlegen?«

Ich legte einen Arm auf die Lehne meines Stuhls und zuckte mit den Schultern. »Nicht massentauglich genug vermutlich.«

Empört schüttelte sie den Kopf. »Die spinnen doch! Alle schreien immer nach Geschichten, die anders sind, und wenn sie dann jemand schreibt, will sie doch keiner. Es gibt so viele hervorragende, ungewöhnliche Bücher, die in der Versenkung versauern. Eine Schande ist das!« Sie wirkte richtig wütend.

Sie konnte sich allerdings nicht weiter über die Buchwelt aufregen, weil es klingelte. Bevor ich selbst aufstehen konnte, war Morgan schon im Flur und öffnete die Tür.

»Hah! Erwischt!«, hörte ich Laura. Gefolgt von einem lauten Lachen.

»Woher wusstest du, dass ich hier bin?«, fragte Morgan. Die beiden Stimmen kamen näher, bis die zwei Frauen im Wohnzimmer erschienen.

»Wusste ich nicht. Aber ich habe es gehofft.« Sie winkte mir zu und ich winkte zurück. »Hi, Nachbar.« Sie blickte erst mich, dann Morgan an und grinste unverschämt. Laura war die meiste Zeit nervtötend, neugierig und distanzlos. Theatralisch seufzte sie laut und presste die Hand auf die Lippen. »Ich freue mich so für euch! Ihr passt so gut zusammen.« Sie verengte die Augen und zeigte auf Morgan. »Warst du etwa die ganze Nacht hier?« Weil Morgan nickte, kreischte Laura und klatschte begeistert in die Hände. Als wäre das Übernachten zweier erwachsener Menschen etwas wahnsinnig Außergewöhnliches und Feierbedürftiges. »Und habt ihr …« Sie wedelte zwischen uns hin und her und Morgan verdrehte die Augen. Ich musste mir ein Stöhnen verkneifen. Wenn sie so weitermachte, würde ich sie hochkant aus der Wohnung werfen. Egal ob Nachbarin oder Morgans beste Freundin.

»Was willst du, Laura? Dir ein Ei borgen? Oder eine Tasse Mehl? Oder wolltest du nur kontrollieren, ob Morgan hier ist, um deine Sensationslust zu befriedigen?«

Obwohl ich sie härter als beabsichtigt angefahren hatte, grinste Laura. Sie nahm einem so schnell nichts übel, das schätzte ich an ihr, trotz ihrer aufdringlichen Art.

»Mööp. Null Punkte. Leider nichts davon.« Sie zog einen Umschlag aus ihrer hinteren Hosentasche. »Ich wollte dich zu meiner Hochzeit einladen.«

»Mit Petra?«, fragte ich dämlich.

»Nein, mit dir, du Doofie.« Sie verzog die Lippen. Morgan lachte. »Vermutlich hätte die da«, sie zeigte auf ihre Freundin, »dich ohnehin als Begleitung mitgebracht. Der Termin steht ja schon seit Wochen. Aber so bist du auch ganz offiziell unser Gast.«

Sie reichte mir den Umschlag, ich öffnete ihn und zog eine goldene Einladungskarte heraus. 23. *März* stand darauf und ein Ort, den ich nicht kannte.

»Minnewaukan? Wo ist das denn?«

»So ein Kaff etwa zwei Stunden von hier. Hotelzimmer sind schon gebucht. Drei Stück für Familie Jones. Petra hat vor einiger Zeit von irgend so einer ungarischen Tante Geld geerbt. Das verprassen wir für die Hochzeit. Zum Beispiel, indem wir unseren armen Freunden die Zimmer bezahlen.« Ich sah Morgan an, wie schwer ihr das fiel, das anzunehmen. Sie wollte keine Almosen. Aber Laura konnte man ohnehin nicht widersprechen. »Eigentlich sollte unser Schätzelchen mit Parker in ein Zimmer, die Zwillinge hätten eins allein gehabt und ihr Dad auch. Aber jetzt muss eben umgeplant werden. Ich werde nämlich nicht zulassen, dass ihr beide«, wieder wedelte sie zwischen uns hin und her, »nicht zusammen in eins könnt.«

»Danke für die Einladung. Aber ich kann mir auch selbst eines buchen.«

»Nichts mehr frei«, sagte sie schulterzuckend. »Alles voller Hochzeitsgäste. Von mir aus könnt ihr auch im Auto schlafen, Hauptsache ihr zwei …«

»Wir haben's verstanden, Laura«, fiel ihr Morgan ins Wort. »Wir brauchen auch keine Anweisungen von dir, wann wir wo Sex haben.

Wenn du noch weiter nervst, schlaf ich bei dir und Petra im Bett oder bleib ganz zuhause.«

Laura funkelte sie wütend an. »Wehe! Du bist meine Trauzeugin!« Sie hob die Hände. »Aber ich hör schon auf. Sorry. Ich will mich nicht einmischen.« Doch, wollte sie schon. Ihr Blick wurde sanft. »Ich freue mich eben so. Ihr seht beide so glücklich aus.«

Ich streckte einen Arm aus und sofort lief Morgan zu mir und kuschelte sich an mich. »Sind wir auch«, bestätigte ich und küsste meine Freundin auf die Wange. Sie schob ihre Hand in meine hintere Hosentasche und nickte zustimmend.

»Ja, sind wir«, wiederholte sie und für einen Moment keimte die Hoffnung in mir auf, dass das für immer so bleiben könnte.

»Also, kommst du?«, wollte Laura wissen.

»Sehr gerne.«

»Yippie! Das wird so toll!«, rief sie. Vor Freude zappelte sie herum wie eine Dreizehnjährige auf einem Justin-Bieber-Konzert.

»Warum eigentlich ...« Ich sah noch einmal auf die Karte, weil ich mir den Namen des Ortes nicht merken konnte. »Minnewaukan?«

Auf einmal war Laura ungewohnt verlegen. »Da haben Petra und ich uns das erste Mal geküsst. Der Ort ist nicht besonders romantisch. Nicht einmal besonders schön. Aber trotzdem hat er für uns eine besondere Bedeutung. Petra und ich hatten uns ein paar Tage zuvor hier in Monot kennengelernt. Ich wusste sofort, dass sie mich wahnsinnig fasziniert, aber ich hatte bis dahin immer nur Heterobeziehungen geführt. Petra hat mich dann zu einem Ausflug an den Devils Lake entführt. Und da ist es dann passiert.«

Morgan lächelte. »Hach. Ich finde die Geschichte immer wieder zum Dahinschmelzen.«

»Ich hoffe, du hast einen Anzug«, sagte Laura zu mir.

Ich schüttelte den Kopf. Meinen letzten Anzug hatte ich zu meiner Abschlussfeier getragen und seitdem fünf Kilo Muskelmasse zugenommen. Außerdem hing er in Miami im Schrank. »Öhm, nein.«

»Dann wisst ihr beiden Verliebten ja, was ihr demnächst vorhabt.

Im Hoodie bekommst du Partyverbot. Mo hat ihr Kleid schon, vielleicht findet ihr ja für dich eine passende Krawatte.« Sie nickte, als wäre alles klar. »So, jetzt muss ich arbeiten. Im Gegensatz zu euch kann ich nicht den ganzen Tag meine Liebste betatschen.« Ich klärte sie nicht darüber auf, dass Morgan und ich uns auch nicht die ganze Zeit betatschten, wie Laura es ausdrückte. Uns verband viel mehr als Sex. Nur deswegen durfte sie meine Texte lesen. Die Wahrheit konnte ich ihr nicht geben, dann wenigstens das. »Tschüssi, ihr zwei.« Sie warf uns jeweils ein Luftküsschen zu, dann wuselte sie aus der Wohnung.

Plötzlich erschöpft rieb ich mir die Stirn. Mein Körper merkte deutlich den fehlenden Mittagsschlaf.

»Sie ist ein verdammter Orkan. Wie hältst du es mit ihr aus?«, jammerte ich.

Morgan holte tief Luft und stieß sie prustend wieder aus. »Mit viel Geduld und Liebe. Wir sind seit ungefähr hundert Jahren befreundet. Da gewöhnt man sich an alles. Und ich liebe sie sehr. Sie ist immer für mich da.«

»Das ist schön.« Mittlerweile konnte ich mein Gähnen nicht mehr zurückhalten. »Macht es dir was aus, wenn ich mich hinlege? Ich habe ein wenig Kopfschmerzen vom langen Schreiben.«

Sie küsste mich auf die Wange. »Nein, mach nur. Ich will dich ja nicht von deinem Mittagsschlaf abhalten. Ich muss sowieso los. Parker kommt bald nach Hause. Allerdings würde ich viel lieber mit dir ein Schläfchen machen.«

Ich schmunzelte. »Vermutlich würde es nicht beim Schläfchen bleiben.«

»Wäre das so schlimm?«

Momentan ja, denn wenn ich mich nicht in den nächsten fünf Minuten hinlegte und ausruhte, war ich den ganzen Tag zu nichts mehr zu gebrauchen. Sie sollte mich nicht so schwach erleben.

»Ich ruf dich später an«, versprach ich.

Sie holte ihre Tasche und den Rest des ausgedruckten Manuskripts, verabschiedete sich von mir mit einem langen Kuss und ließ mich platt in meiner Wohnung zurück.

Zwei Stunden später wachte ich als Mensch wieder auf, machte mir einen Tee und ein Sandwich und telefonierte mit Mom, um ihr mein tägliches Statusupdate mitzuteilen.

Wie immer hob jemand nach dem ersten Klingeln ab. Aber es war nicht Mom, sondern Dad.

»Hi, Junge«, begrüßte er mich, als wäre ich immer noch zehn. »Deine Mom ist im Keller. Sie hat mich zum Telefondienst abkommandiert. Falls du anrufst.« Er stieß Luft aus. Wir brauchten es nicht auszusprechen. Wir wussten beide, was für eine Glucke Mom war. »Soll ich sie holen?«

»Nein«, beeilte ich mich zu sagen. »Sag ihr einfach, es geht mir gut.«

»Nichts anderes habe ich erwartet.« Ich hörte den Stolz und die Liebe in Dads tiefer Brummstimme. »Du machst das schon.« Kurz schwiegen wir. Ein besonders großer Redner war Dad nicht. Das verband uns.

»Kann ich dir was erzählen, ohne dass es Mom sofort erfährt?« Ich wollte jemandem von Morgan erzählen. Aber Mom wäre völlig aus dem Häuschen und würde zu viele Sachen wissen wollen, auf die ich selbst keine Antwort wusste.

»Natürlich. Immer gern.« Er lachte leise. »Aber du weißt, dass sie es ohnehin rausfinden wird. Ich kann ihr nichts verschweigen. Da ist sie wie ein Bluthund.«

Natürlich wusste ich das. Und das war auch okay. Ich wollte Morgan ja nicht verheimlichen. Ich wollte nur mit jemandem sprechen, der neutral war.

»Ich habe jemanden kennengelernt.«

»Ein Mädchen?«

»Eher eine Frau, Dad. Sie ist einundzwanzig.« Plötzlich nervös zupfte ich an der Haut an meinem Daumennagel herum.

»Das ist schön, Nate.« Ich wusste, dass er das nicht nur aus Höflichkeit sagte. Er freute sich wirklich. »Macht sie dich glücklich?«

»Ja, Dad. Das tut sie«, antwortete ich ohne Zögern.

»Weiß sie Bescheid?« Er meinte die Krankheit. Ich schwieg, was Antwort genug war. »Warum nicht?«

»Ich will nicht, dass sie ihr Leben für mich aufgibt. Sie soll sich nicht wie Carla aufopfern.«

»Wenn man sich liebt, ist es kein Opfer«, sagte Dad schlicht.

Ich ging nicht darauf ein. »Sie soll mich nicht schwach erleben.«

»Du bist nicht schwach, Nate. Du bist der Einzige, der das behauptet.«

»Ich will für sie einfach ein Mann sein, kein Krüppel.«

Er seufzte. »Ich würde mir wünschen, du würdest nicht so schlecht über dich reden.« Dazu sagte ich nichts. Es war nun mal die Wahrheit. Meinen körperlichen Zustand konnte ich nicht schönreden. »Also willst du es ihr verschweigen?«

»Vorerst ja.« Vielleicht auch für immer.

»Es ist dein Leben.« Er seufzte noch einmal. »Aber wenn du meine Meinung hören willst«, er wartete nicht ab, sondern redete einfach weiter, »du solltest sie nicht anlügen. Du musst dich nicht für deine Vergangenheit schämen. Irgendwann geht das nach hinten los. Triff keine Entscheidungen für sie, sondern öffne dich. Für dich. Für sie. Für das Leben.«

Das klang so gar nicht nach meinem Dad. »Hast du einen Weichspüler-Kurs besucht, seit ich weg bin? Oder dich zum Psychologen umschulen lassen?« Ich hörte ihn atmen und rascheln. Vielleicht hatte er das Ohr gewechselt. »Es ist besser so, Dad.«

Er holte Luft, erwiderte dann aber nichts mehr und kurz darauf wusste ich, warum. Mom war aufgetaucht. Deswegen verabschiedete sich Dad von mir und gab den Hörer an seine Frau weiter. Ich redete ein paar Minuten mit Mom, blieb aber an der Oberfläche. Noch jemanden, der mir ins Gewissen redete, konnte ich nicht brauchen. Ich hatte entschieden, daran konnte auch Dads Predigt nichts ändern. Und Mom sowieso nicht. Geduldig lauschte ich den Geschichten aus ihrem Alltag und von ihren Freundinnen, erfuhr von Carlas Verlobung und vom Tod einer der Wachteln, die Mom im Garten hielt, und versicherte ihr mehrmals, dass bei mir alles in Ordnung war und ich noch nicht verhungert war.

Nach dem Telefonat mit meinen Eltern war ich erschöpft und frustriert. Ich hatte gehofft, dass Dad mich besser verstehen würde. Eigentlich verteilte er keine ungebetenen Ratschläge. Das war neu. Wenn ich eine Moralpredigt gewollt hätte, hätte ich es gleich Mom erzählen können.

Ich setzte mich auf die Couch, legte meine Füße auf den Wohnzimmertisch und checkte meine Nachrichten.

Bei Morgans Namen beschleunigte sich sofort mein Herzschlag. Drei Nachrichten innerhalb einer halben Stunde. Offenbar vermisste sie mich genauso wie ich sie. Das Gefühl war ungewohnt. Normalerweise konnte ich gut mit mir allein sein, Sehnsucht nach einer Frau kannte ich nicht. Nicht in dem Ausmaß zumindest.

Morgan: *Geht es deinem Kopf besser?*

Morgan: *Du hast mich nach der Geschichte von letztens gefragt. Schau in deine Mails. Ich habe deinen Tipp umgesetzt, einen Traum aufzuschreiben. Vielleicht erkennst du ja die Protagonisten …*

Morgan: *Hoffentlich ist bald Abend, damit ich dein Buch weiterlesen kann. Es ist so großartig.*

Sie vertraute mir inzwischen so sehr, dass ich nun ebenfalls ihre Texte lesen durfte. Mein Herz wummerte gegen meine Brust. Statt wie üblich nach langem Liegen meine Gelenke zu bewegen, rief ich meine Mails ab und fand Morgans Nachricht, die nur aus einem <3 und einem Anhang bestand, und begann gespannt zu lesen.

Die Geschichte war sprachlich an manchen Stellen noch etwas holprig, aber trotzdem gut. Und vor allem war sie eins: heiß! Die zwei Protagonisten waren eindeutig Morgan und ich.

Nate: *Möchtest du, dass der Traum wahr wird?*

Sie schrieb nicht zurück und die blauen Häkchen als Lesebestätigung erschienen ebenfalls nicht. Wahrscheinlich war sie mit irgendwelchen Ersatzmamatätigkeiten beschäftigt. Also setzte ich mich an den Computer, öffnete ein leeres Dokument und schrieb eine Antwortgeschichte, in der wir uns im nächtlichen Fitnessstudio liebten. Bevor ich es mir anders überlegen konnte, schickte ich sie ab.

März

Morgan

Es entwickelte sich zu unserem Ritual: Ich durfte das lesen, was Nate geschrieben hatte. Wenn ich es schaffte, etwas zu fabrizieren, gab ich es im Gegenzug ihm. Natürlich hatte er dabei ungleich weniger zu lesen als ich. Seine Tipps halfen mir tatsächlich, besser und sicherer zu werden, meinen eigenen Stil zu finden. Doch je länger ich schrieb, umso klarer wurde mir, dass es ein Hobby bleiben würde. Für längere Texte oder gar akribisches Plotten war ich zu ungeduldig und hatte schlichtweg zu wenig Zeit. Schreiben machte mir Spaß, mehr nicht. Es war nicht mein Leben, nicht meine Berufung wie bei Nate. Meine wenige Freizeit wollte ich lieber mit realen Personen verbringen. Aber ich träumte ohnehin nicht von einer Schriftstellerkarriere.

Manchmal arbeitete ich bei Nate an meinen Texten, während er an seinen schrieb. Aber nach einer Weile war es wie beim gemeinsamen Trainieren: Er war aktiv und ich schmachtete ihn dabei an. Mein Mitgliedsausweis vom Studio vergammelte in meiner Handtasche, die Kündigung war schon bei Laura abgegeben. Es war einfach nicht meins, mich auf dem Laufband oder einem der anderen Foltergeräte abzurackern, selbst mit Nate als Trainingspartner nicht. Ich hielt ihn dabei nur auf. Stattdessen sprachen wir über seine Geschichten, feilten an seinen Figuren, gingen spazieren oder machten einfach gar nichts. Wir genossen die gemeinsame Zeit. Die Beziehung mit Nate war leicht. Wir harmonierten miteinander, als wären wir schon seit Jahren ein Paar.

Im Grunde war es fast perfekt.

Aber eben nur fast.

Denn je länger ich ihn kannte, umso mehr spürte ich, dass er etwas vor mir verbarg. Etwas, das mit seiner Vergangenheit, seinem Körper zu tun haben musste. Vor allem nach Anstrengung wie langen Schreibsessions, extremem Sport oder ausgiebigem Sex, aber auch unter vielen Menschen wirkte er blass, fahl und unendlich erschöpft. Er versuchte, sich nichts anmerken zu lassen, aber er konnte mir nichts vormachen. Manchmal zitterten seine Beine oder seine Finger, manchmal lag seine Hand schlaff, an anderen Tagen zu einer Faust verkrampft in seinem Schoß. Ich kannte das von meinem Großvater, der sich nach mehreren Schlaganfällen mit Lähmungen hatte herumschlagen müssen. Aber Nate war jung. Junge Menschen hatten keine Schlaganfälle. Junge Menschen hatten Sportunfälle wie den, von dem er mir erzählt hatte. Ansonsten vermied er möglichst, davon zu sprechen, wechselte das Thema oder küsste mich zur Ablenkung. Dabei hätte ich ihm gern geholfen, wenn es ihm schlecht ging. Ich liebte ihn und sorgte mich um ihn. Dachte er wirklich, ich wäre so dumm oder unaufmerksam und bekäme nichts davon mit? Es verletzte mich, dass er sich mir nicht ganz öffnete. Trotzdem ließ ich ihn. In der Hoffnung, er wäre irgendwann bereit, mich einzuweihen. Dazu kamen seine wiederkehrenden Sprachunsicherheiten, dieses leise Nuscheln, als wäre er betrunken. Obwohl ich ihn nie auch nur einen einzigen Tropfen Alkohol trinken sah. Er habe einen angeborenen, zu schwachen Muskeltonus im Mund-Rachenraum, was sich bei Müdigkeit noch manchmal zeigte, erklärte er. Ich war keine Logopädin, konnte deswegen nicht einschätzen, wie glaubwürdig das war. Mein Bauchgefühl schrie, dass da noch mehr war. Dazu seine merkwürdige Narbe an der Kehle. Aber er hielt sich bedeckt, verriet mir die Wahrheit nicht. Im Grunde ging es mich auch nichts an. Wenn er es mir nicht sagen wollte, hatte er sicher seine Gründe. Er liebte mich, zeigte und sagte mir das jeden Tag aufs Neue. Das reichte mir. Vorerst. Für immer würde ich allerdings nicht mit Heimlichkeiten leben können. Oder wollen. Hoffentlich vertraute er mir irgendwann genug, um mich vollständig einzuweihen. Aber vielleicht bildete ich mir nur etwas ein, steigerte mich in ein vermeintliches Geheimnis, das nicht existierte, hinein.

Trotzdem war das zwischen uns innerhalb kurzer Zeit etwas Festeres geworden als jede Beziehung vorher. Auf allen Ebenen. Er gab mir das Gefühl, der wunderbarste und schönste Mensch auf Erden zu sein. Auch meine Geschwister liebten Nate, Dad und er verstanden sich gut und Laura war immer noch total aus dem Häuschen, weil ich jetzt einen festen Freund hatte.

Ich freute mich wahnsinnig auf unser gemeinsames Wochenende zu Lauras und Petras Hochzeit in Minnewaukan.

Petras Nichte Nora erwartete uns im Hotel. Die meiste Zeit lebte sie bei ihrem Dad, Petras Bruder, in Ungarn, ein oder zwei Mal im Jahr, wenn in Ungarn Ferien waren, besuchte Nora ihre Tante für mehrere Wochen in den USA.

Trotz des Altersunterschieds und obwohl sie sich selten sahen, waren Nora und Parker gute Freundinnen und hielten online Kontakt. Wenn Nora in Minot war, verbrachten sie viel Zeit miteinander. Ich mochte sie, vor allem ihre immer fröhliche, ausgeglichene Art.

Als wir die Eingangshalle betraten, stürmte Nora kreischend auf uns zu und warf sich in meine Arme. Ich erwiderte ihre überschwängliche Begrüßung und reichte sie dann an Parker weiter, die ausnahmsweise einmal lächelte und ihre Freundin ebenfalls drückte.

»Kann ich bei dir schlafen?«, fragte sie mit hoffnungsvollem Gesichtsausdruck. »Morgan hat mich aus rein egoistischen Gründen zu Dad abgeschoben und der schnarcht wie verrückt.«

Nora klatschte und beide kicherten los. »Na klar. Das wird toll!« Immer wenn die zwei Mädchen sich trafen, verwandelten sie sich in gackernde Hühner. Parker war dann ganz anders als mit ihrer sonst miesen Laune. Schade, dass Nora so weit weg wohnte, denn sie war eine der wenigen Menschen, die Parker aufleben ließen.

»Wo ist der Rest von euch?«, wollte Nora jetzt wissen.

»Dad und die Twins fahren erst später los, weil Dad noch arbeiten musste. Sie kommen am Abend«, erklärte ich. Nora wirkte ein wenig enttäuscht, fing sich aber schnell wieder.

Erst dann wandte sie sich an Nate, der etwas abseits stand und sein unsicheres, schiefes Grinsen aufgesetzt hatte. Ich winkte ihn zu mir und stellte die beiden vor. Aber Nora interessierte sich nicht sonderlich für meinen neuen Beziehungsstatus und zog Parker am Handgelenk zu den Aufzügen.

»Laura und Petra sind auf ihrem Zimmer und schlafen.« Sie malte zwei Anführungszeichen in die Luft und verdrehte die Augen. »Du sollst sie in zwei Stunden hier in der Lobby treffen«, sagte sie noch über die Schulter, dann verschwand sie mit meiner Schwester in der Fahrstuhlkabine.

Die Hochzeit würde erst am nächsten Tag stattfinden, vorher standen noch verschiedene Vorbereitungen auf dem Programm. Ich hatte die Aufgabe, Lauras Verwandten bei Laune und ihr vom Hals zu halten. Doch da die Bagage erst im Laufe des Tages eintreffen würde und die beiden Bräute erst in zwei Stunden ihr Zimmer verlassen würden, hatte ich noch ein wenig Freizeit. Nate dachte offenbar das Gleiche, denn er grinste breit. Seine Lippen zuckten und er sah mich mit seinem »Ich-will-Sex-Blick« an. Hand in Hand holten wir unseren Schlüssel und stiegen in den wartenden Fahrstuhl.

Sobald die Türen sich schlossen, trat Nate auf mich zu und presste mich mit seinem Körper gegen die Wand und seine Lippen auf meine. Der Handlauf drückte sich schmerzhaft in meinen Rücken, aber ich war zu sehr mit Nates Küssen und gierigen Händen beschäftigt, um mich bequemer hinzustellen. Er brummte irgendetwas in meinen Mund, das ich nicht verstand.

»Hm?«, fragte ich deswegen nach.

Nur kurz löste er sich von mir, um mir zu antworten. »Weißt du, dass ich seit Wochen an deinen Text über den Traum von uns beiden im Buchladen denken muss? Du hast mir nie darauf geantwortet, ob du ihn wahrwerden lassen willst.«

Oh ja, und wie ich das wollte! »Da hätte Sheila vermutlich eine

Menge dagegen«, sagte ich trotzdem. Besser gesagt, ich keuchte es, denn Nate saugte währenddessen hingebungsvoll an meinem Hals. Bevor er mir den ersten Knutschfleck meines Lebens verpasste, den jeder in meinem ausgeschnittenen Trauzeuginnenkleid würde sehen können, hielt ich ihn auf. Zwar hörte er auf, an meinem Hals zu knabbern, setzte aber dafür lauter kleine Küsse auf meine Haut.

»Ich werde mir diesbezüglich etwas einfallen lassen«, murmelte er, was mich erschaudern ließ.

Ich kicherte. »Diesbezüglich? Sie verwenden aber gestelzte Worte, Mister Flannagan.«

Er ließ von mir ab und grinste. »Du holst eben das Beste aus mir heraus.« Noch einmal küsste er mich, diesmal züchtig ohne Zunge auf den Mund und lehnte sich lässig an die Wand. Er wirkte völlig entspannt, während ich total durcheinander war, es zwischen meinen Beinen pochte, meine Brustwarzen kribbelten und mein Herz raste. Nur er hatte so eine Wirkung auf mich, und er wusste es ganz genau. Seine dunklen Augen verrieten, dass er die Souveränität nur vorgab.

Der Aufzug öffnete sich und wir suchten unsere Zimmernummer. Die zu finden war nicht schwer, weil es in unserem Stockwerk nur zwei Zimmer gab. Unseres und die Hochzeitssuite, was wir daran erkannten, dass es in großen Buchstaben auf der Tür stand. Also Lauras und Petras Reich. Der Rest meiner Familie schlief im dritten Stock, weit weg von uns. Zwar schämte ich mich nicht für Nate oder mein Liebesleben und jeder konnte sich denken, was wir trieben, aber wenn keiner meiner Familie direkt nebenan lag, konnte ich mich doch besser entspannen. Obwohl Nate mittlerweile selbstverständlich bei uns ein und aus ging und ein paar wenige Male auch bei mir übernachtet hatte, waren wir dann immer brav geblieben und hatten tatsächlich nur geschlafen. Zusammen, nicht miteinander. Parker war noch zu jung, um sie regelmäßig über Nacht allein zu lassen, und ich wollte die Twins nicht ständig zwingen, zuhause zu bleiben, damit ich meinen Spaß haben konnte. Deswegen gab es für meinen Geschmack viel zu viele Nächte ohne Nate. Umso mehr freute ich mich auf dieses Wochenende. Vor Aufregung schaffte ich es kaum, die Magnetkarte in den Schlitz zu stecken. Nate wartete mit unseren Taschen geduldig hinter mir, aber ich hörte, wie er ein Lachen unterdrückte.

Während ich immer noch am Schloss herumfummelte, legte er sein Kinn auf meine Schulter. »Soll ich dir helfen oder uns ein Nest auf dem Flur-Fußboden bauen?«

Ich schüttelte ihn ab, fuhr herum und funkelte ihn an. Aber bevor ich einen ebenso blöden Spruch zurückgeben konnte, sprang die Tür auf und Nate drängte mich ins Innere.

Unser Gepäck ließen wir in dem kleinen Vorraum, von dem das Bad und ein winziger Kleiderschrank-Ankleideraum abgingen. Die Einrichtung war schlicht, zwar altbacken, aber gemütlich. Ein großes Bett aus hellem Holz und dazu passende Nachtkästchen standen in der Mitte der Wand, die orange-grün karierte Bettwäsche biss sich ein wenig mit den roten Vorhängen und den braunen Bezügen des Sessels. Ein deckenhohes Regal mit Büchern, Deko und eingebautem Fernseher nahm die gesamte Wand gegenüber dem Bett ein. Dazu gab es noch einen kleinen Tisch mit einer Lampe, einen Hocker und einen Minikühlschrank.

»Oh, ein Bücherregal«, raunte Nate. Wir sahen uns an und dachten offenbar das Gleiche, denn wir begannen beide zu grinsen. Nate wackelte mit den Augenbrauen, leckte sich die Lippen und lockte mich mit dem Finger zu sich. Er fasste den Kragen meiner Jacke, zog mich mit einem Ruck an sich und küsste mich um den Verstand, bevor er mich langsam Stück für Stück aus meiner Kleidung schälte. Dabei streichelte er zärtlich jeden Zentimeter meines bebenden Körpers. Ich liebte diesen Mann!

»Dreh dich um.« Seine Stimme war rau und dunkel vor Lust. Sein Körper hart und gespannt. Atemlos stöhnte er meinen Namen, presste sich von hinten an mich und ließ mich seine Erektion spüren. Knetete meine Brüste und knabberte an meinem Nacken. Ich beugte mich ein Stück vor, streckte mein Hinterteil heraus und gab mich seinen Berührungen hin.

»Das war noch viel besser als in meinem Traum«, brummte ich, als wir später erschöpft, aber glücklich im Bett lagen, Nate auf dem Rücken, ich mit dem Kopf auf seiner Brust. Aus meiner Perspektive sah ich, wie seine Hand wieder zitterte, aber er verbarg es, indem er sie unter das Kissen schob. Sein Bein hing von der Matratze. Mit der anderen Hand lenkte er mich ab, strich mit kreisenden Bewegungen über meinen Rücken. Sein Herz raste ebenso wie meins. Er roch leicht nach Schweiß, seinem und meinem, nach Sex und nach einem Hauch seines Duschgels.

»Kein Traum kann je so sein wie wir beide zusammen«, war seine schlichte und unglaublich schöne Antwort. Mit der Handfläche spürte ich dem Pochen auf seiner Brust nach, schmiegte mich an ihn und in unsere Liebe und ließ mich in den Rhythmus seines Atems fallen. »Ich liebe dich.«

Ich rutsche ein Stück hoch, bis ich ihn aufs Kinn küssen konnte. »Ich liebe dich auch.«

»Trotzdem muss ich aufs Klo.« Er lachte leise und schob mich von sich. Grummelnd gab ich ihn frei. Ich musste ohnehin demnächst Lauras Verwandtschaft empfangen und bespaßen. Also sah ich ihm hinterher, wie er in den Flur schlappte. Die Tür schloss er hinter sich und versperrte mir dadurch die Sicht auf seinen Prachtkörper. Nur weil ich musste, zog ich mich an und flocht meinen zerzausten Zopf neu. Aus dem Bad hörte ich es scheppern und anschließend ein leises Fluchen, gefolgt von Wasserrauschen und der Klospülung.

»Alles okay?«, rief ich.

»Jaja. Mir ist nur die Seife runtergefallen.«

Seifen schepperten nicht.

Kurz darauf kam Nate mit einer Unterhose und einem frischen T-Shirt bekleidet aus dem Bad zurück. Zwar lächelte er mich an, aber es wirkte angestrengt. Wie so oft nach dem Sex. Er gähnte und fuhr sich durch seine ebenfalls aus der Form geratenen Haare, ließ seine Hände am Hinterkopf liegen und streckte sich.

»Brauchst du mich als Unterstützung beim Verwandtensitting? Wenn nicht, würde ich mich ein bisschen hinlegen.«

Ich trat zu ihm und schlang meine Arme um ihn. »Nein, mach nur dein Mittagsschläfchen, du Gewohnheitstier. Ich schaffe das schon allein. Lauras Familie ist zwar verdammt anstrengend, aber nett. Ich habe sie schon im Griff.«

Er umarmte mich ebenfalls.

»Irgendwoher muss sie es ja haben«, nuschelte er und gähnte wieder. Dann küsste er mich auf den Kopf, machte sich von mir los und wankte zum Bett, wo er sich auf den Rand setzte und sich rückwärts fallen ließ. »Mann, bin ich müde.« Das war nicht zu übersehen. »Du machst mich fertig. Kannst du nicht weniger anstrengende Träume haben?«

Er machte stundenlang Sport, war aber so fertig nach einer Runde Sex im Stehen? Seine Brust hob und senkte sich schwer, als hätte er Probleme beim Atmen. Auch sein Gesicht wirkte alles andere als entspannt.

»Soll ich dir ein Glas Wasser bringen? Oder dir sonst etwas Gutes tun? Du siehst auf einmal aus, als würdest du etwas ausbrüten.« Ich machte mir Sorgen, setzte mich zu ihm an den Bettrand und fühlte seine Stirn. Sie war kaltschweißig. Aber wenigstens hatte er kein Fieber. Sanft strich ich ihm über sein fahles Gesicht.

Unwirsch wischte er meine Hand weg und rappelte sich auf. »Ich bin keins deiner Kinder! Gleich fängst du noch an, das Katzentanzlied zu singen. Betüttel gefälligst jemand anderen!«, blaffte er mich an, und ich zuckte zurück. »Entschuldige«, schob er hinterher, als er meinen verletzten Blick sah. Er nuschelte so stark, dass ich ihn kaum verstand. »Mir geht's gut. Ich hab nur einen Durchhänger. Du musst mich nicht behandeln, als würde ich gleich sterben.«

Tja, er sah aber sterbenselend aus, also musste er damit rechnen, dass ich mich kümmern wollte. Tat man das nicht bei Menschen, die einem wichtig waren? Außerdem brauchte sich niemand schämen, wenn er krank war.

»Nein, dir geht es eindeutig nicht gut!«, widersprach ich, plötzlich sauer. Er verzog genervt das Gesicht, sank wieder hintenüber und legte seinen Unterarm über die Augen.

Auf einmal platzte alles aus mir heraus. »Du lügst doch! Das ist doch kein normaler Nach-dem-Sex-Durchhänger. Ich bin auch fertig, aber auf angenehme Art, nicht wie du. Das ist nicht das erste Mal, dass du aussiehst wie der Tod höchstpersönlich, wenn du dich überanstrengt hast. Denkst du, ich bin so doof und merke das nicht? Dein Zittern? Deine verwaschene Sprache? Deine Erschöpfungsanfälle? Und überhaupt: Wer macht denn in deinem Alter noch Mittagsschlaf? Irgendwas stimmt nicht, und es verletzt mich zutiefst – nein, es macht mich verdammt wütend! – dass du mich ausschließt! Was ist mit dir los?«

Er starrte mich nur an, ernst, beinahe panisch. Ich bemerkte genau den Zeitpunkt, an dem er zumachte, seine Mauer hochfuhr, seine Miene sich verhärtete, ebenso sein Körper. »Du kannst mir doch alles sagen! Ich liebe dich! Wir sind fest zusammen, ich dachte, da verheimlicht man sich nichts so Wichtiges. Das hier«, ich deutete auf ihn, hob seine Hand und ließ sie wieder herabfallen; sie fühlte sich so leblos an, wie sie aussah, »ist kein Highschoolstreich, den man verschweigen will. Oder ein hässliches Tattoo, das man sich besoffen hat stechen lassen und deswegen mit langen Ärmeln verdeckt.«

»Du hast mich schon oft nackt gesehen, du weißt, dass ich keine peinlichen Tattoos habe«, murmelte er, ohne seinen Arm von seinem Gesicht zu nehmen.

»Du weißt genau, was ich meine!«

Endlich blickte er mir in die Augen. »Nein, weiß ich nicht. Nichts ist mit mir los. Ich bin müde. Wie oft soll ich das noch sagen? Du bildest dir das alles ein.« Ich machte ein abfälliges Geräusch. »Was willst du hören, Süße?«

»Die Wahrheit, Nate.«

Er seufzte. »Ich bin schrecklich müde. Das ist die Wahrheit.« Vermutlich war es das. Aber eben nur ein Teil davon. Der Rest war das, was mich eigentlich interessierte. Die Ursache für seine ständige Erschöpfung. »Bitte, mach die letzte wunderbare Stunde nicht mit Rumzicken kaputt.«

Er nannte mich eine Zicke? Aha. Er war es doch, der mir standhaft etwas verschwieg.

»Du bist müde, okay. Aber so oft? Und so extrem? Ich bin nicht dumm, Nate«, flüsterte ich.

Er schloss wieder die Augen und strich sich über sein Gesicht. »Das weiß ich.«

»Warum sagst du es mir dann nicht einfach?«

Er hob den Kopf, stützte sich auf seine Ellbogen, seine Augen verengten sich. »Weil es nichts zu sagen gibt!«, brüllte er so laut, dass ich zurückwich.

Wortlos drehte ich mich um und verließ das Zimmer. Ich brauchte Abstand. Und Ablenkung. Lauras aufgedrehte Verwandtschaft war da genau richtig. Hatte unsere Beziehung überhaupt eine Zukunft, wenn wir nicht ehrlich zueinander waren?

Tatsächlich lenkte mich Lauras Familie erfolgreich von meinen Sorgen und Zweifeln ab. Laura war ungewohnt still und blass. Ich spürte ihre Angst, aber auch ihre Freude und ihr Glück. Wenigstens einer von uns sollte einen Tag mal keine Probleme haben. Deswegen erzählte ich ihr auch nichts von dem Streit mit Nate, lachte, wenn alle anderen lachten, hielt Laura davon ab, sich zu betrinken, half Petra, Nora und Parker davon zu überzeugen, auch am gesellschaftlichen Leben teilzunehmen, und schäkerte mit Lauras Großonkel Jim.

Nate sah ich erst wieder beim Abendessen, für das wir uns alle im Hotelrestaurant trafen. Mein Ärger auf ihn war mittlerweile größtenteils verflogen. Ich liebte ihn viel zu sehr, um lange auf ihn sauer sein zu können. Nachtragend war ich ohnehin nicht. Trotzdem nagte es an mir. Vermutlich hatte ich kein Recht, ihn derart zu bedrängen. Wenn ich mit ihm zusammenbleiben wollte, musste ich akzeptieren, dass er mir nicht alles erzählte. Aber sein Zustand war nichts, das man verschwieg, weil man es vergessen wollte oder weil es nicht wichtig war. Es ging um ihn. Um seine Gesundheit. Seine Person. Ich konnte nur hoffen, dass es nicht für immer zwischen uns stand. Oder am Ende noch unsere Liebe zerstörte.

Alle redeten durcheinander, im Essenssaal herrschte ein Geräuschpegel, bei dem man kaum sein eigenes Wort verstand. Lauras Familie war wie eine Heuschreckenplage, die alles um sich herum vernichtete. Ich mochte sie trotzdem. Sie waren so ganz anders als meine eigene Familie.

Laura saß bei ihrer Familie, Petra mit ihrer Nichte bei meinem Dad, den Zwillingen, Parker und mir. Es war niemand aus Petras Familie angereist, was ich schade fand. Parker und Nora unterhielten sich tuschelnd, starrten auf ein Handy und teilten sich einen Kopfhörer. Tristan erzählte Petra gerade von dem Theaterstück, für das er eine der Hauptrollen ergattert hatte. Er lebte fürs Theaterspielen und plante schon jetzt, sich später auf einer Schauspielschule zu bewerben. Wenn das nicht klappte, wollte er Bühnenwissenschaften studieren und auf dem College weiterspielen. Dad las konzentriert die Speisekarte, während Donovan heimlich Tristans Besteck ableckte und eines der Brötchen am Tisch mit dem Finger anbohrte und Salz hineinschüttete. Als er bemerkte, dass ich ihn ertappt hatte, hielt er einen Finger vor die Lippen, setzte ein gemeines Lächeln auf und hielt seinem Bruder den Brotkorb hin, der sich prompt das salzverseuchte Gebäck griff. Ich war im Urlaub, deswegen hatte ich keine Lust auf Erziehung und griff nicht ein. Die beiden würden immer Wege finden, sich gegenseitig zu ärgern. Aber sie liebten sich und hielten zusammen wie Superkleber. Als Tristan eine kurze Redepause machte und ins Brötchen biss, verzog er angeekelt das Gesicht und spuckte den Bissen wieder aus. Mit zusammengekniffenen Augen untersuchte er das Brötchen, entdeckte das Loch und kombinierte sofort. Er kannte seinen Bruder eben gut. Gezielt warf er Donovan das Salzding an den Kopf, der es aber abwehrte und vor Lachen beinahe vom Stuhl fiel.

»Schmeckts, Bruder?«, gluckste er und lachte laut.

Tristan sprang auf, rannte um den Tisch und stürzte sich auf seinen kichernden Bruder. Sie rangelten eine Weile, und ich schob vorsichtshalber das Geschirr aus ihrer Reichweite. Petra sah nur zurückgelehnt und die Arme vor der Brust verschränkt zu und grinste ebenfalls. Parker schnaubte genervt und Nora stützte ihr Kinn auf ihre Hand und blickte zu den Zwillingen auf. Ich hatte den Verdacht, dass sie in einen der beiden oder auch in beide verliebt war. Was verständlich war, denn obwohl ich ihre Schwester war, konnte ich erkennen, wie attraktiv Donovan und Tristan waren. Sie würden einmal verdammt heiße Kerle werden. Der eine witzig und charmant, der andere sensibel, kreativ und fürsorglich.

Dad schaute hinter seiner Karte hervor und zog die Augenbrauen hoch.

»Schluss jetzt!«, brummte er und erstaunlicherweise hörten Tristan und Donovan sofort auf, sich zu prügeln. Tristan trottete brav zu seinem Platz zurück, während Donovan seinem Rücken den Stinkefinger zeigte.

Die Getränke waren bereits bestellt, als Nate endlich auftauchte. Er wirkte ausgeruht und gut gelaunt. Niemand fragte, warum er zu spät zum Essen erschien. Er nickte in die Runde und rutschte auf den freien Stuhl neben mir. Unter dem Tisch griff er nach meiner Hand, drückte sie und küsste mich zärtlich auf die Wange.

»Bist du mir noch böse?«, flüsterte er in mein Ohr. Ich schüttelte unauffällig den Kopf, sah ihn aber nicht an und er atmete erleichtert aus. »Ich will ein schönes Wochenende mit dir verbringen, Süße. Lass uns unseren Streit vergessen.«

Ich wollte nicht inmitten anderer Menschen wieder zu diskutieren anfangen, außerdem hatte ich mir vorgenommen, seine Zurückhaltung zu diesem Thema zu akzeptieren, also widersprach ich nicht. Er legte einen Finger an meinen Kiefer und drehte mein Gesicht zu ihm, lächelte mich an und küsste mich zart auf den Mundwinkel. Seine Lippen fuhren erneut zu meinem Ohr. »Ich bin ein Arsch, tut mir leid. Ich liebe dich.«

Ich schnaufte. Ja, bei diesem Thema verhielt er sich tatsächlich wie ein Arsch. Allerdings war das auch das einzige Thema. Ansonsten war er toll. Trotzdem, die Sache war für mich noch nicht abgehakt.

»Ich kotz gleich«, beschwerte sich Parker lauthals. »Könnt ihr nicht einmal nebeneinandersitzen, ohne euch zu befummeln?«

Nate lehnte sich zurück, ließ aber nicht meine Hand los. »Nein, können wir nicht.« Er zwinkerte und Parker verdrehte wieder übertrieben die Augen. Bekam sie keinen Augenmuskelkater vom ständigen Demonstrieren ihrer Genervtheit? Hatte ich mich in dem Alter auch so verhalten?

»Bei Donovan stört es dich auch nicht, wenn er seine Mädchen mitbringt. Der ist noch viel schlimmer«, merkte Tristan zu Recht an. Der Betroffene nickte nur süffisant.

»Doni ist jung. Da ist es weniger eklig.«

Ich war mit einundzwanzig wirklich nicht alt, nur war Parker für solche unwichtigen Details noch nie zugänglich gewesen. Wenn sie sich eine Meinung bildete, hielt sie an ihr fest. Egal, ob berechtigt oder nicht.

Donovan fuhr sich durch die Haare, lehnte sich zurück und verschränkte die Arme. »Ich habe wenigstens Dates und lebe nicht wie eine Nonne«, sagte er zu seinem Bruder.

Tristan setzte zu einer Erwiderung an, schloss seinen Mund aber wieder, weil die Bedienung an unserem Tisch erschien. »Oh, ein neuer Gast«, säuselte sie, als sie Nate entdeckte. Sie klapperte affig mit ihren Wimpern und schob ihre spärlich bekleideten Brüste in seine Richtung. »Was darf ich Ihnen zu trinken bringen?«

Nate lächelte sie reserviert an und ging nicht auf ihr offensichtliches Anbiedern ein. Sein Glück, sonst hätte ich mir das mit dem »unseren Streit vorerst vergessen« noch einmal überlegt und den nächsten angezettelt. Ich war eindeutig eifersüchtig. Dass ich mir trotz seiner Liebesbeteuerungen nicht mehr ganz sicher war, wie wir zueinander standen, wenn er immer noch Dinge vor mir verheimlichte und nicht einmal den Anschein erweckte, als würde sich daran in naher Zukunft etwas ändern, machte die Sache nicht besser.

»Ein Cocktail vielleicht?«, fügte die Bedienung hinzu.

Nate schüttelte den Kopf. »Nur ein Wasser bitte. Ohne Kohlensäure.«

»Wir hätten auch hervorragende Weine anzubieten«, versuchte sie es erneut.

Nates freundlich-höfliche Miene verschwand. »Ich sagte, ich hätte gern ein Wasser. Warum müssen immer alle Menschen Alkohol trinken? Ist es so abartig, dass ein erwachsener Mann nur Wasser bestellt?« Er klang aufgebracht. Sie tat mir leid, weil sie nur ihren Job machte. Aber nur ein bisschen.

Sie zuckte leicht zusammen, errötete und nickte. »Natürlich. Gern. Ein Wasser. Kommt sofort.« Mit verkniffenem Gesichtsausdruck blickte sie in die Runde. »Haben Sie schon Ihr Essen gewählt?«

Ich schmiegte mich demonstrativ an meinen Freund, legte meine Hand auf seinen Oberschenkel und fuhr daran nach oben. Er verspannte sich, hielt mich aber nicht auf. Die Bedienung, die mein Reviergehabe registrierte, zog die Augenbrauen hoch, ihr Mund verzog sich zu einem Strich. Ich lächelte sie süßlich an. So ein lächerliches Zicken-Verhalten passte überhaupt nicht zu mir, trotzdem konnte ich es nicht abstellen. Bevor ich noch weiter ging, griff Nate meine Finger und schob sie in sicherere Regionen. Er sagte nichts, aber ich konnte das Fragezeichen über seinem Kopf regelrecht sehen.

Nachdem alle bestellt hatten, eilte die Bedienung davon, ohne Nate oder mich noch eines Blickes zu würdigen.

»Trinkst du grundsätzlich keinen Alkohol oder nur jetzt nicht?«, wollte Petra wissen und trank von ihrem Gin Tonic.

»Ich trinke nie Alkohol«, antwortete er knapp. Wie immer ohne weitere Erklärungen.

»Nie nie? Oder nie, aber wenn sich die Gelegenheit ergibt, dann gönne ich mir einen leckeren Drink? Oder ein Bier in netter Männerrunde?«, hakte sie nach.

Ich merkte, wie er dicht machte. »Nie nie«, antwortete er trotzdem.

»Wieso?« Sie schien entsetzt.

»Muss es für alles einen Grund geben?«, brummte er. Er nahm das

Wasser, das die Bedienung ihm brachte, entgegen und trank einen großen Schluck. »Was ist an Wasser auszusetzen?«

»Grundsätzlich nichts, außer dass es keinen Alkoholgehalt hat.« Petra lachte. »Wir Ungarn sind unter den Top 10 des weltweiten Alkoholkonsums. Deswegen ist es für mich einfach ungewohnt und zugegeben auch ein wenig unverständlich, wenn jemand komplett darauf verzichtet.« Zur Bestätigung schlürfte sie an ihrem Longdrink. »Aber ich respektiere es und bewundere es auch in gewisser Weise, wenn es jemand schafft, komplett zu verzichten. Ich bin zu schwach dazu.«

Nate zuckte mit den Schultern. »Ist keine besondere Leistung.«

Dad mischte sich ein. »Ich finde es gut. Die Menschen trinken ohnehin viel zu viel Alkohol.« Er hob sein Bierglas. »Ich eingeschlossen.«

»Schlechtes Vorbild, Dad«, stellte Tristan berechtigterweise fest.

»Stimmt«, gab er zu. »Also haltet euch an Nate. Der ist das bessere Vorbild in Sachen moderner Mann. Trinkt nicht, raucht nicht, hält sich fit, ist für seine Freundin da, arbeitet nicht Tag und Nacht.«

»Du bist auch für uns da, Dad«, widersprach ich. »Du bist ja nicht zum Partymachen oder wegen irgendwelcher Egosachen so viel unterwegs.«

Er lächelte mich liebevoll an und seufzte. »Wie auch immer. Kein Problemwälzen dieses Wochenende. Wir sind auf einer Hochzeit.« Guter Vorsatz, Dad. Er beugte sich zu Petra. »Ist alles so weit fertig?«

Das Essen wurde serviert und das Gespräch wandte sich anderen Themen zu. Der morgigen Hochzeitsfeier, Promi-Klatsch, der Landschaft, den Zimmern, dem Wetter. Wir lachten, machten Scherze und je länger wir zusammensaßen, umso mehr entspannte ich mich. Selten hatte ich so viel Zeit mit meiner gesamten Familie und das wollte ich genießen, selbst wenn Parker zickig war und Donovan die meiste Zeit mit seiner Freundin chattete. Tristan dagegen unterhielt sich rege mit uns und sogar mit Nora. Irgendwann verschwand er mit ihr nach draußen, um was auch immer zu tun. Da Tristan nicht Donovan war, machte ich mir keine Sorgen, dass er sie spontan schwängern würde.

Stunden später war der Speisesaal fast leer. Dad war ins Bett gegangen, Parker hatte sich mit einer glücklich grinsenden und rotwangigen Nora ebenfalls verabschiedet, auch die Zwillinge hatten sich in ihr Zimmer zurückgezogen. Nur noch Petra und Laura, die sich mittlerweile zu uns gesellt hatte und ziemlich betrunken war, Nate und ich waren noch da. Eine Weile plauderten wir noch, bis Laura irgendwann, den Kopf auf der Schulter ihrer Zukünftigen, einschlief. Zu dritt schafften wir es, sie ins Dachgeschoss und ins Bett zu hieven, wo sie schnarchend weiterschlief.

»Hoffentlich ist sie morgen wieder fit.« Petra klang leicht sauer, aber auch amüsiert. »Dann gute Nacht ihr beiden«, verabschiedete sie sich und schloss die Tür.

Nate sah mich nachdenklich an und schob seine Hände in die Hosentaschen. »Hast du Lust auf einen Nachtspaziergang?«

Ich nickte.

Ohne uns anzufassen, stiegen wir die Treppen hinunter und nach draußen. Kalte Luft empfing uns, die mich frösteln ließ, aber auch ein strahlend klarer Himmel mit Milliarden von Sternen und Vollmond.

»Ganz schön kitschig«, sprach Nate meine eigenen Gedanken aus. »Und romantisch.«

Romantik war mir in einer Beziehung nicht so wichtig, eher Liebe und Vertrauen und gemeinsame Interessen. Und von mir aus auch guter Sex. Trotzdem nickte ich und starrte wie er minutenlang in den Himmel. Etwas blinkte rot. Ob ein Komet, ein Flugzeug oder ein Ufo konnte ich nicht beurteilen. Frösche und Zikaden sangen ihre unterschiedlichen Lieder, von irgendwo hörte man leise einen Fernseher oder ein Radio, ansonsten war es still. Hinter uns lag das beleuchtete Hotel, vor uns die dunkle Nacht.

Unvermittelt drehte Nate mich zu sich herum, legte seine Arme um mich und küsste mich zärtlich. Er entschuldigte sich auf seine Art und bat mich wortlos um Geduld für das, was zwischen uns stand. Ich ließ es zu, erwiderte seinen Kuss, gab mich seiner Wärme und Liebe hin, die er wie eine Decke über uns breitete.

Schweigend liefen wir Richtung See und fanden schnell einen Weg, der am Wasser entlangging. Die Stille zwischen uns und um uns herum war schön. Beruhigend. Wie Nate selbst. Er war kein aufgedrehter Mensch wie Laura, nicht so ruhelos wie Donovan, nicht so strebsam wie Tristan und nicht so fleißig wie Dad. Und schon gar nicht so bockig wie Parker. Abgesehen von seiner standhaften Weigerung diese eine Sache betreffend war er für mich perfekt. Er war einfach Nate. Mein Nate. Klug und kreativ und sportlich, liebevoll und zärtlich, wild und leidenschaftlich, sexy und gutaussehend. Jemand, der nicht sinnlos plapperte, nur damit sich die Luft bewegte oder um sich zu profilieren. Und er schämte sich nicht, seine Gefühle mir gegenüber auch in der Öffentlichkeit zu zeigen.

Je weiter wir uns vom Hotel entfernten, umso dunkler und kälter wurde es. Auf einer Bank machten wir Halt, schauten zu den Sternen und aufs Wasser. Der Mond glitzerte auf der Oberfläche, ein Boot schaukelte hin und her. Trotz der frostigen Temperaturen war es wunderschön. Nates Körper und seine Liebe wärmten mich.

»Mein Dad würde jetzt seine Angel auswerfen«, sagte er in die Stille.

»Und du?«

Ich drehte mich ein wenig in seinen Armen, damit ich ihn ansehen konnte und legte meine Beine über seine Oberschenkel.

Er schnaubte. »Ich und Angeln? Mein Dad hat ein paarmal versucht, mich mitzunehmen. Aber ich finde es einfach nur langweilig.« Er lachte leise. »Außerdem mag ich Fisch nicht besonders gern. Vor allem nicht, wenn ich ihn selbst erschlagen und ausnehmen muss.«

Ich strich zart über Nates Brust und steckte meine Hand unter seinen Pullover, um sie aufzuwärmen. Er schauderte, hielt mich aber nicht auf und streichelte mit der freien Hand durch den Stoff meine Finger.

»Vermisst du deinen Dad? Und deine Mom? Oder Brian?«

Er antwortete nicht sofort. »Manchmal«, gab er dann zu. »Meine Eltern sind großartig. Sie sind immer für mich da, unterstützen mich vorbehaltlos bei allem. Auch als ...« Er stoppte. Schluckte. Ließ mich los und verschränkte die Finger im Nacken. Für einen Augenblick hoffte ich, dass er sich öffnete. Aber wie immer wechselte er zu harmlosen

Themen. »Das Wetter hier oben im Norden nervt mich manchmal.« Er rubbelte sich die Arme. »Sonst stört mich hier eigentlich nichts.« Er sah mich an. In der Dunkelheit wirkten seine Augen übergroß. »Du bist ja hier, wie kann ich dann etwas vermissen?« Seine Worte ließen mich schmelzen. Ich streckte mich und küsste ihn liebevoll.

»Erzähl mir mehr von Miami«, bat ich ihn. »Von deiner Vergangenheit. Ich will alles von dir wissen.« Ich hoffte, er verstand, dass ich damit wirklich *alles* meinte. Vielleicht konnte ich ihm ja ein paar Dinge entlocken, auch wenn ich mir eigentlich vorgenommen hatte, es vorerst gut sein zu lassen.

Wieder überlegte er eine Weile, seine Hand lag locker auf meiner Schulter, seine Daumen streichelten meinen Hals, meine Finger seine Brust.

»Ich bin sehr behütet aufgewachsen«, begann er zu erzählen. »Ähnlich wie du anfangs. Mit liebenden Eltern, tollen Großeltern, Freunden, Hobbies, war in der Schule beliebt und so. Alles total unspektakulär normal. Fast schon langweilig. Aber das weißt du ja schon.« Sein Blick glitt zärtlich über mich und verweilte auf meinen Lippen. Aber er küsste mich nicht. »Ich kann mich gerade schlecht konzentrieren.« Also zog ich meine Hand aus seinem Pulli und setzte mich auf. Er seufzte, redete dann aber weiter. »Meine Kindheit war wunderbar frei und voller Liebe und Spaß, mit gemeinsamen Urlauben und Feiertagen mit leckerem Essen. In der Highschool ließ ich nichts anbrennen, hatte immer irgendein Mädchen am Start.« Er wich mir eindeutig aus. Das alles war nicht neu für mich. Warum schwieg er bei den wirklich wichtigen Dingen so beharrlich? »In meinem Abschlussjahr kam Carla neu auf unsere Schule. Brian und ich hätten uns fast über die Frage geprügelt, wer sie daten durfte. Ohne zu wissen, ob sie überhaupt einen von uns beiden angeberischen Vollpfosten haben wollte.«

Obwohl Carla Vergangenheit war, überfiel mich Eifersucht. Weil sie vielleicht Dinge wusste, die er mir verheimlichte. »Aber sie hat sich natürlich für dich entschieden.«

»Sie hatte keine Wahl. Brian und ich haben es untereinander ausgemacht. Wir sind gegeneinander einen Halbmarathon gelaufen. Der mit der besseren Zeit sollte sie bekommen.«

»Wie romantisch. Wenn man in Steinzeitkategorien denkt.«

Er lachte. »Ja. Ich sag ja, wir waren richtige Idioten. Ich gewann haushoch und führte sie aus. Danach waren wir zwei Jahre zusammen.« Plötzlich klang er melancholisch. Hing er etwa noch an ihr? War es das, was er nicht preisgeben wollte? Instinktiv spürte ich, dass das nicht so war. Er liebte *mich*. Es war etwas anderes.

»Warum habt ihr euch getrennt?«

»Es hat einfach nicht mehr gepasst. Sie musste sich weiterentwickeln. Da wollte ich ihr nicht im Weg stehen.«

»Also eine Trennung aus Vernunftgründen?«

»Wenn du so willst, ja. Aber es war besser so. Für beide Seiten. Also alles gut.« Als hätte er meine Gedanken gelesen, fügte er hinzu. »Ich liebe sie nicht mehr. Nur dich.«

Wir versanken in einen langen Kuss, der mich die Zweifel und die Kälte der Nacht vergessen ließ.

»Und seitdem?«, fragte ich, nachdem wir uns gelöst hatten. »Hattest du danach noch eine Freundin?«

»Nein. Du bist die erste seit Carla.«

»Wolltest du nicht oder hattest du keine Gelegenheit?«

»Oh, Gelegenheiten gab es schon.« Er grinste, zwinkerte und drückte mir einen schnellen Kuss auf die Lippen. »Ich wollte nicht. Bis ich dich fand.« Zärtlich küsste er meine Handfläche. »Und bei dir? Warum hattest du jahrelang keinen Freund?«

Ich zog meine Hände zurück und steckte sie zwischen meine Schenkel. »Wieso gehst du davon aus, dass ich keinen hatte?«

»Täusche ich mich etwa?«

Ich seufzte. »Nein. Dann weißt du vermutlich auch, warum.«

»Du musst deine Familie loslassen«, riet er sanft.

Ich antwortete nicht, weil ich dieses Thema nicht zum millionsten Mal diskutieren wollte. Für meine Verhältnisse war ich ohnehin schon sehr egoistisch, seit ich mit Nate zusammen war.

»Ich freue mich auf morgen«, sagte ich stattdessen. »Das wird eine tolle Feier. Laura und Petra haben es verdient, glücklich zu sein.«

»Möchtest du denn mal heiraten?« Ich zog die Augenbrauen hoch. Warum fragte er das? »Nicht jetzt. Keine Angst, das ist kein Antrag.« Er machte abwehrende Bewegungen. »Nur so rein hypothetisch.«

Gut. Rein hypothetisch durfte er fragen. Obwohl ich ihn liebte, hätte mich ein Heiratsantrag momentan stark überfordert. So weit war ich noch lange nicht.

»Keine Ahnung. Darüber habe ich noch nie nachgedacht. Weil es nie jemanden gab, mit dem ich mir hätte vorstellen können, das ganze Leben zu verbringen. Also nein. Oder ja. Vielleicht. Ein Trauschein hat meine Mom nicht davon abgehalten, zu verschwinden. Das würde es einen hypothetischen Ehemann auch nicht.« Was sein Gesichtsausdruck bedeuten sollte, wusste ich nicht. Aber es war ja auch dunkel. Und außerdem kalt.

Würde der Held in einem Film jetzt nicht versprechen, dass er seine Liebste nie verlassen würde? Nate dagegen schwieg. Das Leben war eben kein Film.

»Können wir zurückgehen? Ich verwandle mich gleich in einen Eiszapfen«, sagte ich. Plötzlich war ich traurig.

Auch der Rückweg verlief wortlos. Aber diesmal war es keine angenehme Stille. Eher verkrampft.

In unserem Zimmer duschten wir, um uns aufzuwärmen. Wir seiften uns gegenseitig ein, streichelten unsere kalten Körper, küssten uns, dabei blieb es aber auch. Die bedrückte Stimmung von vorhin verschwand weitgehend, aber ein kleiner Rest blieb. Danach legten wir uns ins Bett, deckten uns zu und kuschelten uns aneinander. Redeten nicht mehr. Weder über uns noch über unsere Vergangenheit, noch über theoretische Hochzeiten in irgendeiner Zukunft. Nate war Gegenwart und das musste ich akzeptieren. Das musste reichen.

Nate

Als ich aufwachte, schlief Morgan noch. Sie lag auf dem Bauch, benutzte ihren Arm als Kissen, das Gesicht war mir zugewandt. Ihr Haar war um ihren Kopf aufgefächert. Sie war so schön und ich gönnte mir einen Moment, in dem ich sie einfach nur betrachtete. Mir fiel es immer schwerer sie anzulügen. Weil ich sie mit jedem Tag mehr liebte. Mehr als ich Carla je hätte lieben können. Das Problem war: Morgan wurde misstrauisch. Natürlich merkte sie, dass etwas verdammt schieflief. Aber ich konnte ihr nicht die Wahrheit sagen. Entweder verlor ich sie oder sie sich selbst. Entweder spielte ich weiter den starken Mann oder outete mich als schwach. Nichts davon wollte ich. Außerdem konnte ich ihr nicht plötzlich meine Diagnose an den Kopf werfen. So etwas musste schonend beigebracht werden.

Sie hatte mit allem recht, was sie mir vorwarf. Ich verschwieg nicht einfach nur eine peinliche Jugendsünde. Ich verschwieg ihr mein wahres Ich. Unsere Liebe baute auf einer Lüge auf. Irgendwann würde alles, das gesamte Lügengebilde über mir, und damit über uns, zusammenbrechen. Bis dahin wollte ich alles auskosten, was ging, bevor ich sie in ihr altes Leben zurückschickte. *Ihr* Leben. Ohne mich als Belastung.

In der Nacht hatte ich stundenlang wachgelegen, hatte immer und immer wieder meine Situation durchdacht. Wegen der Anspannung war auch mein Körper nicht zur Ruhe gekommen, weshalb mein Bein und mein Arm schmerzten und ich gezwungen gewesen war, mehrmals aufzustehen und sie im Bad zu massieren. Dementsprechend gerädert war ich. Gut, dass Morgan so einen tiefen Schlaf hatte und nicht jedes Mal aufgewacht war. Was hätte ich ihr auch antworten können?

Leise schlurfte ich ins Bad, wo ich duschte, in meine Shorts schlüpfte und meine Medikamente schluckte. Auf nüchternen Magen vertrug ich sie nicht so gut, aber Morgan sollte es nicht mitbekommen. Die Tablettenboxen schob ich wieder nach ganz unten in den Koffer zwischen die gebrauchten Socken und Unterhosen, damit Morgan sie nicht zufällig fand und unnötige Fragen stellte. Dann putzte ich die Zähne und machte meine Übungen zum Gelenk- und Muskellockern. Weil es im Bad so eng war, wechselte ich dafür in den Hauptraum, wo ich mein morgendliches Durchbewegen fortsetzte. Die kritischen Übungen hatte ich erledigt, jetzt folgten welche, die auch als Morgenfitness durchgehen konnten. Was hieß, Morgan konnte sie gefahrlos sehen. Es war anstrengend und ermüdend, so vieles heimlich zu tun, aber es ging nicht anders.

Bei meinem dreißigsten Sit-up merkte ich beim Hochkommen, dass Morgan mittlerweile wach war. Grinsend saß sie im Bett, die Arme um die angezogenen Knie geschlungen, das Kinn darauf gebettet. Ihre Haare waren wirr, ihre Augen wirkten verschlafen.

»Schöne Aussicht«, stellte sie fest. »Du kannst ruhig weitermachen. Gerne auch ohne Unterhose.«

»Ich traue der Sauberkeit des Teppichs nicht über den Weg. Also lieber nicht. Aber ich wüsste da etwas anderes, wofür man besser nackt ist und gleichzeitig im Bett bleiben kann. Auf allen Vieren krabbelte ich zu ihr und aufs Bett, drückte sie rückwärts zurück ins Kissen und rieb meinen halbsteifen Schwanz an ihr.

»Als normaler Mensch bekommt man ein richtig schlechtes Gewissen, wenn man nicht schon morgens Sport macht«, sagte sie, erwiderte aber meine Bewegungen und entspannte sich. Ich zog ihr das Schlafshirt aus und erstickte ihren Einwand, indem ich ihre Brustwarzen mit meinen Lippen einfing und daran saugte. Sie stöhnte, ihr Oberkörper wölbte sich mir entgegen.

»Es gefällt mir, wenn du neben mir schläfst. Dann könnte ich dich immer so wecken.« Um zu zeigen, was ich meinte, küsste ich mich an ihrem nackten, vom Schlaf noch warmen Körper hinab.

»Ich bin allein aufgewacht, du musstest ja wieder Mister Superstrebersportler sein und deinen Körper stählen«, brummte sie, stöhnte aber im nächsten Augenblick, als ich leicht auf ihre Scham pustete.

»Nur für dich«, murmelte ich an ihre Haut. Nicht, weil ich mich ohne Morgentraining wie ein alter Mann mit Parkinson bewegen würde.

»Wie spät ist es?«, fragte sie keuchend.

»Kurz vor neun.«

Sie fuhr hoch. »Oh Gott, schon so spät. Ich muss zu Laura und ihr beim Anziehen helfen und die Verwandten einweisen und die Zwillinge wecken und Parker frisieren und Dads Krawatte binden und ...«

Ich unterbrach sie, indem ich auf ihr hochrutschte und meine Lippen auf ihre presste. »Alles gut, Süße. Es ist nicht deine Hochzeit. Die kommen alle prima allein zurecht. Ich bin sicher, Laura kann sich seit zwanzig Jahren allein anziehen, um die Verwandten hast du dich gestern schon sehr gut gekümmert, Tristan und Donovan wird der Hunger zum Frühstück treiben, dein Dad ist auch ohne deinen Krawattenknoten so alt geworden und Parker mag es ohnehin nicht, wenn du sie bemutterst. Wir haben genug Zeit.«

Sie sah mich skeptisch an. »Aber ...«

Wieder stoppte ich sie. Diesmal, indem ich mich direkt auf sie legte und sie mit sehr körperlichen Argumenten davon abhielt, doch noch zu flüchten.

Wenig später lag ich erschöpft und nach Atem ringend auf ihr. Zerzaust und glücklich sah sie zu mir hoch und grinste.

»Darf ich jetzt aufstehen?«

»Nein!«, bestimmte ich. »Du kümmerst dich um dich.« Sie seufzte, gab aber nach und brummelte etwas, das wie eine Zustimmung klang. Ich drückte ihr einen Kuss auf die Nase und stützte mich mit ausgestreckten Armen über ihr ab.

Zufrieden über meinen vorläufigen Sieg rollte ich mich von ihr herunter. Warum fiel es ihr so schwer, sich mal auf sich selbst zu konzentrieren? »Geh in Ruhe duschen und mach dich hübsch. Wenn du dich dann besser fühlst, frage ich in der Zwischenzeit bei Laura und den anderen nach, ob sie etwas brauchen.« Sie würden ohnehin nein sagen, da war ich mir sicher. »Oder willst du erst frühstücken?«

»Keinen Hunger.« Sie atmete tief aus. Ganz überzeugt war sie noch nicht, dass sich alle allein anziehen konnten.

Vorsichtig strich ich ihr eine Haarsträhne aus der Stirn und stützte mich auf eine Hand. »Entspann dich, Süße. Alles ist gut.«

Seufzend sah sie mich lange an, rappelte sich dann schweigend auf und lief ins Bad, von wo ich kurz darauf die Dusche rauschen hörte. Ich schlüpfte nur notdürftig in Jeans und ein Shirt und in meine Sneakers und verließ das Zimmer. Duschen würde ich nachher.

Nach nicht einmal einer halben Stunde hatte ich die Bestätigung von allen, dass sie tatsächlich ohne Morgans Hilfe überleben würden. Wer hätte das gedacht?

Als Laura mir vorhin die Tür geöffnet hatte, strahlte sie mit ihrem weißen Tüllkleid mit den aufgesetzten Glitzersteinen und den Pailletten auf ihren Highheels um die Wette. Petra trug einen weißen Hosenanzug und flache Schuhe. Beide hatten weiße Rosen im Haar und wirkten einfach nur glücklich.

Als ich ins Zimmer zurückkam, schloss Morgan gerade den Reißverschluss ihres bodenlangen Kleides. Es war in einem zarten Rosa gehalten und aus weichem, fließendem, seidenartigem Stoff gefertigt, der ihre Kurven perfekt umspielte. Weil es schulterfrei war, trug sie keinen BH oder vielleicht auch einen ohne Träger. Ihre Haare waren locker hochgesteckt und mit einer rosa Blüte dekoriert, im gleichen Ton wie ihr Kleid und ihre glänzenden Lippen. Die Augen waren so geschminkt, dass sie irgendwie größer und noch leuchtender wirkten. Wenn ich sie nicht schon lieben würde, hätte ich mich in diesem Augenblick unsterblich verliebt.

»Wow«, konnte ich nur hauchen. Sie lächelte schüchtern, drehte mir den Rücken zu und deutete über ihre Schulter. Der Reißverschluss stand ein Stück offen und ich zog ihn langsam nach oben, obwohl ich ihn lieber geöffnet hätte. Ich fuhr genüsslich mit den Händen ihre Seite hinab und drückte ihr einen Kuss auf ihre nackte Haut im Nacken. Gänsehaut bildete sich und sie schauderte, gab ein leises Geräusch von sich, wie das, wenn ich in ihr war. »Bei den anderen ist alles in Ordnung, Süße. Keiner braucht dich. Sie haben alles im Griff. Dein Dad trägt Fliege, die Jungs vernichten das Frühstücksbuffet, Parker und Nora frisieren sich gegenseitig und die beiden Bräute nebenan sind auch abmarschbereit.«

Sie drehte sich herum und schlang ihre Arme um mich. Ich hielt sie, spürte ihren Herzschlag im Gleichklang mit meinem. Eine Weile standen wir so, dann löste sie sich von mir und sah mich von oben bis unten an.

»Du bleibst aber nicht so, hoffe ich.« Sie zupfte an meinem Shirt und zog es mir über den Kopf. Griff an meinen Hosenbund, ging auf die Knie und schob ihn nach unten. Grinsend ließ ich es zu, auch wenn sie mich behandelte, als wüsste ich nicht, wie man eine Hose auszog. Oder als würde sie mir gleich einen blasen. »Soll ich dir deinen Anzug aus deinem Koffer holen?«, fragte sie und erhob sich leider wieder.«

Bevor sie loslaufen konnte und in meiner Tasche herumwühlte, hielt ich sie auf. »Nein, ich geh schon. Du darfst auch meinen Hintern anschmachten, wenn ich mich bücke.« Sie kicherte und zwickte mich in selbigen.

»Okay, überzeugt.« Tatsächlich beobachtete sie mich schmunzelnd, wie ich aufreizend mit dem Po wackelnd zu meinem Koffer lief, ihn beim Herunterbeugen extra herausstreckte und lasziv über die Schulter grinste. Ihr Kichern wurde zu einem Lachen.

»Was habe ich für ein Glück mit dir«, witzelte sie, trat zu mir und umarmte mich so stürmisch von hinten, dass ich beinahe in meinen Koffer fiel.

Mit dem Anzug über dem Arm verschwand ich im Bad, duschte in Rekordzeit und begann mich anzuziehen.

Noch bevor ich ganz fertig war, kam Morgan herein. »Wow«, wiederholte sie meine Worte von vorhin. »Ich wusste nicht, dass ein Anzug so sexy sein kann.« Wie ein Männermodel posierte und drehte ich mich vor ihr.

»Wir haben ihn doch zusammen gekauft«, erinnerte ich sie.

»Ja schon, aber ich hatte vergessen, wie toll er dir steht.«

Das konnte ich nur zurückgeben. Morgan sah wunderschön aus in ihrem Kleid. Durch die hohen Schuhe schienen ihre Beine endlos. Schnell schloss ich die Knöpfe an meinem Hemd und zog sie aus dem Zimmer, weil sonst die Gefahr bestand, dass wir es heute nicht mehr verlassen würden.

Der Saal, in dem die Zeremonie stattfand, war bis auf ein paar wenige Plätze bereits belegt. Als Morgan und ich Hand in Hand den Mittelgang entlangliefen, überfiel mich plötzlich Melancholie, denn die Chance, jemanden zu heiraten, den man die ganze Zeit anlog, war gering. Wahrscheinlicher war, dass sie mich deswegen irgendwann verließ. Morgan zischte ein leises »Au« und sah mich irritiert an, weil ich aus Versehen ihre Finger zu sehr gequetscht hatte. Ich lächelte sie entschuldigend an, verschwieg aber, warum ich auf einmal so angespannt war. Sie küsste mich kurz auf die Wange und ging dann nach vorn zu einer Frau, die sich gestern als Nicole vorgestellt hatte und Petras Trauzeugin war. Sie sprach nur wenige Worte Englisch, weswegen sie sich beinahe ausschließlich mit Petra und Nora unterhalten hatte. Die beiden Frauen umarmten sich und stellten sich dann rechts und links neben die blumengeschmückten Stühle für das Brautpaar. Mein Platz war in der zweiten Reihe neben Mr Jones. Außerdem saßen bei uns noch die Twins, Parker und Nora. Vor uns schluchzte Lauras Mom in ein Taschentuch, ihr Ehemann hielt ihre Hand und streichelte sie unablässig, Lauras drei Schwestern und ihr Bruder mit den jeweiligen Partnern und Kindern vervollständigten die engere Familie. Der Rest der riesigen Verwandtschaft war im Raum verteilt. Man hörte sie deutlich an ihrem lauten Lachen und dem wilden Durcheinandergerede von den anderen Gästen heraus. Quasi eine Horde Lauras in allen möglichen Altersstufen.

Ich kam mir ein wenig fehl am Platz vor. Morgans Dad schien sich ähnlich unwohl zu fühlen, denn er rutschte unbehaglich auf seinem Stuhl herum und nestelte immer wieder an seiner Fliege. Donovan und Tristan waren exakt gleich angezogen, mit einem dunkelblauen Anzug, grasgrünen Hemden und schwarzen Schuhen. Nur an ihren unterschiedlichen Frisuren – Tristan akkurat nach hinten gegelt, Donovan mit seiner typischen Nicht-Frisur – konnte man sie unterscheiden. Parker trug ausnahmsweise ein Kleid, das ihr gut stand und sie weicher und mädchenhafter und wie das dreizehnjährige Mädchen, das sie war, wirken ließ. Ihre Augen waren nicht wie sonst dick schwarz umrahmt, sondern nur leicht mit silbernem Lidschatten bemalt, die Lippen glänzten passend zu ihrer großen Schwester rosa, ebenso wie die Schleife in ihrem Haar.

Damit ich an ihrem Dad vorbeischauen konnte, beugte ich mich ein Stück vor. »Du siehst hübsch aus«, sagte ich zu Parker.

Wie immer verdrehte sie die Augen, aber ihre Wangen wurden rot und sie lächelte leicht.

»Klappe!«, motzte sie trotzdem.

»Parker. Bitte versuche, dich wenigstens heute zivilisiert zu benehmen«, schimpfte ihr Dad und setzte eine strenge Miene auf. Parker stieß genervt Luft aus, verschränkte demonstrativ die Arme vor der Brust und lehnte sich zurück.

»Jaja. Ist schon gut. Entspann dich, Dad.«

Ich musste mir ein Lachen verkneifen. Obwohl Parker die meiste Zeit schlecht gelaunt war (oder so tat) und das andere auch spüren ließ, mochte ich sie. Sie war ein verletztes Kind, hatte Wunden auf ihrer jungen, sensiblen Seele, die vielleicht niemals heilen würden. Auf gewisse Art fühlte ich mich mit ihr verbunden, auch wenn ich eine Mom hatte, die mich nie im Stich ließ. Aber Wut und Trauer waren auch meine ständigen Begleiter, wenn auch nicht mehr so quälend wie früher. Ich wusste, wie schwer es war, sich daraus zu befreien. Ebenso wie ich hatte Parker Glück, dass sie in einer Familie (abgesehen von ihrer Mom) aufwachsen durfte, die sie trotz allem uneingeschränkt liebte. Sie würde ihren Weg gehen, da war ich mir sicher. Vielleicht nicht in gerader Linie, mit vielen Hochs und Tiefs und Rückschlägen und vermutlich auch Polizeikontakten, aber am Ende würde alles gut werden. Irgendwann würde sie die Kurve kriegen und ein fantastisches, glückliches Leben führen.

Donovan spielte mit seinem Handy oder textete seiner Freundin oder schaute sich Videos an, was auch immer, kümmerte sich auf jeden Fall nicht um das Geschehen um ihn herum. Er war sauer, weil er seine Freundin nicht hatte mitbringen dürfen, Morgan aber mich. Tristan erzählte Nora gerade vom Theaterspielen, von seiner Rolle als Puck im *Sommernachtstraum*.

»Das ist so anstrengend«, hörte ich ihn sagen. Nora seufzte und himmelte ihn an, wie er begeistert und gestenreich redete. »Der Puck manipuliert in einer Szene einen Kerl, von dem ich jetzt spontan den Namen vergessen habe, und verwandelt ihn in einen Esel. Puck ist quasi sinnbildlich der Schalk im Nacken. Deswegen hat sich unser Regisseur gedacht, es wäre doch cool, wenn Puck ihm nicht nur sprichwörtlich im Nacken sitzt. Deswegen hänge ich da minutenlang auf dem Rücken von Jules herum. Also ungefähr so.« Er zog seine Beine an, streckte die Füße nach oben und griff in die Luft, die Handflächen nach oben. »Meine Füße sind über den Ohren, so mache ich ihn zum Esel. Die meisten Inszenierungen lösen das mit Pappohren oder einem Eselskopf oder so, wir eben nicht. Also meine Füße sind die Ohren und mit den Händen halte ich mich unter den Achseln fest. Kannst du es dir vorstellen?«

Nora runzelte die Stirn. Ich hatte durchaus ein Bild von der Position im Kopf und die wäre tatsächlich sehr anstrengend. Für beide Teile. Puck und Esel. Hoffentlich war es eine kurze Szene, sonst sollte Tristan lieber noch häufiger ins Studio.

»Furzstellung«, warf Donovan, ohne aufzusehen, ein. »Übt er schon die ganze Zeit.«

Tristan trat seinem Bruder mit dem Fuß ins Schienbein, woraufhin der zu lachen anfing.

»Benehmen, Jungs!«, knurrte ihr Dad. »Es geht los.«

Die beiden verstummten und wandten wie der Rest der Gäste ihre Köpfe, um den beiden Bräuten beim Einmarsch zuzusehen. Statt dem üblichen Hochzeitslied wurde eines gespielt, das ich nicht kannte, dessen Sprache sich aber ungarisch anhörte. Gemeinsam liefen Laura und Petra langsam Hand in Hand nach vorn zu ihren Trauzeuginnen. In ihren Gesichtern stand Freude und Glück und ein wenig Angst und in Lauras zusätzlich ein eindeutiger Kater. Sie sahen sich verliebt an, dann setzten sie sich und der Trauredner begann zu sprechen.

Die Zeremonie war schlicht, aber deswegen umso schöner und passend zu Laura und Petra. Ohne schnulzige Liebesbekenntnisse, mit persönlicher, auf das Leben der beiden abgestimmter Rede. Die ganze Zeit über hielten sich die beiden an den Händen, ließen sich nur kurz los, um sich die Ringe anzustecken. Als sie sich anschließend leidenschaftlich küssten, sah Morgan zu mir herüber und lächelte liebevoll.

Die anschließende Party war dank einer Live-Rockband laut, ausschweifend und wild. Feiern konnte Lauras Familie. Hunger hatte ich nur wenig, zwang mich aber, etwas zu essen, damit ich nicht zu früh schlappmachte. Das alles hier, die vielen Menschen, der Lärm, die fehlenden Ruhepausen, strengten mich unheimlich an. Trotzdem nickte ich, als Morgan mich fragte, ob ich mit ihr tanzen wollte. Wir warteten, bis ein ruhigeres Lied begann, dann führte ich sie auf die Tanzfläche, wo sie die Arme um meinen Nacken schlang und sich an mich schmiegte. Ich legte meine Hände auf ihre Taille und langsam bewegten wir uns zur Musik. Ihre Hüften wogten unter meinen Fingern, erinnerten mich an die Bewegungen, die sie machte, wenn wir miteinander schliefen.

»Du bist ein lausiger Tänzer, du bist gar nicht im Takt«, murmelte Morgan an meiner Brust. »Aber das macht nichts, ich liebe dich trotzdem.«

Sie blickte zu mir hoch. In ihren Augen spiegelten sich die Gefühle, die ich für sie empfand. Ungeachtet der anderen Menschen um uns herum, umfasste ich ihr Gesicht und küsste sie.

So standen wir noch, als das Lied längst zu Ende war und ein schnelleres begonnen hatte. Erst als uns jemand anrempelte, verließen wir den Tanzbereich und gingen zurück zum Tisch.

Die nächsten Stunden waren voll mit Essen, Musik, Partyspielen (an denen weder ich noch Morgan teilnahmen) und Trinken. Morgan und ich waren zwei der wenigen Gäste ohne Alkohol.

Morgan unterhielt sich mit ihrem sichtlich beduselten Dad, worüber, konnte ich nicht verstehen, Parker und Nora hatten sich zu Lauras Nichten und Neffen an einen anderen Tisch verzogen und Donovan trank heimlich aus einem verwaisten Weinglas am Nebentisch. Tristan war verschwunden.

Erschöpft lehnte ich mich zurück, beobachtete die Menschen und versuchte, mir nicht anmerken zu lassen, wie schlecht es mir mittlerweile ging. Dringend hätte ich eine Pause gebraucht. Schon vor Stunden, aber mich zurückzuziehen hätte nur Fragen nach sich gezogen.

»Geht's dir gut?«, fragte Morgan leise und griff nach meiner zitternden Hand. »Du bist ganz fahl.« Natürlich konnte ich vor ihr wieder nichts verbergen.

Ich nickte und entzog ihr meine Hand, steckte sie unter dem Tisch unter meine Oberschenkel.

»Ja. Alles gut.«

Das war gelogen. Mir ging es beschissen, ich sehnte mich nach meinen Medikamenten, meinem Bett, einer heißen Dusche, Einsamkeit, Ruhe.

Mit zwei Tellern Hochzeitstorte kam Tristan zu uns an den Tisch und stellte einen vor mir ab. Ich lächelte gezwungen, schob die Torte aber zu Morgan und rieb mir kopfschüttelnd den Bauch, um auszudrücken, dass ich keinen Hunger mehr hatte. Sprechen fiel mir schon seit einer Weile schwer, deswegen beteiligte ich mich nicht mehr an den Konversationen. Morgan sah mich mit ihrem sorgenvollen, skeptischen Blick an. Sie ahnte etwas. Aber was sollte ich ihr sagen, außer ihr wieder irgendwelche fadenscheinigen Ausreden aufzutischen?

Plötzlich streckte sie sich und gähnte übertrieben. »Oh Mann, bin ich müde«, murmelte sie, aber so laut, dass es alle Umsitzenden hören konnten. Sie war nicht müde, sie tat das für mich. Und ausnahmsweise war ich froh darüber. Um mich zu wehren, hatte ich ohnehin nicht mehr die Kraft. Ich hasste es, wenn ich so hinüber war. Früher hatte ich oft als

Letzter eine Party verlassen. Heute hielt ich kaum länger durch als ein Kleinkind. »Bringst du mich ins Bett?« Sie setzte einen bettelnden Blick auf.

»Als ob ihr wirklich müde wärt«, stellte Donovan trocken vom Nebentisch fest. Er kam herüber, nahm sich meinen nicht angerührten Kuchen und eine Gabel und stach ein Stück ab. »Trixie und ich sind auch ständig *müde*.« Er malte Anführungszeichen in die Luft und verzog seine Lippen zu einem frechen Grinsen.

»Na und? Lass sie. Halt dich mit deinen Sprüchen zurück«, kommentierte sein Dad und zwinkerte mir zu. Ich rang mir ein Lächeln ab, merkte aber, wie einseitig es war. Mein Herz wummerte und ich bemühte mich, mich auf das Aufstehen zu konzentrieren. Ganz funktionierte es nicht. Immer wieder knickte mein Fuß weg.

Morgan winkte Petra und Laura zu, die ein paar Tische weiter mit Gästen im Rentneralter sprachen. Sie winkten zurück und kamen dann zu uns.

»Wir gehen«, informierte Morgan ihre Freundin. »War ein langer Tag. Ich bin fix und fertig.« Wieder gähnte sie übertrieben. Laura sah zwischen uns hin und her, ihre Stirn runzelte sich. Eindeutig roch sie, dass etwas nicht stimmte.

»Okay«, sagte sie trotzdem, zog das Wort dabei unnatürlich in die Länge.

Petra betrachtete mich ebenso seltsam. »Du siehst scheiße aus, Nate. Alles in Ordnung bei dir?« Sie klang genauso verwaschen wie ich. Nur lag es bei ihr am Alkohol.

»Das ist das Licht hier drin. Da sehen wir doch alle aus wie Leichen«, plapperte Morgan los und küsste mich auf die Wange. Sie streckte den Arm aus und deutete auf die Haut auf ihrem Unterarm. »Siehst du? Wie ein Käse.«

Das Licht war hervorragend, aber ich widersprach ihr nicht.

Laura kicherte, rülpste leise und schwankte. »Na gut, ihr zwei Käseleichen. Viel Spaß dann beim Schlafen. Petra und ich werden heute auch ausgiebig schlafen.«

Petra wackelte mit den Augenbrauen und klopfte ihrer Frau auf den Po. Die quiekte und überfiel ihre Liebste mit einer stürmischen Umarmung.

Während die Frischverheirateten knutschten, hakte Morgan sich bei mir unter, half mir beim Aufstehen und wartete einen Moment, bis ich sicher stand.

»Komm, ich bring dich ins Bett«, flüsterte sie, verabschiedete sich von den anderen und lief langsam mit mir zum Ausgang. Im Fahrstuhl lehnte ich mich an die Wand und schloss für einen Moment die Augen. Ich spürte Morgans Blick, der sich in mich bohrte. Zurecht hatte sie Fragen. Die ich ihr nicht beantworten konnte.

»Nate?«, begann sie leise.

Ich schüttelte den Kopf und winkte ab, woraufhin sie schwieg. Holte tief Luft und atmete langsam wieder aus. Als sich der Fahrstuhl öffnete, stolperte ich heraus, musste mich am Rahmen der Schiebetür festhalten. Morgan ging einen Meter entfernt neben mir und musterte mich stumm von der Seite. Ihren besorgten Gesichtsausdruck konnte ich kaum ertragen. Ich wollte kein Mitleid. Ich wollte ein Sedativum und schlafen.

Im Zimmer setzte ich mich aufs Bett. Wieder kniete sie sich vor mich, fummelte an den Schnürsenkeln meiner Schuhe, wollte sie mir ausziehen wie einem verdammten Baby.

Genervt schüttelte ich sie ab. »Ich kann das allein«, blaffte ich sie an. »Was ist los mit dir? Du behandelst mich wie einen Pflegefall!«

»Ich mache mir eben Sorgen! Hast du dich mal angeschaut? Du siehst aus wie der Tod höchstpersönlich. In einem Schwarz-Weiß-Film.« Sie setzte sich auf die Fersen, legte ihre Hände auf die Schenkel und blickte zu mir hoch. »Warum darf ich dir nicht helfen?«

»Ich brauche keine Hilfe. Ich bin nur müde. Müde. M-ü-d-e«, wiederholte ich mantraartig.

Aber weder sie noch ich selbst glaubten mein Gerede. Ich rieb mir übers Gesicht, schlüpfte mithilfe meiner Fersen aus meinen Schuhen und kickte sie weg. Das Jackett und das Hemd folgten. Beides ließ ich neben dem Bett auf den Boden fallen. Dann hievte ich mich hoch. »Kann ich bitte vorbei? Ich muss aufs Klo. Oder bin ich dazu auch unfähig? Willst du beim Pissen meinen Schwanz halten?«

Sie rutschte zur Seite, sichtlich verletzt und verunsichert. Mir war bewusst, wie ungerecht ich sie behandelte und dass ich sie nicht so anfahren durfte. Sie liebte mich und sorgte sich um mich. Ganz normales Verhalten. Aber ich konnte ihre Fürsorge nicht ertragen. Ich wollte meine Ruhe. Nach ein paar Stunden Schlaf würde es mir besser gehen und ich wäre wieder der Nate, den sie kannte und den ich ihr zeigen wollte.

»Warum sprichst du nicht mit mir darüber?« Ihre Stimme war leise und unsicher.

»Worüber denn? Was wird das denn für ein Drama?«, fragte ich, statt ihr zu antworten. »Darf man nicht müde sein?« Konzentriert setzte ich einen Fuß vor den anderen, schleppte mich ins Bad und schloss die Tür hinter mir. Die Anzughose und meine Shorts schob ich mir einhändig herunter und stieg heraus, ließ sie zerknittert am Boden liegen. Mit letzter Kraft hob ich den Klodeckel und sank auf die Brille. Stützte meine Ellbogen auf die Knie und mein Gesicht in die Hände und pinkelte. Warum hatte ich meine Medikamente nicht mit ins Bad genommen? Wie sollte ich jetzt unbemerkt an sie herankommen? Um Zeit zu schinden, machte ich die Dusche an, stellte mich aber nicht darunter. Stattdessen putzte ich mir die Zähne und wusch mein Gesicht, wickelte ein Handtuch um meine Hüften und öffnete vorsichtig die Tür, nachdem ich das Wasser wieder abgestellt hatte.

Morgan kauerte am Boden, angelehnt an die Wand, mein offener Koffer neben ihr. In der Hand meine Tablettendöschen.

Sie sah auf, hielt kraftlos die Verpackungen hoch. »Wofür sind die? Bist du drogensüchtig oder so?«, fragte sie kraftlos.

»Blödsinn! Ich bin nicht drogensüchtig.« Ich bückte mich, zog eine Unterhose aus dem Koffer, schlüpfte hinein und schmiss das Handtuch hinter mich ins Bad. »Warum wühlst du überhaupt in meinen Sachen herum?«

»Ich habe nicht herumgewühlt. Ich wollte dir nur ein frisches T-Shirt bringen«, antwortete sie tonlos. »Was sind das für Medikamente? Bist du krank? Warum sagst du mir nicht endlich, was mit dir los ist? Hast du Krebs?« Tränen glitzerten in ihren Augenwinkeln.

Ich schüttelte den Kopf. »Ich habe keinen Krebs.«

Meine Beine konnten mich nicht mehr tragen. Ich rutschte an der Wand herunter, saß nun gegenüber von Morgan, ihrem anklagenden, fragenden, verletzten Gesichtsausdruck ausgeliefert. Ihr ganzer Körper schrie verzweifelt nach Antworten. Aber dazu war ich verdammt noch mal nicht bereit.

»Was ist es dann?«

Ich schloss die Augen, versuchte, Luft in meine Lungen zu pumpen. Meine Brust fühlte sich an, als würde sie von Stahlseilen zusammengepresst. »Ich kann es dir nicht sagen.«

»Wieso? Ich liebe dich, du kannst mir alles sagen. Egal, was es ist, es ändert nichts an meinen Gefühlen.«

Doch, das tut es schon. Es würde nämlich alles verändern.

Mit meiner gesunden Hand hielt ich die zitternden Finger meiner anderen fest, krallte meine Fingernägel in die Haut, wollte mich spüren. Der raue Putz drückte sich in meinen nackten Rücken, aber der Schmerz war willkommen. Alles war besser als Morgans Fragen und ihr trauriger Blick.

»Wieso?« Ich lachte tonlos. »Weil wir dann nicht mehr zusammen sein könnten.«

Sie riss die Augen auf. »Denkst du, ich würde dich verlassen, wenn ich die Wahrheit erfahre? Das würde ich nie.« Sie beugte sich vor und wollte mich berühren, überlegte es sich aber im letzten Moment anders und zog sich wieder zurück. Sie las die Aufschrift auf den Döschen, drehte sie, als würden darauf die Antworten auf die Fragen stehen, die sie seit Monaten mit sich herumschleppte.

»Das ist ja genau das Problem. Du würdest bei mir bleiben, obwohl du das nicht solltest. Weil es nicht gut für dich wäre.«

»Belogen werden ist auch nicht gut, Nate. Das fühlt sich nämlich verdammt zum Kotzen an. Ich will dir helfen, aber du mauerst dich ein. Warum darf ich nicht für dich da sein? In jeder Situation unseres Lebens? Auch in den schlechten. In solchen wie diesen hier.«

»Weil ich keine Hilfe brauche«, brüllte ich.

»Das sehe ich anders«, widersprach sie, nun ebenfalls lauter. »Gerade eben brauchtest du ganz dringend jemanden, der dich von der Party wegbringt. Du warst kaum mehr fähig zu laufen. Und das war nicht das erste Mal, dass du fast zusammengebrochen wärst.«

Ich schnaufte tief. »Lass uns bitte nicht mehr darüber reden. Kannst du nicht einfach akzeptieren, dass es Dinge gibt, die ich dir nicht sagen kann? Weil sie nur mich betreffen?«

»Das versuche ich ja, Nate. Das versuche ich wirklich. Aber dich so zu erleben ...« Sie wedelte in meine Richtung. Dabei fielen die Tablettendöschen herunter. Wahllos hob ich eine auf, öffnete den Deckel, schob mir eine in den Mund und schluckte sie trocken. Sie sah mir stumm zu, beendete ihren Satz von eben nicht.

Lange schwieg sie, starrte ins Leere. Dann stand sie auf und holte ein T-Shirt und eine Jogginghose aus ihrer Reisetasche.

»Ich schlafe bei meinem Dad.« Sie klang traurig und resigniert. »Dann hast du deine Ruhe. Wie du es willst.«

»Mo«, flüsterte ich. »Süße.« Doch sie drehte sich nicht um, öffnete die Tür und ließ mich allein zurück.

Morgan

Es dauerte, bis mein Dad endlich öffnete. Gott sei Dank war er allein. Er stellte keine Fragen, trat nur einen Schritt beiseite und ließ mich herein. Wortlos verschwand ich im Bad, zog mein Abendkleid aus und meine Schlabberklamotten an, öffnete meine Haare und wischte notdürftig die Schminke aus meinem Gesicht. Plötzlich unsäglich erschöpft kehrte ich zurück zu meinem Dad. Er erwartete mich mit einer Dose Bier aus der Minibar, die er mir hinhielt.

»Stell sie zurück, Dad, das ist viel zu teuer«, murmelte ich kraftlos. Aber er ignorierte meinen Einwand, öffnete die Dose und drückte sie mir in die Hand. Dabei mochte ich Bier nicht einmal. Aber offenbar war er der Meinung, dass ich Alkohol brauchte. Vielleicht hatte er recht. Nur konnte ich gar nicht genug trinken, um Nates Lügen und beharrliches Schweigen zu vergessen. Dann nahm Dad sich selbst eine Dose und stieß mit mir an. Gemeinsam setzten wir uns aufs Bett, lehnten uns ans Kopfende, tranken stumm unser Bier und schauten einen Schwarz-Weiß-Film mit schlechten Monsterpuppen und einem Vampir, dem das falsche Gebiss beim Sprechen fast aus dem Mund fiel.

Nach einer Weile schaltete Dad den Ton aus und sah mich an.

»Liebe kann ganz schön wehtun, oder? Ich spreche da aus Erfahrung, weißt du.« Ohne zu antworten, rutschte ich nach unten, bettete meinen Kopf auf seine Oberschenkel und seufzte. »Willst du drüber reden?« Ich zuckte die Schultern. Schüttelte den Kopf. Dad streichelte meine Haare, ließ mich schweigend leiden und tröstete mich, ohne zu wissen, weswegen. »Ich würde gern etwas anderes sagen. Aber Männer sind manchmal einfach Idioten. Wir tun oder sagen Dinge, die total dämlich sind. Als hätten wir da, wo unser Gehirn sein sollte, nur löchrigen Käse oder so. Aber meistens meinen wir es nicht so.«

Ich schniefte. Beinahe fing ich zu weinen an. »Das klingt so einfach, wenn du es sagst, Dad.«

»Liebe ist nie einfach, Morgain Feenkind. Weder mit fünfzehn noch mit zwanzig und auch nicht mit fünfzig. Die Probleme sind irgendwie immer gleich.« Ich schnaufte laut. Er auch. »Liebst du ihn?«, fragte er sanft.

Ich rappelte mich auf. »Ja«, sagte ich, ohne zu zögern.

»Dann ist doch alles klar. Liebe kann alles schaffen. Nur dann nicht, wenn bei einem von beiden keine Liebe mehr vorhanden ist.« Ich wusste, er bezog sich dabei auf Mom, deren Liebe zu ihm offenbar einfach verschwunden war wie Schnee in der Frühlingssonne. »Liebt er dich?«

Ich kuschelte mich wieder an meinen Dad, genoss, wie seine großen, rauen Hände zärtlich über meinen Kopf und meine Stirn strichen. »Ich denke schon.«

»Du denkst? Hat er es denn nicht gesagt?«

»Doch. Schon oft.«

»Nate wirkt nicht wie ein Mann, der so etwas einfach sagt, wenn er es nicht hundertprozentig so meint. Wenn man euch gemeinsam erlebt, spürt man, dass ihr zusammengehört.«

»Kann sein.« Wieder seufzte ich. Der Vampir in dem Film biss gerade eine junge, wunderschöne Frau, ihr Mund war zu einem stummen Schrei geöffnet. Komischerweise trat kein einziger Blutstropfen aus der Wunde an ihrem Hals aus.

»Warum zweifelst du dann?«

Ich setzte mich auf, lehnte mich wieder ans Kopfende und flocht, um mich abzulenken, meine Haare zu einem Zopf.

»Er verheimlicht mir irgendetwas.« Obwohl ich eigentlich nicht darüber sprechen wollte, erzählte ich Dad von meinen Beobachtungen und von meinen Vermutungen und Fragen bezüglich Nates Gesundheitszustand. Dad hörte mir zu, unterbrach mich kein einziges Mal, brummte nur ab und zu oder trank von seinem Bier. »Was, wenn er ernsthaft krank ist, Dad? Wenn er meine Hilfe bräuchte?«

Dad stellte die Dose auf das Nachtkästchen. Dann wandte er sich mir zu. »Vielleicht ist es genau das, was er nicht will. Weil du dich, ohne nachzudenken, um ihn kümmern würdest. So bist du eben. Du opferst dich für andere auf.« Er verzog den Mund. »Gerade du müsstest das doch gut verstehen. Du stemmst alles ganz allein. Die Kinder, den Haushalt, den Buchladen. Mich. Und vergisst dabei dich selbst. Vielleicht will er dich davor schützen, dir noch mehr aufzuhalsen? Noch weniger dein eigenes Leben zu leben? Vielleicht will er alles allein schaffen. Würdest du wollen, dass man sich um dich kümmert?« Eine Antwort war nicht nötig, wir wussten beide, wie sie lauten würde. »Es ist völlig egal, ob er gesund oder krank ist oder einfach nur immer wieder so schrecklich müde. Vielleicht will er dich nicht belasten, weil du ohnehin schon so viel am Hals hast. Lass ihn das mit sich selbst ausmachen. Dann ist er irgendwann vielleicht bereit, sich dir zu öffnen. Und vielleicht sogar, sich helfen zu lassen. Wenn du bereit bist, ihn dabei nicht zu erdrücken.«

»Erdrücken? Ich erdrücke doch niemanden.«

»Du gibst. Viel. Sehr viel. Manchmal vielleicht zu viel. Ohne eine Gegenleistung zu erwarten. Und stellst dich dabei an letzte Stelle. Nur das wollte ich sagen. Ich habe mich unglücklich ausgedrückt.«

»Ich weiß gar nicht genau, was oder wer ich eigentlich bin«, gab ich zu.

»Das musst du selbst herausfinden, Morgan. Aber ich weiß, dass das, was du finden wirst, wunderbar sein wird.« Er küsste mich auf die Stirn. »Denk nicht so viel nach. Liebe ihn einfach. Manchmal reicht das. Um sich selbst zu finden und um den anderen zu finden. Akzeptiere ihn, ohne zu hinterfragen. Gib ihm Zeit. Gib euch Zeit.«

Ich lächelte. »Wann bist du nur so weise geworden, Dad?«

»Das war ich schon immer, Große, du wolltest meine Ratschläge nur nicht hören. Du hast immer alles mit dir selbst ausgemacht. Egal was. Ob Liebeskummer, deine Traurigkeit wegen deiner Mom oder schlechte Noten oder wenn ich mal wieder tagelang durcharbeiten musste. Du wolltest partout keine Hilfe. Erinnert dich das an was?«

»Du meinst, ich soll ihn einfach lassen und zusehen, wenn es ihm schlecht geht?«

Er rieb sich die Oberschenkel, sah mich ernst an und nickte. »Manchmal muss man die Menschen ihre Kriege selbst kämpfen lassen. Manchmal muss man andere einfach sie selbst sein lassen. Ohne etwas zu erwarten. Und sei es nur die Wahrheit. Glaub deinem alten Dad.«

Wir umarmten uns lange. Sein Bart kratzte an meiner Wange, ein vertrautes und beruhigendes Gefühl. »Kann ich heute hier schlafen?«

»Natürlich kannst du das. Aber ich denke, du solltest bei jemand anderem sein. Geh zu ihm. Sei für ihn da, indem du *nichts* tust. Indem du ihn einfach nur weiter liebst.« Weil ich mich nicht bewegte, stieß er mit der Schulter gegen meine. »Los, verschwinde. Dann kann ich endlich schlafen.« Er lachte. »Du bist mein großes Mädchen, Morgan. Ich liebe dich. Mach nicht den gleichen Fehler wie ich und lass den Menschen gehen, der für dich bestimmt ist, nur weil du ihn nicht sein lässt, was er ist.«

»Mom ist nicht deswegen gegangen, Dad. Und das weißt du auch.« Sondern weil sie eine egoistische Schlampe war.

»Weiß ich das? Sie wollte immer ein anderes Leben. Reisen. Studieren. Karriere machen. Keine vier Kinder und kein Haus voller Schulden und einen Mann, der lieber Football im Fernsehen schaut, als auf Dinnerpartys zu gehen. Ich habe sie vergöttert, Morgan. Aber ich habe sie daran gehindert, sie selbst zu sein, indem ich ihr meinen Traum von einer großen Familie aufgedrückt habe.«

Ich schnaubte. »Du hast sie sicher nicht gezwungen, mit dir zu schlafen, damit sie schwanger wird. Oder die Kondome durchlöchert oder ihre Pille mit Traubenzucker vertauscht.«

Er wurde rot. »Nein, das habe ich nicht. Das stimmt. Aber was ich damit sagen will: In einer Partnerschaft muss man manchmal Dinge akzeptieren, die man nicht verstehen kann. Aus Liebe. Damit sich der andere nicht verliert. Wenn sich beide ihrer selbst und ihrer Liebe sicher sind, verliert man auch nicht die Liebe zueinander.«

Seine Ratschläge waren ungewohnt tiefsinnig. Und vermutlich wahr.

»Und deswegen soll ich es einfach hinnehmen, dass er Geheimnisse vor mir hat?«

»Im Grunde ja.« Er nahm meine Hand. »Liebe entwickelt sich. Genau wie die Menschen, die diese Liebe leben. Jetzt im Moment ist die Situation so. In einem Monat, einem Jahr, zehn Jahren kann sie ganz anders sein. Den Weg der bedingungslosen Akzeptanz zu gehen, ist garantiert nicht einfach. Aber dafür spannend. Sich gemeinsam zu entwickeln, in Liebe und Vertrauen – in deinem Fall, dass er seine Gründe hat, diesen Punkt nicht mit dir zu teilen und zu verstehen, dass es nichts mit der Intensität seiner Liebe zu tun hat.« Er stockte und kratzte sich am Kinn. »Jetzt habe ich den Faden verloren.« Er verzog das Gesicht und überlegte. »Ach ja. Jetzt weiß ich wieder, was ich sagen wollte.« Er nickte zufrieden. »Sich gemeinsam zu entwickeln ist eine Bereicherung.«

»Dad, können wir bitte aufhören? Mir wird es langsam zu viel. Dein Psychologen-Ich ist anstrengend.«

Er verschränkte die Arme über seinem dicken Bauch und grinste überheblich. »Ich weiß. Danke.« Sein Blick wurde wieder ernst. »Verstehst du, worauf ich hinauswollte?«

Ich nickte. »Ja. Danke, Dad.«

»Gut«, lobte er mich und zog mich in eine feste Dad-Umarmung. »Jetzt los. Wir sehen uns morgen früh.«

Vor Nates und meinem Zimmer blieb ich stehen, zögerte, holte tief Luft und ließ sie langsam wieder entweichen. Aus Lauras und Petras Zimmer drangen Kichern und Musik. Meine Schlüsselkarte hatte ich nicht mitgenommen, weil ich ja eigentlich nicht mehr hatte wiederkommen wollen, deswegen musste ich klopfen und hoffen, dass Nate mir öffnete. Ich hörte sein schweres Schlurfen. Die Tür ging auf, er lächelte schief, aber ich konnte seine Stimmung nicht deuten. Ein paar Sekunden sahen wir uns nur an, keiner sagte etwas. Dann zog er mich abrupt hinein, schlug die Tür zu und presste mich dagegen. Vergrub seinen Kopf an meinem Hals und klammerte sich an mir fest.

»Es tut mir so leid«, stieß er hervor. Das war die Wahrheit, das konnte ich an seiner Stimme hören und spürte es an der Art, wie er mich hielt. An seinem schweren, heißen Atem auf meiner Haut. Ich drückte mich an ihn, fuhr mit den Fingern in seine Haare. Erinnerte mich an Dads Worte und gab mich Nates Liebe hin.

»Mir auch«, flüsterte ich. Er löste sich von mir, aber nur so weit bis er mir in die Augen sehen konnte, streichelte mein Gesicht und küsste mich. Sagte mir damit alles, was er nicht in Worte fassen konnte. Oder wollte. Dad hatte recht. Es war egal, was mit Nate los war. Ich liebte ihn. Daran änderte nichts etwas.

Ich nahm seine Hände und drückte seine Finger. »Du musst es mir nicht sagen. Und ich habe kein Recht, dich zu bedrängen. Ich werde versuchen, damit klarzukommen. Du wirst deine Gründe haben, davon bin ich überzeugt. Aber bitte lüg mich nicht mehr an. Versprich mir das. Und wenn es nur das ist, dass du mir keine ausgedachten Gründe mehr erzählst, sondern die Wahrheit einfach weglässt. Können wir uns darauf einigen?«

Er dachte lange nach. Ließ mich dabei aber keine Sekunde los. Dann nickte er langsam und unsicher. »Okay.«

»Versteck deine Medikamente nicht vor mir, nimm sie, wenn du sie brauchst. Ich werde nicht mehr nachfragen. Und ich werde auch nicht heimlich die Wirkstoffe recherchieren. Aber schließ mich nicht völlig aus. Lass mich in irgendeiner Weise teilhaben. Ich vermute stark, dass das«, ich strich mit meinen Händen seine Arme hinauf und hinab, »kein harmloser Sportunfall war. Und auch sonst nichts von dem, was du mir und allen anderen weismachen willst. Vielleicht – ich hoffe es – wirst du es mir irgendwann sagen. Bis dahin liebe ich dich einfach nur.«

Wir standen immer noch im Vorraum, also fasste ich ihn am Handgelenk und führte ihn nach drinnen. Dort zog ich meine Jogginghose aus, krabbelte aufs Bett und deckte mich zu. Bewegungslos musterte mich Nate. Verwirrt, erleichtert, fragend, dankbar. Er sah besser aus als noch vor ein paar Stunden, aber immer noch nicht gesund. Aber er zitterte nicht mehr, obwohl seine Bewegungen verlangsamt wirkten, selbst sein Blinzeln. Das hatte ich schon öfter bei ihm beobachtet und bisher keine Erklärung gefunden. Jetzt vermutete ich, dass es die Nebenwirkungen der Medikamente waren.

»Komm ins Bett«, bat ich ihn. Wie ein Roboter setzte er sich ruckelnd in Bewegung und schlappte zum Bett, hob die Decke an und schlüpfte darunter. Berührte mich aber nicht. Ich drehte mich auf die Seite und legte meine Hand auf seine Brust. »Vielleicht können wir eine Art Codewort ausmachen, wenn du deine Ruhe brauchst. Oder du sagst es mir einfach ganz ehrlich.«

Er grinste mich träge an. »Ein Codewort? Wie beim BDSM?«

Wahrscheinlich ahnte er nicht, wie schmerzlich es tatsächlich für mich war, mich derart zurückzuhalten. Wie beinahe sadistisch er sich mir gegenüber verhielt.

»So ungefähr.«

»Lass es doch alles auf uns zukommen, okay? Ich würde momentan gern einfach nur schlafen.«

»Siehst du? Dass du das so deutlich aussprichst, ist schon ein Anfang.« Vorerst musste ich mich damit zufriedengeben. Glücklich war ich deswegen noch lange nicht.

Beinahe sofort schloss er die Augen und atmete kurz darauf gleichmäßig. Ich jedoch lag noch lange wach und fragte mich, wie eine Zukunft mit Geheimnissen aussehen würde. Und wie lange ich das akzeptieren konnte. Oder mich zurückhalten, wenn er eindeutig Hilfe brauchte.

Irgendwann schlief ich dann doch ein, träumte wild und durcheinander von einem Nate, der vor meinen Augen starb, weil ich ihm nicht helfen durfte.

Schweißgebadet wachte ich auf und tastete nach Nate. Er atmete ruhig und tief, schmatzte leise, drehte sich in meine Richtung und langte im Halbschlaf nach mir. Ich rutschte zu ihm, kuschelte mich an ihn, betrachtete meinen Geliebten. Als wollte er mich im Bett festtackern, legte er sein Bein und seinen Arm über mich und schlief weiter.

Das nächste Mal wurde ich wach, weil Nate mich losließ und sich aufsetzte. Sein Handy piepste. Er angelte es vom Nachttisch, sah aufs Display, stieß Luft aus, rappelte sich auf und setzte sich an den Bettrand.

»Mom«, murmelte er verschlafen ins Telefon. Mit der anderen Hand rieb er sich das Gesicht und gähnte mit offenem Mund. Er lauschte, kratze sich am Nacken, gähnte wieder. Hinreißend verschlafen sah er aus. Ich schlang meine Arme um seinen Bauch und schmiegte mein Gesicht an seinen Rücken. Während er weiter zuhörte, streichelte er meine Finger. »Nein, alles gut, Mom. Ich habe dir doch erzählt, dass ich das Wochenende auf einer Hochzeit bin.« Kurze Pause. »Ja, meine Nachbarin.« Wieder sagte er nichts. »Ja, mit Morgan.« Sanft löste er meine Hände und stand auf. Mit einem Handzeichen deutete er mir an, dass er woanders weitertelefonieren würde, verschwand im Bad und verschloss die Tür. Na toll. Weitere Geheimnisse. Aber ich würde mir nicht die Blöße geben und lauschen. Satzfetzen drangen aus dem Bad. *Nein, du musst nicht kommen.* Und *Mom, ich bin erwachsen.* Also noch jemand, der für ihn da sein wollte und es nicht durfte. Zumindest war ich damit nicht allein. Ohne sie zu kennen, fühlte ich mich mit seiner Mom verbunden. Mit dem Unterschied, dass sie sicher wusste, woher seine körperlichen Probleme rührten.

Nach ein paar Minuten kam er zurück, plumpste in den einzigen Sessel am Fenster und vergrub sein Gesicht in seinen Händen. »Sind Mütter immer so anstrengend?«, fragte er durch seine Finger.

»Keine Ahnung, ich habe mit Müttern wenig Erfahrung.«

»Tut mir leid«, warf er schnell ein. »Ich liebe meine Mom, echt. Aber manchmal ...« Er beendete den Satz nicht. Hob den Kopf und starrte aus dem Fenster. Ich sparte mir, ihn darauf hinzuweisen, dass sie sich vermutlich einfach nur Sorgen machte. Verständlich. Wenn mein Kind am anderen Ende des Landes wohnen würde und jederzeit einen Zusammenbruch erleiden könnte, würde ich mich ebenfalls sorgen. Dann nicht da sein zu können, würde mir auch das Herz zerreißen.

Trotzdem drängte ich ihn nicht, mehr zu erzählen, auch wenn es mir wirklich schwerfiel. Schließlich hatte ich es versprochen.

»Geht's dir denn besser?« Das durfte ich hoffentlich fragen.

»Ja, alles gut.« Er grinste. »Ich würde ja gern zurück zu dir unter die Decke kriechen für gemütlichen Morgensex. Aber ich muss zuerst etwas essen. Sonst macht mein Blutzucker schlapp.« Das waren erstaunlich viel medizinische Infos in einem Satz. Und Frühstück war eine gute Idee. »Aber aufgeschoben ist nicht aufgehoben«, fügte er hinzu. »Blöder Spruch, aber er passt gerade so gut.« Er wackelte mit den Augenbrauen, was mich unwillkürlich zum Lachen brachte. Wie zur Untermalung unseres Plans drangen vom Nebenzimmer eindeutige Geräusche durch die Wand. Weil ich meiner besten Freundin nicht beim Sex zuhören wollte, hielt ich mir die Ohren zu und flüchtete ins Bad.

Nur in ein Handtuch gewickelt stand ich vor dem Waschbecken und drückte Zahnpasta auf meine Zahnbürste. Nate gesellte sich zu mir, nahm seine eigene Bürste und hielt sie mir hin. Ich gab Zahnpasta darauf und schweigend putzten wir uns nebeneinander die Zähne. Es fühlte sich heimelig und vertraut an und insgeheim wünschte ich mir, es könnte jeden Tag so sein. Fast gleichzeitig spuckten wir aus und spülten unseren Mund aus. Mit einem Waschlappen tupfte Nate mir vorsichtig Zahnpastareste vom Mundwinkel. Seine Lippen folgten. Ich schloss die Augen und genoss das Gefühl seiner zarten Berührung auf meiner Haut.

»Ich liebe dich«, flüsterte er und zog mich in eine innige Umarmung. »Danke für dein Verständnis.«

Dieses Verständnis und meine Zurückhaltung waren eine der größten Prüfungen meines Lebens. Weil ich die Situation nicht unter Kontrolle hatte. Es war an ihm, daran etwas zu ändern. Bis dahin musste ich geduldig sein. Was nicht zu meinen Stärken zählte.

Leider ließ Nate mich los und trat einen Schritt zurück. Lief zu seinem Koffer und holte sich Kleidung heraus. »Frühstücken«, sagte er nur. »Ich kann meine Tabletten nicht auf nüchternen Magen nehmen.«

Mehr echte Informationen in wenigen Minuten als in den letzten Monaten. Ich freute mich über diesen kurzen Satz, und auf einmal hatte ich Hoffnung, dass er sich doch irgendwann ganz öffnen und mich einbeziehen würde.

April

Nate

Wie versprochen sprach Morgan nach unserem Streit auf Lauras Hochzeit das Thema Krankheit nicht mehr an. Doch ich spürte ihre Fragen, ihr Zweifeln, ihr Ringen mit sich. Dafür sagte ich ihr nun ehrlich, wann ich mich ausruhen musste oder es mir gerade nicht gut ging oder wann ich meine Medikamente nehmen musste. Ohne Begründung, nur die Tatsachen. Und sie drängte mich nicht. Wartete geduldig auf meinen nächsten Schritt. Nicht viele Frauen hätten das ausgehalten.

Auch wenn ich ihr nicht alles, was sie sich wünschte, geben konnte, wurde unsere Beziehung von Tag zu Tag inniger, unsere Liebe stärker, der Sex vertrauter und dadurch noch besser.

Ins Fitnessstudio ging ich meist allein, Morgan fand im Alltag schlicht zu wenig Zeit und hatte sowieso auch keinen Spaß daran. Während sie arbeitete, schrieb ich, wenn Sheila nicht da war, am liebsten im Laden, trainierte, absolvierte meine Arzttermine, kümmerte mich um meine Wohnung und meinen Körper. Wenn sie frei hatte, war ich bei ihr zuhause oder sie bei mir oder wir waren unterwegs.

Meine Rolle als Schreibcoach rückte nach ein paar weiteren Übungen aus dem Creative Writing immer mehr in den Hintergrund. Morgan zweifelte zu sehr an ihrem Können und beschloss, mit dem Schreiben vorerst aufzuhören. Ich sah das anders. Ihr Schreiben war zwar ausbaufähig, aber sie hatte durchaus Talent. Doch ich drängte sie nicht. Sie sollte selbst über ihr Leben bestimmen. Trotzdem hatte ich ohne ihr Wissen vor ein paar Wochen »unsere« Buchladen-Geschichte bei einem Wettbewerb eingereicht. Und tatsächlich war sie genommen worden.

Nicht der erste Platz, aber zumindest unter den ersten zehn. Der Preis war ein Abdruck in einer Anthologie mit erotischen Geschichten und ein Preisgeld in Höhe von zweihundert Dollar. Genug, um sich etwas Schönes leisten zu können. Ich hoffte, sie würde es für sich verwenden und nicht für die Familie.

Und auch ich hatte gute Nachrichten erhalten: Am Morgen hatte mich eine Agentur angerufen, die *Trinopolis* unter Vertrag nehmen würde. Endlich hatte ich eine echte Chance auf Veröffentlichung. Brian hatte mir vor einiger Zeit mal geraten, es doch mit Selfpublishing zu versuchen, aber das wollte ich nicht. Ich hatte großen Respekt vor Autoren, die diesen Weg wählten, hatte schon viele hervorragende selbstverlegte Bücher gelesen. Aber ich scheute mich vor der Arbeit. Dem Lektorat, dem Cover, dem Drucksatz, dem Hochladen und allem was folgte. Vor allem dem Marketing. Ich war kein Selbstdarsteller, keine Rampensau, die auf Buchmessen oder Events herumhing und sich präsentierte. Zudem war ich kaum in den sozialen Medien unterwegs, hatte keine Ahnung von Werbung oder Networking, kannte keine Blogger und nur wenig andere Autoren, um sich gegenseitig zu unterstützen. Deswegen war ich unheimlich glücklich über die Chance, endlich von einem der renommierten Verlage verlegt zu werden.

Beides wollte ich Morgan heute erzählen.

Auf dem Weg zu ihr kaufte ich Blumen. Morgan liebte Schneeglöckchen, und obwohl deren Blütezeit eigentlich schon vorbei war, entdeckte ich welche in einem kleinen Blumenladen ein paar Straßen weiter. Dazu besorgte ich eine Flasche alkoholfreien Sekt zum Anstoßen.

Schon von draußen hörte ich die Jones' leben. Der Fernseher lief, einer der Jungs schrie herum, der Staubsauger dröhnte, ein Handy klingelte. Ohne anzuklopfen, ging ich hinein. Mich hätte ohnehin niemand gehört. Im Gang zog ich die Schuhe aus und machte mich dann auf die Suche nach Morgan. Tristan und Donovan fläzten auf der Couch, der eine eine Chipstüte, der andere eine Kekspackung auf dem Schoß, und krümelten die Möbel und den Boden voll. Synchron hoben sie zur Begrüßung eine Hand, den Blick weiter auf das Footballspiel im Fernseher gerichtet. Gleichzeitig griffen sie in ihre Verpackungen und stopften sich – wieder gleichzeitig – eine Handvoll in den weit geöffneten Mund, kauten im selben Rhythmus, schluckten zur gleichen Zeit. Mich faszinierte dieses Zwillingsding zwischen ihnen.

Parker saß auf dem Boden, an die Rückwand des Sofas gelehnt und schrieb auf ihren Knien etwas auf einen Block. Hausaufgaben vermutlich.

»Könnt ihr den Scheiß nicht leiser stellen?«, motzte sie.

»Geh doch in dein Zimmer und lern da, wenn es dich stört«, antwortete Donovan ungerührt.

»Sonst lernst du doch auch nie«, ergänzte Tristan und Parker verdrehte auf ihre typische Art ihre Augen.

»Ich schreib morgen Mathe und versteh dieses Zeug einfach nicht«, jammerte sie. »Wenn ich die Arbeit verhaue, stecken mich Mo und Dad in eine Hausaufgabenbetreuung. Da habe ich überhaupt keine Lust drauf.« Sie verzog die Lippen. Dann sah sie mich mit großen Augen flehend an. »Kannst du mir nicht helfen?«, fragte sie mich ohne vorheriges Hallo.

»Na klar«, versprach ich ihr. »Wenn ich eure Schwester begrüßt habe.«

Donovan deutete mit dem Kinn auf die Flasche. »Was sollen die Sachen? Hast du was angestellt und ein schlechtes Gewissen?« Nein, ich war ja nicht er. Donovan grinste. Auch Tristan wandte sich mir zu und sah mich erwartungsvoll an.

»Natürlich nicht. Ich habe gute Neuigkeiten.«

Donovan presste die Hand auf den Mund und quietschte. »Oh. Bist du etwa schwanger? Wie wunderbar«, kreischte er mit Piepsstimme. Tristan und Parker prusteten los.

»Haha«, murmelte ich schmunzelnd und lief los, um Morgan zu suchen. Dazu brauchte ich nur dem Staubsaugerlärm zu folgen. Der war auch der Grund, warum sie mich noch nicht bemerkt hatte.

Ich fand sie im Flur zu den Schlafzimmern, wo sie Spinnweben von der Deckenecke saugte. Meine Mitbringsel stellte ich auf die Kommode, schlich mich an und umarmte sie von hinten. Mit der Nase schob ich ihre immer so wunderbar duftenden, weichen Haare beiseite und küsste sie auf den Hals. Sie erschrak und fuhr herum, strahlte aber, als sie registrierte, wer für den Überfall verantwortlich war, und schaltete den Staubsauger aus.

»Hi, Süße«, begrüßte ich sie und küsste sie nun richtig. Hielt ihr Gesicht zwischen meinen Händen und streichelte mit den Daumen ihre Wangen. Seufzend schmiegte sie sich an mich, die Finger in meinen Pulli gekrallt und erwiderte den Kuss mit Liebe und Leidenschaft. Ich konnte es nicht in Worte fassen, wie sehr ich diese Frau liebte und begehrte. »Ich habe eine Überraschung für dich. Zwei sogar«, sagte ich, ohne sie loszulassen.

»Was Gutes?« Ich nickte, nahm Sekt und Schneeglöckchen von der Kommode und überreichte ihr beides. »Wofür ist das denn?«, fragte sie und roch an den Blumen. »Danke.«

»Hol die anderen, wir stoßen gemeinsam an.«

Fünf Minuten später versammelten wir uns in der Küche. Während Morgan Gläser aus dem Schrank holte und die Blumen in eine Vase stellte, entkorkte ich die Flasche.

Donovan nahm eins der Gläser entgegen und roch daran.

»Alkoholfrei«, informierte ich ihn.

Er verzog das Gesicht. »Schade. Und, was sind jetzt die wahnsinnig wichtigen Neuigkeiten? Willst du Mo einen Heiratsantrag machen? Egal was, mach schnell, das Spiel geht gleich weiter.«

Mein Blick huschte zu Morgan, die mit aufgerissenen Augen und Mund ihren Bruder und dann mich anstarrte.

»Nein, kein Heiratsantrag.« Morgan schien erleichtert, ich hörte, wie sie Luft ausstieß und sich räusperte. Ich wusste nicht, ob ich ihre Reaktion gut oder schlecht finden sollte. »Ihr wisst doch, dass eure Schwester und ich beide Autoren sind«, begann ich.

»Du bist Autor, *sie* schreibt hobbymäßig ab und zu irgendwelche Texte«, berichtigte mich Tristan. Ich ging nicht auf seine Belehrung ein, sondern hob mein Glas und grinste in die Runde.

»Heute habe ich erfahren, dass mich eine Agentur aus New York unter Vertrag nehmen wird.«

»Eine Agentur? Das ist großartig!«, schrie Morgan. Mit breitem Lächeln eilte sie auf mich zu und küsste mich stürmisch. Sie kümmerte sich nicht um Parkers Würgegeräusche und dass durch den Aufprall ihres Körpers auf meinen das Glas überschwappte. Unter Glückwünschen stießen wir an, tranken und füllten erneut unsere Gläser.

»Aber das ist noch nicht alles«, fügte ich hinzu. »Einer von Morgans Texten ist für eine Anthologie angenommen worden. Ich habe sie bei einem Wettbewerb für erotische Geschichten eingereicht.«

Tristan zog die Augenbrauen hoch. »Du schreibst erotische Geschichten?« Seinem Gesichtsausdruck konnte man ansehen, dass er nicht wusste, wie er das finden sollte.

Morgans Glas hielt auf halbem Weg zum Mund inne. Sie starrte mich an, öffnete den Mund, schloss ihn wieder.

»Die über den Buchladen?« Ich nickte und sie wurde rot. »Ich weiß nicht, ob ich sauer sein soll, weil du einfach, ohne mich zu fragen, eine Geschichte von mir irgendwo hingeschickt hast. Und dazu noch gerade diese bestimmte. Oder ob ich mich freuen soll«, erwiderte sie schließlich.

»Zweiteres natürlich, Süße.«

Donovan gähnte. »Super. Unsere Schwester hat eine Schmuddelgeschichte geschrieben, die irgendwo abgedruckt wird. Kann ich jetzt wieder fernsehen?«

Einen Moment später war er weg. Sein leeres Glas ließ er einfach auf der Küchentheke stehen.

Sein Bruder dagegen umarmte Morgan unbeholfen und klopfte ihr auf den Rücken. »Ich finde es toll, Schwesterchen. Hast es verdient.« Dann wechselte er zu mir. »Und du sowieso. Dein Buch werde ich sogar lesen. Ihre Geschichte garantiert nicht.« Mit dem Daumen deutete er über seine Schulter auf Morgan.

»Hilfst du mir jetzt bei Mathe?«, mischte sich Parker genervt ein.

»Schön, dass ihr euch alle so für mich freut«, murmelte Morgan und seufzte tonlos. Sie umarmte mich noch einmal. »Ich bin so stolz auf dich. Dein Buch werde ich nicht nur im Laden ins Sortiment nehmen, ich werde sogar einen Sondertisch einrichten. Egal, was Sheila dazu sagen wird.«

»Mathe«, wiederholte Parker und zog mich von Morgan weg.

»In diesem Fall musst du mir ausnahmsweise unbedingt alles erzählen«, rief Morgan mir nach, als ich schon halb draußen war.

Mehr gab es momentan zwar nicht zu berichten, da ein Agenturvertrag noch lange keine Garantie für eine Veröffentlichung darstellte, aber es war ein Anfang. Die zweihundert Dollar Preisgeld hatte ich vorerst verschwiegen, ihre Geschwister mussten nichts davon erfahren. Das Geld war allein für Morgan.

Parkers Mathenachhilfe dauerte bis zum Abendessen. Wie immer hatte Morgan liebevoll den Tisch gedeckt, die Vase mit den Schneeglöckchen stand in der Mitte. In der Regel gab es bei den Jones' einfache, preisgünstige Gerichte. Aber das änderte nichts daran, dass es jedes Mal fantastisch schmeckte. Heute Nudelauflauf mit Zucchini, Paprika und Feta, dazu Salat. Ausnahmsweise verlief das Essen ohne Streit oder Kabbeleien zwischen den Geschwistern, alle drei schienen fröhlich, erzählten von der Schule, von den Lehrern, von ihren Hobbies, ihren Freunden. So musste es sich anfühlen, wenn man Dad war. Als hätte Morgan meine Gedanken gelesen, sah sie von ihrem Teller hoch und lächelte. Die Welt stand still, während wir uns in die Augen blickten. Ich war glücklich. Anders konnte man es nicht ausdrücken.

Gemeinsam räumten wir den Tisch ab, Donovan spülte das Geschirr, Tristan und Parker trockneten ab. Ich durfte nichts tun, außer Morgan beim Abwischen des Tischs zuzusehen. Danach verzogen sich alle in ihre jeweiligen Zimmer, bis nur noch meine Süße und ich übrigblieben.

»Bleibst du noch?«, fragte sie.

»Wenn du mich lässt, bleibe ich sogar über Nacht.«

Ihre Lippen verzogen sich zu einem breiten Grinsen und sie nickte heftig.

Wir kuschelten uns auf die Couch, schalteten auf Netflix eine Liebeskomödie ein, folgten dem Inhalt aber nicht wirklich. Die meiste Zeit knutschten wir, streichelten uns versteckt unter der Wolldecke und unterhielten uns.

»Ich habe dir noch nicht alles verraten«, gab ich zu. Sie stützte sich auf einen Ellbogen und sah mich erwartungsvoll an. Ihr T-Shirt rutschte dabei über ihre Schulter und entblößte nackte Haut und den Träger meines Lieblings-BHs. »Neben der Veröffentlichung in der Anthologie gibt es als Preisgeld noch zweihundert Dollar.« Sie wollte etwas sagen, aber ich verschloss ihre Lippen mit einem Finger. »Versprich mir, dass du es nur für dich verwendest. Sonst behalte ich es und kaufe davon ausschließlich heiße Unterwäsche für dich.«

»Okay.« Sie legte sich wieder hin und schob die Hand unter den Kopf. Ich beugte mich über sie, wir versanken in einen langen Kuss und wechselten kurze Zeit darauf ins Schlafzimmer.

»Was bedeutet es jetzt, dass du einen Agenturvertrag ergattert hast?«, fragte sie mich am nächsten Morgen im Auto. Im Radio liefen die Nachrichten, es regnete. Aber wenigstens war es nicht so kalt wie sonst.

»Erst einmal nichts. Erfahrungsgemäß dauert es wohl bis zu eineinhalb Jahre, bis sie ein Werk unterbekommen. Oder auch gar nicht. Der Vertrag ist ja keine Garantie auf Veröffentlichung.« Leider.

»Aber sie glauben an dich. Sie hätten dich nicht genommen, wenn sie nicht von dem Buch überzeugt wären.« Sie strich über mein Bein, was mich ein wenig vom Straßenverkehr ablenkte. »Ich wünsche dir so, dass es klappt.« Eine Weile schwiegen wir und lauschten der Musik und den Stimmen im Radio. Eine Reportage über irgendeinen Vulkan in Südostasien. »Habt ihr denn auch über deine anderen Bücher gesprochen?«, wollte Morgan dann wissen.

»Ich habe sie kurz erwähnt, aber noch ist es zu früh. Ich will noch ein bisschen abwarten. Sie nicht gleich mit allem überfallen und nerven. Erst einmal soll der Vertrag fest sein.«

Ihr Kopf sank auf meine Schulter und sie sah zu mir hoch. »Du bist einer der wenigen Menschen, die mich nie nerven.«

»Du bist ja auch voreingenommen, Süße. Leute, die wegen mir Orgasmen bekommen, sind von neutraler Meinungsbildung bezüglich meiner Person ausgeschlossen. Und welche, die mich nackt kennen, auch. Du erfüllst beide Kriterien.«

Sie setzte sich wieder aufrecht hin und verschränkte die Arme vor der Brust. »Aber es stimmt. Ich kann durchaus neutral sein.« Sie lehnte sich mit dem Rücken ans Seitenfenster. »Du bist unglaublich geduldig, selbst mit meinen nervigen Geschwistern. Und fast immer entspannt und ausgeglichen.« Was vor allem an meinen Antidepressiva lag. Ohne wäre ich manchmal unausstehlich. Mir selbst und anderen gegenüber. Hirnorganische Persönlichkeitsveränderungen hieß das in der Fachsprache. Was nicht bedeutete, dass ich mit den Medikamenten nicht ich war. Ich war immer noch Nate. Nur eben ein anderer als früher. »Du hältst sogar Laura aus. Und vor allem mich.«

»An dir gibt es nichts auszuhalten. Behauptet irgendjemand etwas anderes?«

Sie zuckte die Schultern. »Ich behaupte das.«

Ich parkte vor dem Buchladen und stellte den Motor ab. »Ich liebe dich, wie du bist. Du bist fantastisch, Morgan. Also hör auf, dich kleinzumachen.« Sie lächelte, schien aber nicht überzeugt. Woher kam auf einmal ihre seltsame Unsicherheit? Wegen des Chaos heute Morgen? Oder doch wegen meiner Geheimniskrämerei? Dachte sie, ich vertraute ihr nicht genug? Daran lag es nicht, dass ich immer noch Geheimnisse vor ihr hatte.

Wir verabschiedeten uns mit einem Kuss, dann kletterte sie aus dem Wagen und eilte in den Laden.

Beim Aufsperren meiner Wohnungstür klingelte mein Handy. Mit dem Fuß stieß ich die Tür hinter mir zu, während ich versuchte, mein Smartphone aus der Hosentasche zu fummeln.

»Hi, Bro!«, brüllte Brian ins Telefon, als müsste man die tausend Kilometer zwischen uns allein mit der Stimme überbrücken. Wie ich hatte er Sport und BWL studiert, dies allerdings im Gegensatz zu mir beendet, und arbeitete nun in New York im Vertrieb eines großen Sportwarenherstellers, der ihn als Außendienstler durchs ganze Land schickte.

»Du weißt schon, dass seit Jahren keiner mehr *Bro* sagt, oder?«, erklärte ich ihm. Es war schön, seine Stimme zu hören. Im Hintergrund rauschte es, er klang gedämpft. Ich setzte mich auf die Couch, legte das Telefon neben mich und stellte auf Lautsprecher, damit ich besser aus den Schuhen und meiner Jacke schlüpfen konnte.

»Mir egal. Ich bin gerade am Flughafen. Deswegen komme ich gleich zur Sache. Ich bin nämlich die Tage in deiner Gegend. Soll in Bismarck einen Deal mit einem Kaufhaus aushandeln. Da dachte ich mir, ich schneie bei meinem alten Humpelkumpel Nate Flannagan vorbei.« Seine ungezwungene Art, mit meiner Behinderung umzugehen und mich damit aufzuziehen, hatte mir schon immer gutgetan. Nicht dieses überfürsorgliche, vorsichtige Geglucke wie bei Mom oder das verkrampfte wie bei so vielen anderen. Als meine Sneakers und meine Jacke weg waren, schälte ich mich umständlich aus meinem Pulli. »Keine Sorge, mir reicht die Couch. Du hast das Bett für dein Mäuschen und dich also ganz allein. Ich stecke mir auch Ohrenstöpsel rein.« Er lachte dreckig. Als mein bester Freund war Brian natürlich über mein Leben in Minot, sprich, auch über Morgan informiert. Auch, was ich ihr verschwieg. »Ich werde sie doch hoffentlich kennenlernen?«

Auf seine Anspielung bezüglich meines Sexlebens ging ich nicht ein. »Ja, wirst du natürlich. Vorausgesetzt sie will.« Wovon ich allerdings ausging. Ich lehnte mich zurück, nahm das Handy wieder, stellte den Lautsprecher aus und hielt es mir ans Ohr.

»Klar, wer will mich nicht kennenlernen? Ich bin schließlich kein so intellektueller Langweiler wie du, du Autor.« Er betonte es wie eine Beleidung, aber ich wusste, dass Brian stolz auf mich und mein Schreiben war und mich immer bei allem unterstützen würde. »Sportlich gesehen, zocke ich dich Loser ja schon lange ab. Da hilft dir auch dein Behindertenbonus nichts. Wenigstens hast du jetzt jemand anderen, der dir beim

Pissen hilft. Ich liebe dich, Bro, aber das brauche ich nicht die ganze Zeit. Du weißt, ich steh nicht auf Schwänze.«

»Ich kann schon seit Jahren alleine aufs Klo gehen, Arschloch!« Er lachte. »Ich freue mich auf dich. Wann kommst du?«, fragte ich hinterher. Morgan würde mir niemals beim Pinkeln helfen, weil ich das mit aller Macht zu verhindern wusste. Das würde ich nicht zulassen. Sogar in einer Beziehung gab es Grenzen.

»Wart mal kurz.« Es raschelte wieder und ich hörte, wie er mit jemandem sprach, vermutlich einer Schalterangestellten, weil er etwas über seinen Koffer sagte. »So, bin wieder da. Meine Termine sind morgen und übermorgen. Dann müsste der Deal im Kasten sein. Das heißt, danach würde ich bei dir aufschlagen. Stell schon mal das Bier kalt. Ich schreib dir dann, wenn ich die ungefähre Uhrzeit weiß.«

»Brian?« Als Zeichen, dass er zuhörte, brummte er. »Bitte erwähne Morgan gegenüber nicht meinen Schlaganfall. Oder irgendetwas anderes, was damit oder der Zeit damals zusammenhängt.«

Er schnaufte laut durch die Nase aus. »Echt jetzt? Du hast es ihr immer noch nicht gesagt? Warum verdammt? Sie ist deine Freundin und du bist verrückt nach ihr. Sie hat die Wahrheit verdient.«

Ich sank zurück auf die Couch. »Das Thema hatten wir doch schon so oft.« Er kannte alle meine – für mich sehr schlüssigen – Gründe.

»Du hast echt einen an der Klatsche. Früher oder später wird das dermaßen nach hinten losgehen. Du wirst sie verlieren, Bro, wenn du ihr das weiterhin verheimlichst. Was erzählst du ihr denn, wenn du einen Durchhänger hast? Oder wegen deiner Lähmungen? Oder wenn du lallst wie auf Drogen?« Ich antwortete nicht. »Etwa den gleichen Stuss wie allen anderen? Die Lüge mit dem Sportunfall? Und dem angeborenen Gesichtsnerven-Ding?«

Erschöpft von der Diskussion schloss ich die Augen und legte meinen Kopf auf die Lehne. »Es ist keine wirkliche Lüge. Schließlich ist es beim Sport passiert.«

»Bullshit! Beim Sport knickt man mit dem Knöchel um. Oder kriegt einen mit dem Ball auf die Fresse. Oder bricht sich von mir aus den Arm.

Aber man bekommt keinen so fucking heftigen Schlaganfall, dass man wochenlang im Koma liegt und man beatmet werden muss.« Er stoppte, holte tief Luft. »Gruslig war das damals, wie du einfach zusammengeklappt bist. Und wie du dann wie ein Cyborg mit diesem Schlauch im Hals auf der Intensiv lagst.« Er schluckte. »Das ist keine Sportverletzung, Bro. Das ist scheißernst«, wiederholte er. »Aber deine Entscheidung. Ich bin trotzdem da, wenn du mit Liebeskummer angekrochen kommst.«

»Versprich es bitte einfach, Brian. Bitte«, flehte ich eindringlicher.

Er schnaubte. »Okay, versprochen. Obwohl ich nicht einverstanden bin. Als dein bester Freund und Ehemann einer ebenfalls aufmerksamen Frau kann ich dich nur warnen. Lügen kommen über kurz oder lang immer raus. Und dann ist die Kacke am Dampfen.« Ich antwortete nicht. Verdrängte, wie recht er mit allem hatte. »Morgan ist sicher toll, Nate«, sagte er sanfter. »Ich freue mich darauf, sie kennenzulernen. Und natürlich auf dich, Sackgesicht.«

Ich wollte nicht mehr über Morgan reden. »Was macht die kleine Emma?«, fragte ich deswegen.

Sofort fing er an, von seiner kleinen Tochter zu schwärmen. Hatte er vorhin nicht gesagt, er hätte keine Zeit zum Telefonieren? »Unglaublich, Bro. Seit gestern läuft sie. Ganz allein.« Er klang begeistert. »Ich muss dir unbedingt das Video zeigen, wenn wir uns sehen.« Obwohl er mich nicht sehen konnte, lächelte ich. Wenn es um seine Emma ging, mutierte mein nie ernster Freund zum sanften Papa, der seine Familie vergötterte und sich mehr über die ersten Schritte seiner Tochter freute als früher über einen Partyabend.

»Und übrigens. Silvie ist wieder schwanger.«

»Wolltet ihr nicht noch warten?«

»Doch, aber wir dachten, dass sie durch das Stillen sowieso nicht schwanger werden kann. Ist aber offensichtlich nicht hundertprozentig so. Jetzt ist es nun mal passiert. Selber schuld, wenn ich meinen Schwanz nicht in der Hose lassen kann. Nachdem der ersten Schock vorbei war, habe ich mich echt gefreut. Heißt, bald wieder schlaflose Nächte.«

»Das ist großartig, Brian«, sagte ich. »Nicht das mit den schlaflosen Nächten. Das mit dem Baby.« Ich würde nie eine Familie gründen können. Nie erleben können, wie meine Frau immer runder wird, wie unser Kind anfängt, gegen die Bauchdecke zu treten. Ein weiterer Grund, warum Morgan nicht für immer mit mir zusammen sein sollte. Sie sollte nicht auf eigene Kinder verzichten müssen.

»Und was gibt's bei dir Neues?«, fragte Brian.

»Eine Agentur will mein Buch unter Vertrag nehmen.«

»Was? Das ist der Hammer!«, brüllte er so laut in mein Ohr, dass ich den Hörer weghalten musste. »Welches?«

»Trinopolis.«

»Klar. Das ist das Beste. Ich hab's immer gewusst. Das ist so genial!« Er freute sich ehrlich. »Sorry. Das Boarding fängt an. Ich muss Schluss machen. Erzähl mir alles, wenn ich da bin.«

Mit diesen Worten legte er ohne Verabschiedung auf.

Morgan

Wegen des Besuchs seines besten Freundes war Nate ungewohnt aufgeregt. Den ganzen Tag war er hibbelig, stellte Bier in den Kühlschrank, bereitete auf dem Sofa mit Decken ein Bett, legte sie wieder zusammen, damit wir noch sitzen konnten, erzählte mir wieder und wieder die wichtigsten Daten zu Brian. Als müsste ich sie für eine Geheimmission auswendig lernen. Mir verbot er zu helfen. Deswegen lümmelte ich im Sessel, beobachtete meinen Freund, wie er hektisch in der Wohnung herumwuselte, zum dritten Mal saugte und schließlich völlig erschöpft auf die Couch fiel, wo er bewegungslos liegenblieb und die Augen schloss. Der Brian aus den Erzählungen störte sich garantiert nicht an Krümeln auf dem Fußboden, deswegen konnte ich Nates Aktionismus nicht nachvollziehen. Aber ich ließ ihn, denn es waren seine Entscheidungen.

Ich kniete mich vor ihm auf den Boden und kuschelte mich an seine

Brust. Meine Hand lag auf seinem Bauch, seine auf meinen Haaren. So verharrten wir eine Weile.

Bis es klingelte und Nate sich so schnell aufrappelte, dass ich hintenüberfiel. Er eilte zur Tür, riss sie auf und knallte sie wieder zu, bevor ich überhaupt stand. Lautes Männergeschrei wehte ins Wohnzimmer, eine Mischung aus Indianergeheul, wüsten Beschimpfungen und freudigem Begrüßen. Als ich zu ihnen stieß, umarmten sich Nate und Brian gerade. Nicht einarmig-schulterklopfend, wie ich es von Männern sonst kannte, sondern in echtem Vertrauen und alter Freundschaft. Es war unverkennbar, wie nah sich die beiden standen.

Nach einer gefühlten Ewigkeit lösten sie sich voneinander, lächelten sich an, dann wanderten ihre Blicke gleichzeitig zu mir.

»Das ist sie also?«, fragte Brian und schenkte mir ebenfalls ein offenes, breites Lächeln. Ich mochte ihn sofort.

Er war attraktiv, wenn auch auf andere Art wie Nate, dessen Ausstrahlung zurückhaltender und vielleicht gerade deswegen so unwiderstehlich sexy war. Brian dagegen sah aus, wie man sich einen Kerl vorstellte, der Sportartikel repräsentierte. Ein lässiges Grinsen im Gesicht, wellige, schulterlange Surfer-Boy-Haare. Würde er mittlerweile nicht in New York wohnen, wäre er sicher auch Miami-Beach gebräunt. Seine graue Stoffhose saß tief auf seinen schmalen Hüften, das weiße Hemd hing heraus, die blaue Krawatte war gelockert. Ein Koffer und ein kleiner Rucksack, beide mit dem Logo einer Firma, vermutlich seines Arbeitgebers, lagen auf dem Boden im Flur.

Nate winkte mich zu sich, nahm mich in den Arm und küsste mich auf die Wange.

»Ja, das ist meine Morgan.« Der Stolz und die Liebe in seiner Stimme wärmten mich. Ich war gern *seine* Morgan.

Brian nickte, betrachtete mich mit schief gelegtem Kopf, nickte wieder und zwinkerte mir zu.

»Gut gemacht, Bro. Sie ist wirklich fantastisch. Du hast nicht übertrieben«, sagte er zu Nate. Unwillkürlich wurde ich rot. »Trotzdem muss ich jetzt einfach fragen: Wo ist die nächste Pizzeria? Ich sterbe vor Hunger. Los, ich lad euch ein.« Kurz sah er Nate an. »Oder hast du extra gekocht?« Der schüttelte heftig den Kopf, als hätte Brian ihn gefragt, ob er neuerdings eine Meth-Küche betreiben würde.

Während wir bei *Antonio's* unsere Speisekarten studierten, strich Nate langsam und offenbar unbewusst über meinen Oberschenkel. Brian registrierte es, kommentierte es aber nicht, grinste nur still in sich hinein.

Die Bedienung, die sich als Missy vorgestellt hatte, kam und nahm unsere Bestellungen auf. Spaghetti Carbonara und Lemon Soda für mich, Pizza Salami mit Wasser für Nate. Brian brauchte deutlich länger, um sich zu entscheiden. Er spitzte die Lippen, tippte mit dem Zeigefinger darauf und runzelte die Stirn. Starrte weiter in die Speisekarte, während Missy sichtlich ungeduldig wurde. Aber sie wartete höflich, bis Brian endlich fertig war.

»Enthält der Pizzateig Industriezucker oder Laktose?«, fragte Brian. Die Bedienung verneinte. »Kann ich statt Mozzarella auch Parmesan haben?« Missy nickte. Weitere Fragen zu Lagerungsbedingungen der Lebensmittel, Reifegrad des Parmesans, Kühlkette beim Einkaufen, Inhaltsstoffen der Tomatensoße, Gewürzen, Jodgehalt im Salz und Sulfatgehalt im Leitungswasser folgten. »Ich habe leider ein paar schlimme Unverträglichkeiten«, erklärte Brian Missy mit Hundeblick und presste die Lippen zusammen.

»Schon in Ordnung, Sir. Wir versuchen natürlich alles zu Ihren Wünschen und nach Ihren Bedürfnissen zu verwirklichen.«

Schnaubend verdrehte Nate die Augen.

»Er hat keine Unverträglichkeiten, er will Sie nur ärgern«, entschuldigte er sich bei Missy. Die wirkte sauer und erleichtert zugleich, bemühte sich aber um ein professionelles Lächeln. Er wandte sich an seinen Freund. »Ich dachte, du hast so Hunger? Bestell einfach irgendwas und lass das arme Mädchen in Ruhe.«

Brian kicherte und lächelte Missy so schelmisch an, dass man sehen konnte, wie ihr Ärger schwand. »Okay, Papa«, sagte er zu Nate. »Dann hätte ich bitte gern eine Karaffe Hausrotwein und die Pizza Antonio.

Und dazu einen Salat mit Thunfisch und Ei für uns alle drei. Vorher bitte. Und ein zweites Weinglas für meine hübsche Begleitung.« Er sah mich an. »Du trinkst doch Alkohol, oder?«

Mein Blick huschte zu Nate, stumm bat ich ihn um Erlaubnis, obwohl das albern war. Wenn ich Lust hatte auf Wein, würde ich einen trinken. Nate würde es mir ohnehin nicht verbieten.

Nate lächelte und nickte.

»Gern«, sagte ich deswegen zu Brian.

Missy schrieb eifrig alles auf ihren Block. »Für Sie auch ein Weinglas?«, fragte sie Nate.

»Nein danke«, erwiderte er ablehnend. Dann eilte Missy davon.

Die Unterhaltung mit Brian war einfach und erfrischend. Man spürte die Liebe zu seiner Frau und seiner Tochter, zu Miami, seine Freude am Leben, am Sport, am Augenblick. Nur dass er wegen seines Jobs, den er im Grunde mochte, so oft von seiner Familie getrennt war, trübte sein Glück ein wenig. Meine anfängliche Sorge, es könnte zwischen uns etwas verkrampft sein, weil Brian Nates Geheimnis sicher kannte und mir vermutlich nichts verraten durfte, hatte sich schnell in Luft aufgelöst. »Dafür bin ich jetzt hier bei meinem Lieblingskrüppel.« Er klopfte Nate auf die Schulter. Hätte Nate mir nicht schon erzählt, dass Brian oft Witze über seine Schwächen machte, es aber nicht so meinte, wäre ich von so einer Aussage geschockt gewesen. Ich verstand, warum Nate Brian liebte. In seiner Gegenwart war alles leicht und man fühlte sich unwillkürlich gut. Lebendig. Wir tranken, aßen, redeten, tranken noch mehr und langsam stieg mir der Wein zu Kopf.

Irgendwann erhob sich Nate. »Ich gehe mal zur Toilette«, verkündete er, lief aber nicht los, sondern schaute Brian intensiv an. Besorgt? Bittend? Als wollte er ihm damit stumm »Halt gefälligst die Klappe« sagen.

Sobald wir allein waren, war die verkrampfte Stimmung dann doch auf einmal da. Ich räusperte mich und trank von meinem Wein, hatte plötzlich Scheu, Brian ins Gesicht zu sehen.

»Es ist schön, Nate so glücklich zu sehen. Du tust ihm gut«, sagte er in die Stille. Ich hob meinen Blick. »Ich weiß, er verschweigt dir was. Etwas sehr Wichtiges. Es steht mir nicht zu, es dir zu verraten. Außerdem habe ich es ihm versprochen, er ist mein bester Freund und ich falle ihm nicht in den Rücken. Aber ich kann dir eins sagen: Bleib an ihm dran. Er ist ein komischer Kauz, aber er hat seine Gründe, auch wenn wir die nicht verstehen. Du kennst sie ja nicht einmal.« Mein Schweigen reichte ihm als Antwort. »Ich weiß, die Situation und seine Heimlichtuerei ist hart für dich. Aber glaub mir: Er liebt dich sehr. Und du ihn. Das sieht ein Blinder. Also gib ihn nicht auf. Er braucht uns – dich und mich.« Er zeigte erst auf mich, dann auf sich. »Mehr, als er zugibt. Irgendwann kann er das vielleicht. Bis dahin, bleib geduldig. Und stark. Es lohnt sich. Er ist der tollste Mensch, den ich kenne. Abgesehen von meinen Mädels. Trotzdem ist er in dieser Sache gleichzeitig der größte Idiot des Universums. Leider mauert er bei dem Thema komplett, ich konnte da nichts tun. Tut mir leid.« Er schnaufte tief. »Ich bewundere dich, weil du es schaffst, ihn zu lassen. Es tut mir leid, dass du das aushalten musst. Und dass ich dich genauso im Dunkeln lassen muss.«

»Es ist nicht deine Schuld«, sagte ich leise. »Ich habe nicht erwartet, dass du ihn hintergehst.«

»Ich weiß.«

Als Nate zurückkam, verstummten wir, bemühten uns um ein unauffälliges Verhalten, heraus kam von allerdings nur ein nervöses, viel zu lautes Lachen, Nate trank hastig aus seinem Glas.

»Und du arbeitest also in einem Buchladen. Was erlebt man da denn so?«, plapperte Brian los. Er legte das Besteck hin, lehnte sich vor und stützte sich auf seine Unterarme.

»Nicht so wahnsinnig viel Spannendes wie wahrscheinlich in deinem Job«, gab ich zu. Mit einem Lächeln nahm ich den Espresso entgegen, den Missy mir brachte, schüttete Zucker hinein und rührte um. Nate schien ein wenig müde, ansonsten wirkte er zufrieden und gesund. Immer wieder blickte er zwischen seinem besten Freund und mir hin und her. Skeptisch und glücklich zugleich.

»Mein Job ist die meiste Zeit verdammt langweilig. Also bitte erzähl mir was anderes als davon, ob eine Verhandlung gut war oder ob das Geschäft tausend oder zweitausend Shirts abnimmt.«

Ein Kunde von heute Nachmittag fiel mir ein und ich lachte leise. »Heute war ein Typ da, der wollte ein ganz bestimmtes Buch. Nicht weil er sich für den Inhalt interessierte, sondern eines in einem ganz bestimmten Blau. Er hatte zwei Bücher von zuhause mitgebracht, eines hellblau, das andere dunkel. Er wollte eines, das farblich genau dazwischen liegt. Weil er sein Regal nach dem Regenbogen geordnet hat und das Verhältnis zwischen warmen und kalten Tönen nicht ausgeglichen sei. Genre egal.«

Brian schüttelte den Kopf. »Ohne Scheiß? Solche Freaks gibt's?«

»Du hast doch sicher auch schwierige Kunden«, warf Nate ein und gähnte hinter vorgehaltener Hand.

»Es gibt keine schwierigen Kunden, nur Herausforderungen. Stimmt´s, Black Cat?« Den Namen hatte er mir nach fünf Minuten wegen meiner schwarzen Haare verpasst. »Konntest du ihm denn helfen?« Er nickte. »Klar konntest du. Sehe ich auf den ersten Blick, dass du eine hervorragende Verkäuferin bist.«

Stimmt. Am Ende ging der Kunde sogar mit zwei blauen Büchern nach Hause. »Meine Chefin sieht das leider anders.« Ich seufzte.

»Sheila ist eine Bitch«, fluchte Nate ungewohnt derb. Auf seltsame Art fühlte ich mich deswegen geschmeichelt.

Auch Brian sah seinen Freund erstaunt an und hob eine Augenbraue. »Oha. Wenn er das sagt, muss es die Wahrheit sein. Was macht sie denn so bitchig?« Er schenkte sich Wein nach, hob sein Glas in meine Richtung. Zwar war meins fast leer und ich wollte auch nichts mehr trinken, trotzdem ließ ich mir auch nachfüllen und stieß mit ihm an. Die nächsten Minuten erklärte ich Brian, wie furchtbar Sheila als Chefin war, wie sehr ich aber – wegen fehlender Ausbildung oder Alternativen – auf den Job angewiesen war und Sheila deswegen aushalten musste.

»Hat man nicht immer eine Wahl?«, fragte Brian. Während er sein

Glas zum Mund führte, musterte er mich mit hochgezogener Augenbraue.

»Nein, hat man nicht!«, blaffte Nate ihn an. »Du weißt genau, dass das Leben einem manchmal von einem Moment auf den anderen sämtliche Wahlmöglichkeiten nimmt!«

Entgeistert starrten Brian und ich Nate an, dem sein Ausbruch sichtlich unangenehm war. Brian schob die Unterlippe vor, ließ sie zittern und riss die Augen auf.

»Bitte nicht sauer sein, Mister Flannagan«, bat er mit verstellter Piepsstimme und klimperte mit den Lidern. Damit wollte er offenbar die plötzlich seltsame Stimmung auflockern. Es funktionierte, denn Nate lachte und zeigte seinem Freund den Mittelfinger. Der schniefte noch einmal übertrieben, rückte mit dem Stuhl näher zu Nate, legte den Kopf auf dessen Schulter und blickte zu ihm hoch. »Ich liebe dich auch, Bro«, hauchte er und kicherte. Die beiden waren ein super Team. Sie zusammen zu erleben war wunderbar. Und zeigte mir eine Seite von Nate, die ich bisher nicht kannte. Eine unbeschwerte, jugendliche Jungsseite. Den Nate von früher? In Brians Gegenwart war er weniger ernst als sonst. Das gefiel mir.

Ein älteres Ehepaar ging an unserem Tisch vorbei. Als die Frau Brians und Nates körperliche Nähe registrierte, verzog sich angewidert ihr Mund.

»Ekelhafte Schwuchteln«, zischte sie.

Als Reaktion lächelte Brian sie süßlich an und patschte seine Hand auf Nates Knie. Er fuhr seinen Schenkel hinauf, über dessen Schritt und den Bauch und blieb auf Nates Brust liegen. Der erstarrte, wehrte sich aber seltsamerweise nicht. Die ganze Zeit fixierte Brian die alte Dame, deren Gesicht immer röter wurde, je länger das Schauspiel dauerte. Dann drehte Brian Nates Kopf in seine Richtung, die Finger um seine Wange geschmiegt, und küsste ihn schmatzend auf den Mund. Das Ehepaar schnaubte empört und verschwand. Ich hörte, wie sie über Homosexualität schimpften und Liebe zwischen Männern als abartig bezeichneten. In einer konservativen Stadt wie Minot keine Seltenheit.

Auch Laura hatte sich wegen ihrer offen gelebten Homosexualität schon viel anhören müssen. Aber der war das egal. Ich wäre da viel empfindlicher gewesen.

Nate stieß Brian grob weg und wischte sich über den Mund. »Spinnst du? Was sollte denn das?«

Brian lachte wiehernd. »Ach komm. Die Gelegenheit war zu gut. Tu nicht so, als hätten wir das zum ersten Mal gemacht. Wir haben früher oft als schwules Pärchen homophobe Idioten verarscht.«

»Wir sind nicht mehr in Miami. Und wir sind keine achtzehn mehr. Ich will nicht auffallen. Zufällig lebe ich hier. Ich will den Leuten nicht noch mehr Gesprächsstoff über mich liefern.« Nate schien wirklich sauer. Was war denn los? Er tat ja gerade so, als wäre er ein stadtbekannter Freak. Vielleicht sollte er einfach kein so großes Geheimnis um sich machen, dann würden andere nicht so viel spekulieren.

»Tut mir leid«, entschuldigte sich Brian. Er schien geknickt, wenn auch nur ein kleines bisschen. Er setzte sich wieder aufrecht hin und senkte den Kopf. Sein Mund zitterte noch immer, aber er gab sich sichtlich Mühe, nicht mehr zu lachen. »War nur Spaß.«

Nate seufzte tonlos. »Ich weiß. Es ist nur ...« Er stoppte und rieb sich mit den Handflächen übers Gesicht. »Ich will hier einfach ganz normal sein. Okay?«

Er *war* normal. Zumindest für mich. Offenbar sah er das anders.

»Okay. Verstehe ich. Tut mir leid.«

Sie sahen sich noch eine Weile an, schienen ein stummes Gespräch zu führen, zu dem ich keinen Zugang hatte. Auf einmal fühlte ich mich ausgeschlossen. Die beiden hatten keine Geheimnisse voreinander. Waren sich dadurch näher, als ich und Nate es jemals sein konnten. Traurigkeit überfiel mich. Würde ich es aushalten, für immer nur einen Teil von Nate zu kennen?

Ich wollte allein sein.

Brian bemerkte wohl meine plötzlich melancholische Stimmung, denn er lächelte mich mit seinem Strahlelächeln an und nickte, als wollte er mir stumm Mut zusprechen und an seine Worte von vorhin erinnern. *Durchhalten, Morgan.*

»Habt ihr eigentlich was für Nates Geburtstag geplant?« Nate hatte Geburtstag? Mir fiel auf, dass wir nie über solche simplen Daten gesprochen hatten. »Du hast ihr nicht einmal deinen Geburtstag verraten?«, platzte Brian heraus, weil er meinen fragenden Blick richtig deutete. »Was ist sie? Eine Affäre oder deine Freundin?« Er schüttelte den Kopf, winkte ab, als Nate etwas erwidern wollte und wandte sich an mich. »25. April. Er wird fünfundzwanzig, falls er dir sein Alter auch verschwiegen hat.«

Das war bereits in vier Tagen.

»Nein, habe ich nicht«, sagte Nate. Er klang erschöpft. Wie ein Kind, das dringend ins Bett musste, rieb er sich die Augen. »Es ist doch nur ein Datum.«

»Ist es nicht«, widersprach ich. »Was ist sein Lieblingskuchen?«, fragte ich Brian und ignorierte Nates auffällig genervtes Getue.

»Erdbeer-Rhabarber.«

Nate atmete tief durch die Nase aus. »Rhabarber hat zu viel Oxalsäure, das vertrage ich nicht mehr.« Seine Stimme war wieder leise und verwaschen.

»Mein Gott, dann eben nur Erdbeere. Mach doch nicht aus allem ein Drama, alter Mann. Gleich fängst du noch an, von deinem Stuhlgang zu faseln.« Brian zeigte mit dem Finger auf mich. »Du hast es gehört. Erdbeerkuchen. Mit Sahne. Geschenke hasst er. Also musst du dir was anderes ausdenken. Ich bin sicher, dir fällt was Passendes ein.« Er zwinkerte, was wohl ein Hinweis auf etwas nicht Jugendfreies sein sollte. »Schon als Kind hat er nie gefeiert. Was für seine Übermom echt schlimm war. Wenigstens hat er zugelassen, dass sie ihm einen Kuchen backt. Sonst wäre sie vermutlich mit Depressionen in die Psychiatrie eingeliefert worden.«

»Du hattest nie einen richtigen Kindergeburtstag? Mit Topfschlagen und Süßigkeiten bis zum Umfallen und Geschenke auspacken?«, fragte ich ungläubig.

Beide schüttelten gleichzeitig den Kopf. Mein Freund müde, Brian empört.

Nate hob die Schultern. »Ich fand Geburtstagsfeiern immer doof. Auch wenn ich wo eingeladen war.«

»Wieso?«, wollte ich wissen. »Jeder mag Geburtstage.«

»Ich nicht. Ist eben so. Keine Ahnung.«

Ich kniff die Augen zusammen. »Ich akzeptiere wirklich viel. Dass du mir nicht sagst, wofür die Tabletten sind, warum du immer so müde bist, weshalb dein Körper oft schlapp macht, dass du keine Hilfe willst. Aber das nicht. Du bekommst eine Feier. Nur wir zwei von mir aus. Aber ich werde deinen Geburtstag nicht ignorieren.« Zur Untermauerung meiner Aussage und weil ich mich nicht davon würde abbringen lassen, lehnte ich mich zurück und verschränkte die Arme vor der Brust.

Brian lachte mit zurückgelegtem Kopf. »Du gefällst mir, Black Cat. Genau so jemanden braucht er!«

Weil Nate mich ansah, als wollte er mich mit seinem Laserblick in tausend dünne Scheiben zerteilen, streckte ich ihm die Zunge raus.

Und weil es schon spät war, ich morgen früh raus musste und ich Nate keine Gelegenheit mehr zum Widersprechen bieten wollte, bedankte ich mich bei Brian für das leckere Essen und den netten Abend, küsste Nate auf den Mund und Brian auf die Wange und machte mich auf den Weg nach Hause.

Morgan

Heute war Nates Geburtstag. Brian hatte leider wieder abreisen müssen, so dass er nicht mit uns feiern konnte.

Ungeduldig wartete ich auf meinen Freund, der mich im Laden abholen sollte. Außer dass er seinen Anzug anziehen sollte, hatte er keine Infos. Er wusste nicht, dass ich als Geschenk zu seinem Geburtstag Karten für eine Lesung besorgt hatte. Den Namen des Autors kannte ich nicht, aber in Minot gab es selten Lesungen – oder überhaupt irgendwelche Veranstaltungen – und ich wollte einfach mal raus. Kultur. Literatur. Zeit mit Nate. Als normales Paar. Einen Abend, an dem keine Geheimnisse zwischen uns standen. Danach wollte ich mit ihm ein Picknick im Fitnessstudio machen und seine Geschichte über uns beide, die er mir am Anfang unserer Beziehung geschickt hatte, umsetzen. Dazu hatte ich mir Lauras Schlüssel und Ramis Erlaubnis geholt. Das würde das erste Mal seit Wochen sein, dass wir wieder gemeinsam trainierten, allerdings nicht auf die Weise, für die ein Fitnessstudio eigentlich gedacht war. Den Erdbeerkuchen, eine Flasche alkoholfreien Prosecco, Kerzen und Decken hatte ich bereits heute früh dort deponiert. Laura wollte es noch für Nate und mich herrichten, bevor sie nach Hause ging.

Bis Nate endlich kam, zog ich im Hinterzimmer des Ladens mein neues, rotes, sehr kurzes Kleid an und frischte meinen Lipgloss auf. Sogar die Wimpern tuschte ich mir. Meine Tagesklamotten stopfte ich in meine Tasche, kontrollierte, ob alle Lichter aus und alle Fenster geschlossen waren, und sperrte den Laden von außen ab. Nur ein oder zwei Minuten später hielt Nate mit seinem alten Ford vor mir. Er ließ das Fenster herunter, lehnte sich lässig heraus und grinste mich an, die Arme am Fensterrahmen abgestützt.

»Darf ich Sie mitnehmen, schöne Frau? Zufällig muss ich in Ihre Richtung.«

Ich kicherte, nickte, machte einen Knicks und stieg ein.

Statt mich anzuschnallen, kletterte ich rittlings auf Nates Schoß und küsste ihn stürmisch. Von meinem Überfall überrascht, keuchte er, erwiderte aber meinen Kuss ebenso leidenschaftlich. Wie immer, wenn wir aufeinandertrafen, brannte die Luft zwischen uns, ebenso wie unsere Körper und unsere Herzen. Trotzdem löste ich meine Lippen von seinen, ließ ihn aber nicht los, zog nur meinen Kopf ein paar Zentimeter zurück. »Alles Gute zum Geburtstag.«

»Wenn mir so gratuliert wird, hätte ich schon früher Geburtstag gefeiert«, antwortete er verschmitzt lächelnd und ein wenig atemlos. »Ich hoffe, wir steigen gleich wieder aus und wechseln in meine Wohnung.«

Doch ich rutschte von ihm herunter und setzte mich auf den Beifahrersitz. »So verlockend die Vorstellung ist: Nein. Erst dein Geschenk.«

»Schade. Ich will dich in meinem Bett. Nackt. Es ist mein Geburtstag, darf ich da nicht bestimmen, was wir machen?«, quengelte er und verzog sein Gesicht zu einem Schmollen.

Ich lachte und verneinte mit meinem Zeigefinger. »Später. Ich bin sicher, dir werden meine Pläne gefallen.«

Demonstrativ griff er sich in den Schritt, arrangierte den Inhalt seiner Hose anders und schnaufte übertrieben.

»Wenn´s sein muss«, brummelte er, startete aber brav den Wagen.

Zwar gab er vor, dass es ihm gut ginge, aber natürlich bemerkte ich trotz der Dunkelheit, wie schlecht Nate heute aussah. Seine Augen waren eingefallen und müde, die Haut fahl, die Haare waren stumpf und standen in alle Richtungen ab, seine Stirn glänzte. Seine schlimme Hand zitterte mehr als üblich, ebenso sein Bein. Konnte er so überhaupt Auto fahren?

»Alles okay?«, konnte ich mir nicht verkneifen zu fragen. Nicht, wenn er derart angeschlagen wirkte. »Sollen wir doch lieber zuhause bleiben?«

»Alles gut. Nur ein wenig Kreislaufprobleme heute«, versicherte er. Was hatte ich auch erwartet? Mit den Handflächen klopfte er auf das Lenkrad. »Und? Wohin fahren wir?«

Ich erklärte ihm den Weg zum Veranstaltungsort, einem mittlerweile geschlossenen Weinkeller in einem Hotel am Rande der Stadt, und was uns dort erwartete.

»Wow. Das klingt großartig. Ich war schon lange auf keiner Lesung mehr.« Lächelnd beugte er sich zu mir herüber und küsste mich. »Danke. Das Geschenk gefällt mir.«

Ich freute mich über sein Lob. Zwar wirkte er wacher als noch vor einer Minute, aber insgesamt immer noch unheimlich erschöpft. Irgendwie krank. Am liebsten hätte ich ihm die Hand auf die Stirn gelegt, um zu kontrollieren, ob er Fieber hatte. Vielleicht brütete er etwas aus. Aber wie immer hielt ich mich ihm zuliebe zurück.

»Kennst du den Autor?«, fragte ich, als wir ausstiegen und zum Eingang liefen.

Zuerst reagierte Nate nicht, erst als ich ihm auf die Schulter tippte. Er zuckte zusammen. »Hm?«

Ich wiederholte meine Frage, obwohl ich viel lieber wissen wollte, was heute mit ihm los war.

»Gelesen habe ich noch nichts von ihm, aber ich habe gehört, dass er einen Nachwuchsliteraturpreis gewonnen hat. Scheint wohl ganz gut zu laufen bei ihm.«

Er wechselte auf meine andere Seite, so dass ich auf seiner nicht beeinträchtigten Seite lief, nahm meine Hand und steckte die andere in seine Hosentasche. Sein üblicher Trick, wenn er starkes Zittern verbergen wollte. Schon bei der Treppe in den Keller bekam er erste Probleme, musste mich loslassen, sich beidhändig am Geländer festhalten und langsam wie ein alter Mann seitlich eine Stufe nach der anderen hinuntersteigen. So hatte ich ihn noch nie erlebt. Treppensteigen konnte er sonst problemlos. Hinter uns bildete sich ein Stau aus anderen Besuchern, die ebenfalls zur Lesung wollten. Obwohl sich niemand beschwerte und alle geduldig warteten, war ihm die Situation sichtlich unangenehm.

Im Kellerraum war es stickig und kalt, es roch nach saurem Wein, Schimmel altem Gemäuer und nach Menschen. Beim Eintreten zuckte Nate zurück, als wäre er gegen eine Wand gelaufen, schluckte, sah sich um und steuerte auf einen Platz in der letzten Reihe, in der Nähe des Ausgangs zu. Auf der Bühne war ein bequem wirkender Sessel aufgebaut, daneben ein kleiner Tisch mit Lampe, einer Flasche Wasser und einem Glas Rotwein. Dreiviertel des Raums waren bereits besetzt, die Leute schwatzten, was in dem kahlen Kellergewölbe unnatürlich laut von den Wänden widerhallte.

»Geht´s? Sollen wir wieder gehen?«, flüsterte ich.

»Jetzt hör doch mal auf mit deiner ewigen Fragerei«, fauchte er genervter und unfreundlicher als sonst. Ein paar Leute drehten sich um, was *mir* nun unangenehm war. »Ich sag schon, wenn was ist.«

Nein, das tat er eben nicht. Deswegen machte ich mir ja so große Sorgen. Ihm war das eindeutig zu viel hier. Zu viele Menschen, zu viele Gerüche, zu viele Geräusche, zu viel verbrauchte Luft. Zu wenig Sauerstoff. Was hatte ich mir nur dabei gedacht, ihn hierherzuschleppen? Ich hätte daran denken müssen, wie sehr ihn so etwas anstrengte. Mit verschlossenem und gequältem Gesichtsausdruck plumpste er auf einen der Stühle, sackte kraftlos in sich zusammen. Langsam setzte ich mich neben ihn, wollte nach seiner Hand greifen, aber er entzog sie mir. Die kurze Berührung hatte gereicht, um zu merken, wie er mittlerweile schwitzte. Auch seine Stirn war von Schweißtropfen übersät. Er atmete schwer und stockend, sein Gesicht mittlerweile ohne jegliche Farbe. Stumm hockte er da, starrte nach vorn, die Hände zwischen die Schenkel geklemmt, sein rechtes Bein zitterte. Immer wieder schwankte er, obwohl er saß, als würde er gleich vom Stuhl kippen.

Das wollte ich mir nicht länger ansehen.

»Komm, wir gehen«, bestimmte ich.

Er schüttelte energisch den Kopf. »Hol mir nur ein Glas Wasser, dann wird es gleich besser. Mir ist nur ein wenig flau wegen der stickigen Luft hier drinnen.«

Das war wohl die Untertreibung des Jahrtausends. Ihm war nicht flau, ihm war sterbenselend. Trotzdem nickte ich, nahm meine Handtasche, stand auf und kämpfte mich durch die erstaunlich vielen Menschen zur Bar. Nie hätte ich gedacht, dass in Minot so viele literaturinteressierte Menschen lebten. Vielleicht waren sie aber auch einfach froh, dass hier überhaupt mal etwas passierte. Als ich endlich dran war, bestellte ich ein Wasser für Nate und ein Tonic Water für mich, bezahlte und balancierte beides zurück zu unseren Plätzen.

Aber Nate war nicht mehr da.

Kurz wartete ich, weil er vielleicht nur auf der Toilette war.

Als er aber nach fünf Minuten immer noch nicht wieder aufgetaucht war, wuchs meine Sorge. Die Getränke ließ ich auf unseren Stühlen stehen, um mich auf die Suche nach ihm zu machen.

Nirgends auch nur eine Spur von Nate. Weder auf der Toilette noch bei der Garderobe, noch draußen an der Luft. Sogar sein Auto war verschwunden. Ohne Verabschiedung und ohne Erklärung war er einfach abgehauen.

Ich wusste nicht, welches Gefühl stärker war: die Sorge, der Ärger oder die Enttäuschung und Verletzung.

Was sollte das? Mich hier am Arsch der Welt allein zu lassen. Wie sollte ich jetzt von hier wegkommen? Auf die Lesung hatte ich natürlich keine Lust mehr. Außerdem wollte ich zu Nate. Versprechen hin oder her. Er war mir eine Erklärung schuldig. Und ich musste mich überzeugen, dass er in Ordnung war. Gut zuhause angekommen war. Woanders würde er sicher nicht sein. Seine Wohnung, in der er Kraft tanken konnte, war seine Insel. Also rief ich mir notgedrungen ein Taxi.

Es dauerte ewig, bis ich endlich vor Nates und Lauras Wohnkomplex ausstieg. Die Mühe, auf den Fahrstuhl zu warten, machte ich mir nicht, rannte durchs Treppenhaus zu seiner Wohnung und wummerte gegen die Tür. Sein Wagen parkte vor dem Haus, also musste er tatsächlich hier sein.

Doch niemand öffnete. Also hämmerte ich noch lauter dagegen. Drückte das Ohr an die Tür und lauschte.

Nichts.

Dann endlich ein Geräusch: Die Klospülung und ein Schlurfen.

Wieder klopfte ich.

»Geh weg«, hörte ich seine Stimme durch das Holz. »Lass mich einfach.«

»Erst, wenn du mir sagst, was los ist. Und warum du mich einfach sitzengelassen hast.«

»Nichts ist. Geh endlich. Du hast versprochen, nicht zu nerven.« Er war durch die Tür und weil er so nuschelte kaum zu verstehen.

»Ich habe versprochen, nicht nachzuhaken, wenn es dir nicht gut geht. Aber das geht zu weit! Mach die Tür auf. Ich will nur nach dir sehen«, brüllte ich.

Er machte mich mit seiner Eigensinnigkeit und seiner ach so wichtigen Unabhängigkeit wahnsinnig. Selbst der stärkste Mensch brauchte irgendwann einmal Hilfe. Was war so schlimm daran?

»Aber ich will nicht«, gab er zurück. Sogar durch zentimeterdickes Holz hörte ich, wie fertig er war. Mehr noch als auf Lauras Hochzeit. Das konnte ich nicht ignorieren. Alles andere wäre unterlassene Hilfeleistung, auch ohne dass ich ihn liebte und verdammte Angst um ihn hatte.

Ich hörte es von innen poltern. Mehrmals. Dann war es still. »Mach die Tür auf!«, kreischte ich und wummerte wieder beidhändig mit aller Kraft gegen die Tür.

Lauras Tür wurde aufgerissen. »Mo? Was machst du denn für einen Krach?« Sie war nur mit einer Männershorts und einem ausgeleierten Feinrippunterhemd bekleidet, die Haare waren zerzaust. Petra erschien hinter ihr, vollständig angezogen und mit zivilisierter Frisur.

»Wir waren auf dieser Lesung, die ich ihm geschenkt habe, und ihm ging es nicht gut. Und dann hat er mich zum Getränkeholen geschickt und ist abgehauen.«

Das war die Kurzversion. Doch mehr Erklärung brauchte Laura

nicht. Als meine beste Freundin wusste sie natürlich über Nates und meine Vereinbarung und auch über Nates Probleme Bescheid. Außerdem war sie nicht doof, sie sah ihn oft genug, um ebenfalls zu bemerken, dass an ihm irgendwas anders war als an anderen Männern seines Alters.

Gemeinsam lauschten wir an der Tür. Immer noch nichts, nur leises Stöhnen. »Du musst handeln«, bestätigte Laura meine eigenen Gedanken. »Das klingt, als bräuchte er dringend ärztliche Hilfe.«

Ich knetete meine Finger, zappelte hin und her. »Und wie, wenn er mich nicht reinlässt?«

»Schlüsseldienst?«, schlug Petra vor.

»Scheiße! Ich Doofie«, schrie Laura und patschte sich gegen die Stirn. »Nates Mom hat uns doch ganz zu Anfang mal einen Ersatzschlüssel gegeben. Für den Notfall. Das hätte ich ja fast vergessen.«

Sie rannte nach drinnen und kam gleich darauf mit einem einzelnen Schlüssel an einer roten Filzeule wieder. Die Eule glotzte mich vorwurfsvoll an, als wäre sie Nates Repräsentantin. Trotzdem schnappte ich mir den Schlüssel, fummelte ihn mit zitternden Fingern ins Schloss und stieß die Tür auf.

Ich stürzte nach drinnen, Laura dicht hinter mir, Petra wartete vor der Tür.

»Nate?«, rief ich. Statt einer Antwort würgte jemand, gefolgt von den typischen Geräuschen heftigen Erbrechens. Laura verzog das Gesicht, folgte mir aber ins Bad.

Dort kauerte Nate in Unterhose, Socken und Unterhemd am Boden, die Unterarme auf der Kloschüssel abgestützt, und erbrach sich stöhnend. Ich kniete mich neben ihn, wollte ihn berühren, aber er schüttelte nur den Kopf, bevor er sich erneut über das Klo beugte. Er machte kraftlos mit der Hand eine Bewegung. Ich sollte verschwinden, bedeutete das vermutlich.

Aber so einfach wurde er mich nicht los. Diesmal nicht. »Nein, ich gehe nicht. Du brauchst Hilfe!«

»Ich habe nur irgendwo eine Magen-Darm-Grippe aufgeschnappt.

Du musst dir das nicht antun.« Er würgte wieder und erbrach sich schwallartig. Etwas spritzte daneben und landete auf den Fliesen, auf ihm und auf mir. Egal.

Laura stand bleich im Türrahmen und wirkte, als würde sie ebenfalls gleich ihren Mageninhalt loswerden wollen. Aber das war momentan ihr Problem. Aus dem Regal nahm ich einen Waschlappen, befeuchtete ihn und wischte Nate über die klebrig verschwitzte Stirn und den Nacken. »Ich habe drei Geschwister, denkst du, ein bisschen Erbrochenes haut mich um? Ich habe mehr versaute Wäsche gewaschen, als ich zählen kann.«

»Geh weg!«, wiederholte er wieder schlapp. »Ich brauche deine Hilfe nicht. Dein Helfersyndrom kotzt mich an. Und du auch, Laura. Dein ewiges Fröhlichsein ist dermaßen nervig!« Er sank auf die Fersen und lehnte sich seitlich an die Badewanne. Stöhnte tonlos, ließ den Kopf hängen, versuchte, seine Atmung und sein Zittern, das sich auf seinen ganzen Körper ausgebreitet hatte, unter Kontrolle zu bringen. Ich drückte den Knopf der Spülung, kommentierte seine Beschimpfungen nicht. Ich fasste ihn am Ellbogen und zog daran.

»Kannst du aufstehen? Du musst dich hinlegen.«

Erstaunlich energisch schüttelte er mich ab und sah mit glasigem Blick zu mir hoch. »Hast du nicht verstanden? Du sollst abhauen! Verschwinde!« Er wischte sich mit dem Handrücken über den Mund und hustete. Dabei drückte er seine Finger auf seine Brust und verzog das Gesicht. Eindeutig hatte er Schmerzen. »Geh!«, presste er zwischen zwei mühsamen Atemzügen hervor.

Doch ich blieb. Auch wenn er das nicht zugab, er brauchte mich. Und einen Arzt.

Mühsam ruckelte er sich aufrechter hin, stützte sich ab und wollte sich hochhieven. Doch nicht einmal sein sonst gesunder Arm konnte sein Gewicht stemmen, weshalb er immer wieder in sich zusammenfiel. Nach mehreren erfolglosen Aufstehversuchen ließ er sich einfach zur Seite fallen, blieb regungslos auf den versauten Fliesen liegen und schloss die Augen. Er zitterte, die Atmung ging unregelmäßig und stoßweise. Ich legte meine Hand auf seine Stirn. Wie erwartet glühte sie. Das war nicht nur erhöhte Temperatur. Das war lebensbedrohliches Fieber. Auch für jemanden ohne Vorerkrankung. Sein Puls war schwach, die Augenlider flatterten und er wimmerte leise.

Hilfesuchend blickte ich zu Laura.

»Du musst einen Notarzt rufen. Egal, was er will. Sonst stirbt er uns hier weg. Schau ihn dir mal an. Das ist doch nicht normal.«

»Ja, musst du«, bestätigte Petra vom Türrahmen aus. Sie hatte ich ganz vergessen.

Während ich mit meinem Handy den Notruf wählte und die wenigen Infos ins Telefon stammelte, lief Laura aus dem Bad. Nur einen Augenblick später kam sie mit Nates Smartphone zurück, hob seine leblose Hand und drückte seinen Daumen auf den Homebutton. Er war so schwach, dass er sich nicht einmal mehr wehren konnte. Ungeniert scrollte sie durch die Kontakte und tippte auf einen.

»Guten Abend Mrs Flannagan«, sagte sie zu Nates Mom. Dann berichtete Laura ihr, was vorgefallen war und dass wir Nate ins Krankenhaus bringen würden. Ein Kreischen und ein lautes Schluchzen aus dem Lautsprecher folgten. Sie redeten noch ein paar Sätze, dann legten sie auf. »Sie nimmt den nächsten Flieger.«

Nate war nicht mehr wirklich ansprechbar. Zwar zuckte er, wenn man ihn berührte, aber er konnte sich weder artikulieren noch bewegen. Besorgt und panisch kauerte ich neben ihm auf dem Boden, quetschte seine Hand und redete beruhigend auf ihn ein. Ab und zu stöhnte er leise. Einmal würgte er, weswegen Laura und ich ihn auf die Seite drehten, damit er nicht erstickte, falls er sich noch mal erbrach. Noch nie in meinem ganzen Leben hatte ich so viel Angst. Nicht einmal als Tristans Blinddarm durchgebrochen war und er notoperiert werden musste. Oder als ich von einem Tag auf den anderen für einen kompletten Haushalt mit drei Kindern verantwortlich gewesen war.

Laura zog sich einen Pulli und eine Jogginghose über, die Petra ihr gebracht hatte, und wartete vor dem Haus auf den Krankenwagen.

»Alles wird wieder gut«, wisperte ich immer wieder und wieder.

Mehr, um mich selbst zu beruhigen. Obwohl es momentan nicht so aussah, als würde es jemals wieder gut werden.

»Was ist passiert?«, fragte einer der Sanitäter, als sie nach hundert Jahren mit Laura im Schlepptau und einer Krankentrage ins Badezimmer stürzten.

In wenigen Sätzen erzählte ich, was passiert war. Einer der Sanitäter prüfte Nates Vitalzeichen, während der andere noch mit mir sprach. Damit ich nicht im Weg war, setzte ich mich auf die Klobrille. Stehen konnte ich nicht, ich hatte Sorge, dass mich meine vor Angst und Aufregung zitternden Beine nicht tragen würden.

»Hat er so etwas öfter?«, fragte einer der Männer.

»Ihm ist immer mal wieder nicht gut. Er ist erschöpft oder angestrengt. Er nimmt dann eine seiner Tabletten, dann wird es meist besser.« Mit dem Finger deutete ich auf Nates Medizinvorrat. Der Mann öffnete den Schrank, nahm die Döschen heraus, las die Etiketten und runzelte die Stirn, schrieb die Namen der verschiedenen Medikamente zusammen mit Nates Daten in ein Formular.

»Wieso nimmt er diese ganzen Medikamente? Was ist seine Grunddiagnose?«

»Ich weiß es nicht«, gab ich zu und schämte mich im gleichen Augenblick dafür. Wie seltsam musste es wirken, dass ich als Freundin keine Ahnung davon hatte? »Er wollte es mir nicht sagen.«

Der Sanitäter wirkte verwirrt, nickte aber, sparte sich einen Kommentar und kümmerte sich endlich um Nate. Laura blieb die ganze Zeit dicht bei mir, ihre Hand lag beruhigend auf meiner Schulter, unterstützte mich stumm. Petra hielt sich im Hintergrund und beobachtete mit besorgtem Blick und um den Körper geschlungenen Armen die geschäftigen Maßnahmen der Sanitäter.

»Sir, hören Sie mich?«, fragte der eine Mann laut und drückte Nates Arm. Der bewegte kaum sichtbar den Kopf, öffnete schwerfällig die Augen, schloss sie aber sofort wieder. »Ich bin Jim, Ihr Arzt. Können Sie mir sagen, wie Sie heißen?«

»Nate«, kam keuchend und kaum verständlich aus Nates Mund.

»Und Ihr Nachname?«

Das hatte ich ihnen doch alles gesagt. Es war offenbar eine Art Test, wie orientiert Nate war.

»Flannagan«, lallte er, viel zu leise und schwerfällig. Wenigstens wusste er das noch. Auch der Sanitäter schien zufrieden, denn er nickte, notierte etwas auf dem Papier und sagte wieder irgendwelche lateinisch klingenden Dinge zu dem anderen. Wieder einmal wünschte ich mir, ich wäre gebildeter. Dann hätte ich vielleicht verstanden, was Nate fehlte.

»Was ist denn mit ihm?«, fragte ich deswegen.

»Sind Sie seine Ehefrau oder anderweitig mit ihm verwandt?« Ich schüttelte den Kopf. »Dann dürfen wir Ihnen leider keine Auskunft geben. Lassen Sie uns bitte unsere Arbeit machen, Miss.«

Innerhalb weniger Minuten wurde eine Nadel in Nates Arm gestochen, eine Infusion angelegt und etwas hineingespritzt, ein Gerät auf seinen Zeigefinger geschoben und ein Schlauch, vermutlich mit Sauerstoff, in seine Nase gesteckt. Beinahe sofort atmete er leichter. »Wir nehmen Sie jetzt mit, Nate, und bringen Sie vorsichtshalber direkt in die Stroke Unit.« »Nicht schon wieder«, lallte Nate, sein Gesicht zu einer gequälten, verzweifelten Grimasse verzerrt. Warum schon wieder? Und was war eine Stroke Unit? Der eine Sanitäter stellte die Trage neben Nate ab und gemeinsam hievten sie den stöhnenden Nate darauf, schnallten ihn fest und packten ihre Sachen zusammen.

»Ich komme mit«, beeilte ich mich zu sagen.

»Nein!« Nates Stimme war verwaschen, aber lauter als vorhin. »Nicht!«

Doktor Jim sah zwischen uns hin und her. »Miss, ich denke, es ist besser, wenn Sie hierbleiben. Offensichtlich möchte Mr Flannagan Sie nicht dabeihaben. Sie können dort ohnehin nichts ausrichten. Sie helfen ihm mehr, wenn Sie sich um das Badezimmer kümmern. Wenn er stabil ist, können Sie ihn besuchen.« Er verzog entschuldigend das Gesicht. »Wir müssen los. Jede Minute zählt.«

Ohne dass ich es hätte verhindern können, fing ich hemmungslos an zu weinen. »Was ist denn mit ihm?«, wiederholte ich.

Doch wieder bekam ich keine Antwort.

Der Sanitäter drehte sich um, schulterte seinen Rucksack mit den Utensilien und legte den Infusionsbeutel auf Nates Bauch. Dann brachten sie ihn weg. Es fühlte sich an, als würden sie ihn nicht nur aus der Wohnung, sondern auch aus meinem Leben tragen.

Sobald die Haustür zu war, brach ich schluchzend zusammen. Es war mir egal, dass der Boden schmutzig war, ich hatte schlichtweg keine Kraft mehr. Laura kniete sich neben mich und nahm mich in den Arm, hielt mich, während ich weinte und weinte und weinte und versuchte, meine schreckliche Panik in den Griff zu bekommen. Nachdem ich mich ein wenig beruhigt hatte, reichte sie mir ein langes Stück Klopapier und ich schnäuzte laut hinein und knüllte es zu einem festen Ball.

»Warum wollte er nicht, dass ich mitkomme? Er braucht mich doch. Er kann doch dort nicht alles alleine durchstehen.«

Laura streichelte mir sanft übers Haar. »Du kennst ihn doch.«

Tat ich das wirklich?

Währenddessen brachte Petra Gummihandschuhe, einen Lappen und einen Eimer und fing an, das Bad zu putzen. Laura bugsierte mich in die Badewanne, setzte sich zu mir und tröstete mich weiter, bis Petra fertig war und das Bad besser roch.

»Ich fahre dich jetzt nach Hause. Du duschst und ziehst dir was Frisches an und schläfst dich aus. Ich bleibe bei dir. Morgen früh meldest du dich krank und ich bringe dich ins Krankenhaus. Dann wissen sie schon mehr und vielleicht darfst du auch zu ihm.« Zum Widersprechen hatte ich keine Energie mehr. »Okay?«

Ich sah sie nur an. Meine Augen schmerzten vom vielen Weinen. Mein Hals war wund. Wie mein Herz. Wieder hatte mich Nate weggestoßen. Genau in dem Moment, in dem er mich am meisten brauchte.

»Jetzt komm. Du stinkst wie ein Penner nach Kotze und Klostein.«

Dann zog sie mich aus der Wanne und aus Nates Wohnung. Aus dem

Augenwinkel sah ich noch, wie Petra Nates Pillendöschen studierte und auf Ungarisch etwas vor sich hinmurmelte.

Am nächsten Morgen telefonierte ich erst einmal alle Krankenhäuser ab. Aber mehr als Nates Aufenthaltsort erfuhr ich nicht. Datenschutz. Wer hatte sich so einen Blödsinn nur ausgedacht? Sheila war nicht begeistert, weil sie den Laden alleine schmeißen musste, aber das war mir ausnahmsweise egal. In drei Jahren hatte ich mich kein einziges Mal krankgemeldet.

Geschlafen hatte ich trotz Lauras Beistand kaum und auch meine Geschwister und Dad machten sich große Sorgen um Nate. Als alle in der Schule waren, ließ ich mich von Laura zum Trinity Health fahren, wo ich mich nur flüchtig von ihr verabschiedete und in die Empfangshalle rannte. Doch sie verweigerten mir den Zutritt zu Nates Zimmer. Ich bekam lediglich die Information, auf welchem Stockwerk er lag. Er wollte keinen Besuch, erklärten sie mir dort. Mein Name stand sogar auf der Besuchsverbotsliste.

Verbotsliste? Warum? War er sauer, weil ich den Krankenwagen gerufen hatte? Auskunft über seinen Gesundheitszustand bekam ich natürlich nicht. Die mitleidigen Blicke der Schwestern und Ärzte nervten mich, aber sie konnten ja nichts dafür.

Die nächsten Stunden saß ich im Aufenthaltsraum vor Nates Station und hoffte. Dass er überlebte. Dass es ihm wieder besser ginge. Dass er mich irgendwann doch sehen wollte. Dass ich endlich seine ganze Krankengeschichte erfuhr, die ja offensichtlich schlimmer war, als er mir glauben machen wollte.

Warum ließ er meine Hilfe nicht zu?

Eine der Schwestern hatte Erbarmen mit mir und berichtete mir wenigstens, dass sich Nate den Umständen entsprechend gut erholte. Als hätte mich das auch nur annähernd beruhigt.

Wenn ich nicht bewegungslos die Wand anstarrte, tigerte ich unruhig im Zimmer und auf dem Gang auf und ab und trank Unmengen Kaffee. Alle möglichen Leute durften auf die Station. Besucher, Personal,

Patienten im Rollstuhl oder gehend. Nur ich musste wie eine Ausgestoßene in dem muffigen Warteraum ausharren. Abwechselnd besuchten mich Laura, Petra, die Zwillinge, Dad und sogar Parker, leisteten mir stumm beim Warten Beistand oder zwangen mich, wenigstens eine Kleinigkeit zu essen oder zur Abwechslung Wasser zu trinken. Das half jedoch alles nichts. Denn Nate stellte sich mir gegenüber weiterhin tot. Dass er mittlerweile wach und ansprechbar war, wusste ich von der netten Schwester.

Draußen setzte bereits die Dämmerung ein, als eine Dame im Alter meines Dads auf mich zukam. Vor Stunden hatte ich sie mit besorgtem Gesichtsausdruck und Reisetasche auf die Station eilen sehen.

»Sind Sie Morgan?«, fragte sie mich und lächelte freundlich, aber auch traurig. Ich nickte und schüttelte die ausgestreckte Hand. »Die Schwestern haben mir erzählt, dass Sie seit heute Morgen hier warten. Ich bin Norma Flannagan, Nates Mom.« In ihrem Gesicht suchte ich nach Ähnlichkeiten, aber außer dichten braunen Haaren verriet nichts ihre Verwandtschaft. »Er kommt sehr nach seinem Dad«, erklärte sie, weil sie offenbar meinen prüfenden Blick richtig gedeutet hatte. »Auch das extrem Eigensinnige hat er von ihm.«

Nates Mom war klein, wenn auch nicht ganz so klein wie ich, schlank und gepflegt, mit einer blauen Stoffhose und einem roten Feinstrickpulli und passenden Ballerinas bekleidet. Ihre von Grau durchzogenen Haare waren zu einem Knoten aufgesteckt. Trotz ihres Make-ups sah man ihr die Erschöpfung an. Ihr Gesicht war freundlich und liebevoll, wie man es sich bei einer Mom vorstellte.

»Kann ich zu ihm?«, platzte ich heraus.

Sie biss auf ihrer Unterlippe herum und seufzte. »Leider nicht, Liebes. Er will Sie partout nicht sehen. Wehrt sich vehement dagegen. Ich habe getan, was ich konnte, aber ich konnte ihn nicht überreden. Ich verstehe nicht, warum er sich derartig verschließt. In letzter Zeit hat er am Telefon nur über Sie gesprochen. Obwohl er es anfangs nur meinem Mann erzählt hat. Er denkt, ich bin zu neugierig.« Sie wirkte nachdenklich und etwas abwesend, ihr Blick schweifte zum Fenster. Dann sah sie mich wieder an. »Er liebt Sie wirklich. Ich hoffe, Sie wissen das.«

Nachdem er mich so abweisend behandelte, war ich mir da nicht mehr so sicher.

Kraftlos und unendlich enttäuscht setzte ich mich auf einen der unbequemen Stühle und vergrub das Gesicht in meinen Händen. Warum zur Hölle wollte er mich nicht sehen? Er wollte keine Hilfe, ja, aber das hier war doch jetzt eine völlig andere Situation. »Ich liebe ihn auch«, flüsterte ich. »Ich will doch nur für ihn da sein. Aber er lässt mich einfach nicht.«

»Es tut mir so leid«, sagte Norma leise. Sie nahm neben mir Platz und griff nach meiner Hand. Streichelte zart meine Finger. Ihre Berührung tröstete mich und ich musste gegen den Drang ankämpfen, mich einfach bei ihr anzulehnen und zu weinen.

Nach einer Weile hob ich meinen Kopf und sah Mrs Flannagan an. »Wie geht es ihm?«

»Den Umständen entsprechend«, wiederholte sie die nichtssagenden Worte der Schwester. »Gott sei Dank kein erneuter Schlaganfall. Nur ein schwerer Infekt, der ihn völlig ausgeknockt hat. Aber seine Lähmungen sind wieder weniger, seine Werte stabilisiert. Eine Grippe kann schon Gesunde wochenlang ans Bett fesseln, für jemanden wie ihn wirkt sich das um ein Vielfaches schlimmer aus. Einmal ...«

Lähmungen? War ich wirklich so blind gewesen? Jetzt, da sie es ausgesprochen hatte, war alles plötzlich glasklar. Ich hatte es nur nicht wahrhaben wollen.

Eines hatte ich ganz deutlich herausgehört. »Schlaganfall?«

Sie zuckte zurück. »Sie wussten es nicht?« Entsetzen spiegelte sich in ihrem Blick. »Er hat es Ihnen nicht gesagt?«

Total geschockt schüttelte ich langsam den Kopf, war zu keinem Gedanken mehr fähig. Schmerzhaft penetrant geisterten diese zwei Worte in meinem Kopf herum. Schlaganfall. Lähmungen. Schlaganfall. Lähmungen. Schlaganfall. Lähmungen. Alle Anzeichen hatten darauf hingedeutet, aber ich hatte es als zu unwahrscheinlich abgehakt. Er war doch so jung. Alte Menschen erlitten Schlaganfälle, keine jungen, sportlichen Männer wie Nate.

Mrs Flannagan runzelte die Stirn, schüttelte ebenfalls den Kopf. Unverständnis blitzte in ihrem Blick auf. »Der eigensinnige Idiot«, murmelte sie. »Entschuldigen Sie, normalerweise rede ich freundlicher über mein Kind, aber in dem Fall kann man ihn einfach nicht anders bezeichnen.« Sie legte die Finger auf die Lippen, als überlegte sie, was sie sagen könnte. »Was hat er Ihnen denn erzählt? Sie haben doch sicher gemerkt, dass er Einschränkungen hat, die ihn oft sehr belasten und seinen Alltag erschweren.«

»Ja, natürlich. Aber er wollte nie damit rausrücken, was los ist.« Ich erzählte ihr alles. Wie mir schon bei unserer ersten Begegnung im Laden sein Zittern und seine Sprachprobleme aufgefallen waren, wie ich immer mehr Einzelheiten feststellte, die nicht zu seinem Alter und Trainingszustand passten, wie ich ihn darauf ansprach und er es mit irgendwelchen Geschichten abwiegelte. Von unserem Streit auf Lauras Hochzeit, von meinem Versprechen, ihn nicht zu bedrängen und ihm auf keinen Fall zu helfen. »Ich habe wirklich versucht, mich daran zu halten. Aber ich konnte ihn doch nicht einfach in diesem Zustand im Bad liegen lassen. Er wäre vielleicht gestorben«, schloss ich meine Rede.

Norma sah mich lange an. Ernst, nachdenklich, sanft, beinahe zärtlich. Wieder nahm sie meine Finger und hielt sie in ihren Händen. »Sie haben das einzig Richtige getan, Liebes, als Sie seinen Sturkopf ignorierten. So wie ich jetzt seinen Willen missachte, indem ich Ihnen die Wahrheit erzähle, die Sie verdient haben. Danach können Sie entscheiden, wie Sie damit umgehen. Ob Sie bei ihm bleiben wollen. Aber ich vermute, es wird sich für Sie rein gar nichts ändern.«

»Warum sollte es denn auch? Ich liebe ihn. Da ändert doch eine Diagnose nichts daran.«

Sie drückte meine Finger. »Ich weiß das und Sie wissen das. Aber in seinem verbohrten Hirn ist das nicht angekommen.« Sie ließ mich los und stand auf. »Kommen Sie, wir holen uns einen Kaffee und gehen ein Stück spazieren. Dann erzähle ich Ihnen alles.«

Noch mehr Koffein würde mich vermutlich selbst zur Patientin machen, trotzdem folgte ich ihr in die Cafeteria, wo ich mir einen Kakao und Mrs Flannagan sich einen doppelten Espresso holte. Gemeinsam liefen wir durch die Terrassentür in den Klinikgarten. Die ersten Meter spazierten wir schweigend nebeneinander. An einem Teich setzten wir uns auf eine Bank und schauten aufs Wasser.

»Er war damals neunzehn«, begann sie leise. Ihre Stimme stockte. Sie schluckte, als fiele es ihr immer noch schwer, davon zu erzählen oder sich zu erinnern. »Es gab vorher keinerlei Anzeichen, dass etwas nicht stimmen könnte. Er war jung und gesund und lebte für seinen Sport. Wollte seinen ersten Triathlon absolvieren.« Sie trank einen Schluck, ließ die Hand mit dem Becher sinken und atmete tief aus. Ganz in der Erinnerung verloren, sah sie aufs Wasser. »Als er an dem Tag aus dem Haus ging, war er gut gelaunt. Ich hatte ihm sein Lieblingsfrühstück gemacht, Porridge mit Blaubeeren und Hanfsamen, dazu seinen geliebten grünen Smoothie. Ernährung war ihm sehr wichtig, vor allem während des Trainings. Natürlich feierte er auch wie alle Jungs in seinem Alter, trank Alkohol, aber nicht so exzessiv wie andere. Er achtete sehr auf sich und seinen Körper.« Ein Schmunzeln umspielte ihre Lippen. »Schon wegen der Mädchen.« Sie drehte ihren Kopf zu mir und sah mich an. »Er war immer schon sehr beliebt bei den Mädchen. Konnte sich vor Angeboten kaum retten. Das nutzte er ausgiebig. Kinder denken, Mütter bekommen so etwas nicht mit, aber schließlich waschen wir ihre Unterwäsche und räumen ihre Zimmer auf.« Sie lachte leise. Ich wusste, was sie meinte, schließlich hatte ich zwei pubertierende Brüder. »Ich kann Gott nicht genug danken, dass Brian ihn an dem Tag zum Laufen begleitet hat. Ohne ihn und seine schnelle Hilfe wäre Nate vermutlich gestorben. Oder ein lebenslanger Vollpflegefall.« Eine längere Pause folgte. Ich ließ sie schweigen, wartete, dass sie von selbst weiterreden würde, wenn sie bereit dazu wäre. »Brian hat den Sanitätern auch gesagt, dass Nate nicht betrunken ist, wie diese zuerst vermuteten. Sie brachten ihn ins Krankenhaus und dort wurde schnell die Diagnose gestellt. Juveniler Schlaganfall. Man fand nie heraus, warum.

Das ist wohl bei so jungen Betroffenen häufig so. Was die Sache nicht besser macht.« Sie schniefte leise, stellte den Kaffeebecher zwischen uns auf die Bank und holte ein Taschentuch aus ihrer Handtasche, in das sie leise hineinschnäuzte. Ihre Finger mit dem zerknüllten Taschentuch schob sie zwischen ihre Knie. »Anfangs lag er im Koma, sie mussten ihn sogar beatmen.« Sie fasste sich an den Hals. »Sie haben doch sicher seine Narbe entdeckt.« Ich nickte. »Dort haben sie ihn aufgeschnitten und einen Schlauch in seine Luftröhre geschoben.« Langsam ließ sie ihre Hand wieder sinken. »Haben Sie nie nachgefragt, woher er diese Narbe hat?« Sie seufzte und verzog die Lippen. »Natürlich haben Sie. Jede Freundin würde das tun. Aber er wollte es Ihnen nicht sagen, stimmt´s?«

»Jedes Mal, wenn ich ihn auf seine offensichtlichen Probleme ansprach, wechselte er das Thema und redete etwas von einem Sportunfall oder anderen Sachen.«

»Bis er Sie dazu gebracht hat, gar nicht mehr zu fragen«, ergänzte sie. Sie legte den Kopf ein wenig schief und musterte mich. »Sie müssen ihn sehr lieben, wenn Sie derart geduldig mit ihm sind.«

»Ja, das tue ich.«

Sie nickte. »Es war so schrecklich, ihn so zu sehen. Damals ist ein Teil von mir gestorben und seitdem nie wieder geheilt. Das eigene Kind beinahe zu verlieren, zerreißt einer Mutter das Herz. Er war Monate im Krankenhaus und auf Reha, musste alles neu lernen. Gehen, essen, sprechen, schlucken. Leben. Auch in der Zeit, als er schon zuhause war, musste er täglich mit Physiotherapeuten und Ergotherapeuten üben. Dreimal die Woche zusätzlich Logopädie. Ich gab meinen Job auf, um für ihn da zu sein. Anfangs brauchte er ja bei allem Hilfe. Beim Anziehen, beim Waschen, selbst beim Schlafen.«

Das musste schrecklich für sie gewesen sein. Und für ihn. Langsam verstand ich, warum er Hilfe so vehement ablehnte. Weil er wieder selbst sein Leben regeln wollte. Kontrolle. Unabhängigkeit. Keine Last für andere sein.

»Nur weil er vorher so fit gewesen war, hat er sich wieder so gut erholt«, fuhr sie fort. »Die halbseitigen Lähmungen rechts blieben, ebenso wie seine Konzentrationsprobleme und dass er so schnell erschöpft ist. Manchmal hat er schlimme Panikattacken oder depressive Phasen. Zum Teil hirnorganisch bedingt, zum Teil psychisch. Seitdem muss er prophylaktisch Blutverdünner nehmen, dazu Psychopharmaka und seine Bedarfsmedikation für seine Spastiken oder Ängste. Ich will das jetzt gar nicht weiter ausführen, weil das für das, was ich Ihnen sagen will, irrelevant ist. Was Sie wissen müssen ist, dass er immer noch ein kranker Mann ist, der nie wieder ganz gesund sein wird. Er wird nie arbeiten können, wird nie mit ihnen anstrengende Wanderungen oder lange Flugreisen unternehmen können. Zu viele Menschen, ein lautes oder chaotisches Umfeld erschöpfen ihn schnell, körperlich wie mental. Wenn er eine Erkältung hat, bei der Sie sich eventuell ein wenig matschig fühlen und eine verstopfte Nase haben würden, kann er wochenlang ausgeschaltet werden. Es muss nicht so weit kommen, aber die Gefahr besteht. Wenn er sich nicht oft genug ausruht, muss er zum Teil tagelang damit kämpfen, sich wieder zu erholen. Und ...«, sie stoppte wieder, sah mich schmerzerfüllt und mit Bedauern an, »er wird nie Kinder zeugen können. Als er erfahren hat, dass er nie mehr ganz gesund sein wird, hat er sich sterilisieren lassen. Weil er keinem Kind einen kranken Vater zumuten wollte.«

»Aber das ist doch Blödsinn!«, widersprach ich. »Kinder lieben ihre Eltern immer. Egal, wie sie sind.«

Sie lächelte freudlos. »Natürlich ist das so. Aber er denkt, er sei für alle eine Belastung. Er lässt sich davon einfach nicht abbringen. Die Sterilisation war allein seine Entscheidung. Er hat es selbst organisiert und erst dann davon erzählt, als es erledigt war. Und auch nur, damit ich wusste, warum er zusätzlich Schmerzmittel nahm. Nicht einmal Brian wusste vorher davon. Der hätte ihm wahrscheinlich richtig die Meinung gegeigt. Oder ihm Verstand eingeprügelt. In dem Fall hätte ich sogar meine pazifistische Haltung beiseitegeschoben.« Sie lachte freudlos. »All das muss Ihnen klar sein, wenn Sie mit ihm zusammen sein wollen. Außer er lässt die Sterilisation rückgängig machen. Was ich nicht glaube. Sie werden kinderlos bleiben, mit einem schwerkranken Mann an Ihrer Seite. Vielleicht bleibt er in dem allgemein doch recht stabilen Zustand wie die letzten Jahre – was wir ihm alle von Herzen wünschen – aber die Möglichkeit eines weiteren Schlaganfalls besteht immer. Und der nächste könnte ihn im schlimmsten Fall für immer zum Pflegefall machen.« Ich öffnete meinen Mund, aber sie schüttelte den Kopf. »Ich weiß, im Moment denken Sie, Sie schaffen das alles. Weil Sie ihn lieben. Und weil Ihnen seine Krankheit und seine Behinderungen egal sind. Und das glaube ich Ihnen. Trotzdem sollten Sie gut darüber nachdenken, ob Sie mit diesem Wissen um Ihre eigene und Ihre gemeinsame Zukunft mit Nate leben können.«

»Im Moment will er mich doch ohnehin nicht sehen.« Unterschiedliche Gefühle tobten in mir: Trauer, Schock, Angst, Erleichterung, endlich Bescheid zu wissen, Verwirrung. Sie wechselten sich in ihrer Intensität ab. An meiner Liebe zu ihm änderte das alles jedoch nichts. »Ich werde ihn doch nicht verlassen, nur weil er krank ist. Was wäre ich dann für ein Mensch? Ich liebe ihn.«

»Sie müssten ihn sogar verlassen, wenn Sie nur aus Pflichtgefühl oder Mitleid bei ihm bleiben würden. Wenn Sie beschließen, ihn weiter zu lieben, dann, weil Sie *ihn* lieben, als Nate, nicht wegen, nicht trotz, sondern *mit* seinen Einschränkungen und allem, was dazugehört. Das macht ihn aus. Denken Sie gut darüber nach.«

Im Moment konnte ich gar nicht denken. Nur dass ich ihn immer noch unbedingt sehen wollte, wusste ich.

»Warum stößt er mich von sich?«

Sie blies Luft durch die Nase aus. »Weil er ist, wie er ist.« Sie schnaufte tief. »Er wird mich dafür umbringen, dass ich Ihnen das alles erzähle. Gut, dass er dazu gerade viel zu schwach ist.«

Mein Kakao war mittlerweile eiskalt und eine eklige Haut hatte sich auf der Oberfläche gebildet. Deswegen warf ich den Becher in den Müllbehälter neben der Bank.

»Nate war während des ... Vorfalls ... mit einer jungen Frau zusammen«, fuhr sie fort. »Carla. Sie liebten sich sehr. So inbrünstig, wie man nur als Teenager lieben kann.« Bei der Erinnerung lächelte sie. Mich allerdings überflutete Eifersucht. Dabei kannte ich diese Carla gar nicht. Sie war Vergangenheit. Und ich? War ich auch Vergangenheit? Oder immer noch Nates Gegenwart? »Sie waren so ein hübsches Paar. Aber genau wie Sie stieß er sie von sich. Dabei wollte sie nur für ihn da sein. Jeden Tag kam sie vorbei, sowohl im Krankenhaus als auch bei uns zuhause, half mir bei seiner Pflege, übte mit ihm Sitzen und Greifen. Ermunterte ihn zu sprechen, obwohl ihm all das so wahnsinnig schwerfiel. Sie wollte sogar im College pausieren, um ganz für ihn da sein zu können. Aber genau das war das Problem. Er wollte für sie kein Pflegefall sein. Kein Hilfsprojekt. Er fühlte sich nicht mehr als Mann. Wollte nicht, dass jemand sich für ihn aufopferte. Selbst mich zu akzeptieren, hielt er kaum aus. Aber ich bin seine Mom. Brian war anders. Er behandelte ihn weiter so, als wäre nichts passiert. Trainierte mit ihm, machte Witze über seine Unzulänglichkeiten und half ihm so, sich wieder wie ein Mensch ohne Behinderung zu fühlen. Carla gelang das nicht. Es dauerte nicht lange, bis er sich von ihr trennte. Niemand sollte ihn mit diesen mitleidigen Blicken ansehen. Niemand sollte für ihn sein Leben aufgeben.« Eine Entenfamilie schwamm heran, die Entenmama voraus, vier kleine braune Entenkinder paddelten aufgeregt schnatternd hinter ihr her. »Ich weiß viel von Ihnen, Morgan. Nichts Intimes, keine Sorge, nur, wie Sie leben, was Sie machen, wovon Sie träumen, von Ihren Geschwistern und Ihrem Dad und dass Sie alles alleine schaffen. Ich kenne Sie besser, als Sie denken. Denn wir sind uns sehr ähnlich. Sie würden für die, die Sie lieben, alles tun. Sogar sich selbst vergessen. Wie Sie es seit dem Weggehen Ihrer Mutter tun. Nate würde so etwas nie zulassen. Er liebt Sie und will, dass Sie Ihren eigenen Weg gehen. Das muss er mir gegenüber gar nicht aussprechen, ich kenne ihn zu gut. Er will niemals der Grund sein, warum jemand nicht sein eigenes Leben führen kann.«

Das alles hatte Nate ihr erzählt? »Aber ein Weg ist doch nicht in Stein gemeißelt. Wünsche und Träume können sich verändern. Genau wie Prioritäten. Für jemanden da zu sein, hat doch nichts mit Aufopferung zu tun. Sondern mit Liebe. Mit Selbstverständlichkeit. Mit Fürsorge. Mit ...«

Sie lächelte. »Das brauchen Sie mir nicht zu sagen, Morgan. Sie wissen das. Ich weiß das. Carla wusste das. Brian weiß das. Nur Nate versteht es einfach nicht.«

»Er hat mir gesagt, er will es mir nicht erzählen, weil er Angst hat, ich würde ihn dann verlassen. Und dass er mich verlassen müsste, wenn ich es selbst nicht täte.«

»Sehen Sie? Das meine ich. Er versteht nicht, dass wirkliche Liebe nichts mit körperlicher Unversehrtheit zu tun hat. Und das Bedürfnis, für jemanden da zu sein, nichts mit Aufopferung. Geben Sie ihn nicht auf. Aber lassen Sie sich mit Ihrer Entscheidung Zeit.«

Ich musste nicht nachdenken. Meine Wahl würde immer auf Nate fallen. Sie tätschelte meine Hand.

»Ich werde jetzt wieder zu meinem Sohn gehen. Er wird sich einiges von mir anhören müssen, weil er Sie so mies behandelt hat. Sie anzulügen und zu verschweigen, was mit ihm los ist, war nicht richtig.« Aus ihrer Handtasche zog sie eine Visitenkarte. »Rufen Sie mich an, ich werde ihn überzeugen, dass er mit Ihnen reden muss.«

Mit diesen Worten stand sie auf und ließ mich mit meinem Gefühlschaos und viel zu viel neuen Informationen auf der Bank zurück. Die Enten schnatterten, eine watschelte ans Ufer und suchte vor meinen Füßen nach Essbarem. Aber außer einem leeren Kaffeebecher, den Nates Mom stehengelassen hatte, konnte ich der Ente nichts bieten.

Nate

Es wurde Zeit, Konsequenzen zu ziehen. Auch wenn die Vorstellung mein Herz in eine Million Splitter zerspringen ließ. Denn nun war ich das, was ich niemals für Morgan sein wollte. Ein verdammtes hilfloses Stück Fleisch.

Sie hatte etwas Besseres als mich verdient. Einen ganzen Mann. Keinen Pflegefall. Einen, der sie auf Händen trug. Ich konnte momentan vor Schwäche nicht einmal eine verdammte Schnabeltasse halten.

Ohne anzuklopfen, betrat eine Schwester mein Zimmer, wechselte den Infusionsbeutel, schrieb meine Parameter in eine Kurve und leerte meinen Urinbeutel. Der Geruch stieg mir in die Nase und erinnerte mich an die Monate, in denen Schläuche und Beutel meine ständigen Begleiter gewesen waren. Wieder ohne zu fragen, hob sie die Bettdecke und mein Nachthemd und überprüfte meinen Katheter. Dazu musste sie meinen nackten, schlaffen Penis anfassen. Sie war vorsichtig, versuchte, meine Intimsphäre so gut es ging zu respektieren. Aber es war kaum möglich, mit meinem Schwanz in der Hand. Im Stillen dankte ich ihr, dass sie nicht wie so viele andere plapperte, um mit möglichst viel unsinnigem Gerede die Stimmung aufzulockern oder davon abzulenken, wie erniedrigend ihre Handlungen waren. Die Laberer machten dadurch lediglich alles schlimmer. Während die schweigsame Schwester an mir herumhantierte, mich wieder zudeckte, mir ein Thermometer ins Ohr steckte und etwas in den Infusionsbeutel spritzte, drehte ich mein Gesicht zur Wand und versuchte, meinen gehassten Körper zu vergessen. Meine rechte Hand lag neben mir, als gehörte sie mir nicht, und mein Kopf fühlte sich dumpf und wattig an. Zumindest waren die Schmerzen und diese unsägliche Übelkeit weitgehend verschwunden.

»Möchten Sie noch etwas trinken, Mr Flannagan?«, fragte sie freundlich. Sie war in etwa im Alter meiner Mom, groß und stämmig, mit rauen, aber erstaunlich sanften Händen und einer sportlichen Kurzhaarfrisur. Ihre ganze Erscheinung wirkte ruhig und kompetent. Wäre sie keine Krankenschwester, hätte ich sie gemocht. Leider hatte ich grundsätzlich gegen alle Menschen, die in Krankenhäusern, Therapiezentren, Rehakliniken oder Arztpraxen arbeiteten, eine extreme Abneigung.

»Ich bringe ihm nachher etwas«, antwortete meine Mom, die plötzlich wieder im Zimmer stand, als hätte sie sich wie ein Geist hereinmaterialisiert.

Sie bedankte sich bei der Schwester, zog sich einen Stuhl ans Bett und setzte sich. Ich schloss die Augen, tat so, als wäre ich nicht da. Konnte niemanden ertragen. Nicht einmal mich selbst. Schon gar nicht mich selbst. Ich hasste mich nur noch. Die Welt war so fucking ungerecht.

»Ich habe mit Morgan gesprochen«, sagte sie in ihrem Mom-Ton, der keinen Widerspruch und keine Unterbrechung duldete. »Ich habe ihr alles erzählt.«

Alles? »Mom«, setzte ich zu sprechen an, aber sie ließ mich nicht in Ruhe.

»Mach die Augen auf und sieh mich an. Du wirst dich hier nicht wieder in deinem Selbstmitleid vergraben. Sei froh, dass es noch einmal gut ausgegangen ist. Und dass die drei Frauen so hartnäckig waren und nicht auf dich gehört haben. Ohne sie wärst du jetzt nicht hier.«

»Stimmt«, gab ich zu, den Kopf weiter zur Wand gedreht. »Ich wäre in meinem eigenen Bett statt im Krankenhaus.«

»Du weißt genau, dass das nicht stimmt, Nate Flannagan! Hör auf, ihnen die Schuld zu geben. Ohne sie würdest du immer noch auf dem Boden in deinem Badezimmer liegen, unfähig dir selbst zu helfen, vielleicht schon erstickt an deinem Erbrochenen.« Sie schluckte. »Oder du hättest dich im Fieberwahn aus dem Fenster gestürzt.«

Das hätte mein Versagerkörper nicht geschafft, aber das sagte ich ihr nicht.

Mom schnaubte. »Sieh mich endlich an!« Resigniert öffnete ich meine schweren Lider. »Was hast du dir dabei gedacht, Morgan, deiner Freundin«, das letzte Wort betonte sie extra stark, »der Frau, die du liebst und die dich liebt, die Wahrheit zu verschweigen?«

»Mom, hör auf, du verstehst das nicht.« Wieder wandte ich meinen Kopf ab. Weg von meiner anstrengenden Mom.

Mit der Fernbedienung meines Bettes ließ sie das Kopfteil hochfahren und lief auf die andere Seite, damit ich gezwungen war, sie anzusehen.

»Doch, ich verstehe dich sehr wohl. Ich bin nicht so doof, wie du vielleicht denkst. Ich weiß genau, was in deinen verqueren Gedanken vor sich geht. Du willst nicht, dass man sich um dich kümmert. Willst niemanden belasten. Denkst, du bist es nicht wert. Aber du irrst dich. Du bist für niemanden eine Last. Und du bist es wert. Wann begreifst du das endlich?«

Ich zog die Augenbrauen hoch. Mom hatte meine Wut nicht verdient, trotzdem bekam sie sie jetzt ab.

»So? Ich bin keine Last?« Mit der gesunden Hand hob ich meinen gelähmten Arm am Handgelenk hoch und ließ ihn wieder los. Wie ein lebloses Stück Fleisch plumpste er zurück auf die Matratze. Dann schlug ich gegen den Infusionsständer, der dabei umgefallen wäre, wenn Mom ihn nicht aufgefangen hätte. Als wäre ich ein kleines Kind, setzte sie sich auf den Bettrand und faltete die Hände in ihrem Schoß. »Klar, alles okay«, sagte ich ätzend mit verwaschener Stimme. »Nur eine harmlose Grippe. Jeder bekommt ja bei sowas einen Schlauch in die Harnröhre gestopft. Kein Problem. Ich kann auch jederzeit allein aufstehen und mich duschen und ich mache nur Pause vom College, um mein Leben zu genießen, bevor der Ernst des Lebens anfängt. Ist ja hier nichts anderes als Wellnessurlaub. Mein fucking Arm und mein fucking Bein sind auch nur ein wenig schwach vom vielen Sport. Nur Muskelkater, der morgen wieder vorbei sein wird. Pah! Was rege ich mich eigentlich auf?« Mom musterte mich nur, während ich wütete. »Und fast vergessen: Jede Frau wünscht sich einen Kerl, den man wie ein Baby versorgen muss. Die mitleidigen Blicke der Leute, wenn sie die Wahrheit kennen, bilde ich mir nur ein. Logisch. Keiner hat ein Problem mit Behinderten. Also alles gut, Mom.«

»Nate. Schatz.« Ihre Stimme war so zärtlich, dass ich es kaum ertrug. Meine Mom liebte mich immer, egal wie kaputt ich war. Aber da war sie die Einzige. Sie nahm meine Finger und strich mit den Daumen über meinen Handrücken. »Ich verstehe, dass du wütend auf das Schicksal bist. Ich hätte mir auch ein anderes Leben für dich gewünscht. Du darfst hadern und schreien und all das verfluchen. Aber lass es nicht an Morgan aus. Gerade in solchen Momenten brauchen wir jemanden, der uns liebt. Schließ sie nicht aus. Lass sie um Gottes Willen für dich da sein. Du bist es wert!«

Ich zog meine Hand aus ihrem Klammergriff und versuchte, mich auf die Seite zu drehen, weg von ihr und ihrem mitleidigen, verständnisvollen Blick. Aber ich schaffte es nicht. Mein Körper war zu schwach. Mit Daumen und Zeigefinger rieb ich meine schmerzenden Augen.

»Gar nichts verstehst du, Mom. Du bist gesund. Du hast mich gepflegt, du weißt, wie es ist. Wann hattest du mal Zeit für dich? Du konntest mich ja keine Stunde allein lassen. Du hattest kein eigenes Leben mehr, Mom. Musstest nachts aufstehen, wenn ich pinkeln musste oder eine meiner Panikattacken hatte. Hast stundenlang meine Beine massiert, wenn sie schmerzten. Mir das Essen püriert und mich gefüttert. Mich gebadet, mir Zäpfchen zum Abführen eingeführt. Willst du das Gleiche etwa für Morgan?« Sie antwortete nicht, sah mich nur schmerzerfüllt an. »Willst du das?«, wiederholte ich schärfer. »Hat sie das verdient? Du hattest auch etwas anderes verdient. Aber du bist meine Mom. Moms tun sowas. Und dafür bin ich dir echt dankbar. Ohne dich wäre ich heute nicht so weit. Aber Morgan ist nicht meine Mom. Sie ist meine Freundin. Eine junge Frau, die selbst genug Scheiß am Hals hat.

Da braucht sie garantiert keinen Krüppel, den sie auch noch mitversorgen muss.«

»Ja, Moms tun so etwas. Weil sie ihre Kinder lieben und alles für sie tun würden. Selbst sterben. Genau wie ich es für deinen Dad getan hätte. Denn ihn liebe ich ebenso und wäre für ihn dagewesen. Hätte, ohne zu zögern, alles für ihn aufgegeben. Außerdem: Die Situation ist mittlerweile eine andere. Du bist größtenteils selbständig, brauchst keine Pflege mehr wie damals. Nur eben manchmal ein wenig Unterstützung.« Das war untertrieben. Und Mom wusste das genau. »Hast du ihr jemals eine Chance gegeben, selbst zu entscheiden? Nein, sie ist nicht deine Mom, aber sie liebt dich genauso wie ich. Hilfe ist kein Aufopfern, sondern etwas, das man gern und vor allem freiwillig tut. So ist es, wenn man liebt, Nate. Das macht Liebe aus. Ich weiß nicht, warum das nicht in deinen Kopf geht.«

»Mom, ich will es nicht. Okay? Ich will ein Mann sein. Kein Irgendwas. Kein Pflegefall.«

Seufzend beugte sie sich zu mir und drückte ihre Stirn an meine. Ihr vertrauter Geruch nach Parfüm und Mom stieg mir in die Nase. Aber heute tröstete er mich nicht. »Aber das bist du doch, Schatz. Und sie sieht dich nicht anders. Für sie bist du der beste Mann, den sie sich vorstellen kann.«

Ich schnaubte. »Das bezweifle ich.«

Sie küsste mich auf die Stirn und zog sich wieder zurück. »Sie wartet draußen. Das arme Mädchen ist fix und fertig. Bitte sprich mit ihr.«

»Wenn sie mich so lieben würde, wie du sagst, würde sie respektieren, dass sie mich in Ruhe lassen soll. Und begreifen, dass sie kein Recht hatte, mich ohne meine Zustimmung hierher zu verfrachten.«

»Jetzt bist du ungerecht«, schimpfte Mom. Ich wusste, dass das stimmte, konnte es aber nicht zugeben. »Wir drehen uns im Kreis, Nate. So kommen wir nicht weiter. Du musst nach vorn schauen.«

»Das tue ich doch! Genau deswegen muss sie verstehen, dass ich nicht das bin, was sie braucht. Dass ich das niemals sein kann. Weil so etwas wie das hier immer wieder passieren wird.« Mom schüttelte den

Kopf und atmete tief ein und aus. Ihren mitleidigen, traurigen und rügenden Mom-Blick hielt ich kaum aus. »Geh raus und sag ihr, es ist vorbei. Ich mache Schluss mit ihr.«

Offenbar wirklich wütend verschränkte sie die Arme vor der Brust. »Nein, das werde ich nicht! Wenn, dann sagst du ihr das selbst. Aber sie wird es nicht akzeptieren. Sie wird nicht einfach abhauen, nur weil du eine deiner Launen hast.«

»Launen? Das hier ist keine Laune, Mom. Ich bin ein verdammter Krüppel. Würdest du für den Rest deines Lebens mit einem Typen wie mir zusammen sein wollen?«

»Ja, würde ich!« Sie schrie nun fast, riss sich nur zusammen, weil wir im Krankenhaus waren. »Weil du wunderbar bist, Nate. Warum kapierst du das nicht? Es macht keinen Unterschied, ob du krank oder gesund bist. Du darfst ihr die Entscheidung nicht abnehmen, ob sie mit dir zusammen sein will oder nicht.«

»Aber vielleicht will *ich* es nicht mehr! Kümmert euch doch verdammt noch mal alle um euren eigenen Scheiß!«, brüllte ich nun auch. Mom zuckte zurück, wirkte verletzt, blieb aber stumm. »Lass mich bitte allein, Mom«, ergänzte ich leiser.

Sie sah mich lange an, die Lippen zusammengepresst. Dann stand sie auf, nahm ihre Handtasche und verließ das Zimmer.

Mit meiner gesunden Hand griff ich über meine gelähmte Seite zum Nachtkästchen, angelte nach meinem Handy, schaltete es an und schrieb Morgan eine Nachricht.

Nate: *Es ist aus. Geh nach Hause und lass mich bitte endlich in Ruhe.*

Morgan: *Ist das dein Ernst? Du machst Schluss mit mir? Per WhatsApp? Obwohl ich vor deinem Zimmer stehe?*

Nate: *Es ist besser so. Irgendwann wirst du das genauso sehen.*

Morgan: In deiner verdrehten Welt ist es vielleicht besser so. In meiner Welt nicht.

Ich antwortete nicht. Schaltete das Handy aus und stopfte es unters Kissen.

Ein paar Minuten später öffnete sich die Tür erneut und Mom kam zurück. Mit einer völlig aufgelösten Morgan im Schlepptau. Ihr Gesicht war tränenüberströmt, trotzdem war sie die schönste Frau des Universums. Mein Herz stolperte und unendlich viel Liebe überflutete mich. Genau deswegen durfte sie nicht länger mit mir zusammen sein. Ich hätte es gar nie so weit kommen lassen dürfen. Ich war schwach und egoistisch gewesen.

Das musste aufhören.

Für sie.

Energisch schob Mom Morgan in meine Richtung. Mom sah so wütend aus wie früher, wenn ich Mist gebaut hatte. »Es reicht, Nate. Du wirst jetzt mit Morgan sprechen, sonst …«

»Sonst was, Mom?«, fragte ich. »Fliegst du wieder nach Hause? Im Leben nicht. Du hast doch das gleiche krankhafte Helfersyndrom wie sie.« Ich zeigte mit dem Kinn auf Morgan, die mit roten, verquollenen Augen und zerzausten Haaren neben Mom stand und sich nicht traute näherzukommen. »Verschwindet doch alle! Lasst mich verdammt noch mal endlich in Ruhe!« Und Morgan schrie ich an: »Bist du nun zufrieden? Hast du mich genug angestarrt und dich überzeugt, wie behindert ich bin? Jetzt, nachdem du alles weißt? Wie ich im Bett liege, nicht fähig, mich zu bewegen? Ich Stück Fleisch? Hier siehst du, was dir blüht, wenn wir zusammenbleiben.« Ich riss meine Decke hoch, schüttelte meinen Penis mit dem Katheter. Boxte in mein gelähmtes Bein, das nicht einmal zuckte. »Das willst du also? Es macht dir nichts aus?« Sie öffnete den Mund, aber ich ließ sie nicht reden, winkte nur ab. »Lass es einfach. Bitte geh. Und komm nicht wieder. Ich will nicht, dass du mich so ansiehst. Mit diesem mitleidigen, traurigen Blick.«

»Lass mich dir bitte helfen. Wir bekommen das hin, Nate. Ich liebe dich«, flüsterte sie und schluchzte.

»Nein, bekommen wir nicht.« Mom wollte etwas sagen, aber auch sie ließ ich nicht zu Wort kommen. »Ich will einfach nur allein sein. Bitte.« Keine der beiden Frauen bewegte sich. Deswegen drückte ich den Knopf für den Notruf. Eine Schwester erschien und fragte, was ich bräuchte. »Bringen Sie die zwei bitte nach draußen und sorgen Sie dafür, dass sie mich nicht mehr belästigen.«

Verwirrt blickte die Schwester zwischen uns dreien hin und her und runzelte die Stirn. Dann verzog sie entschuldigend das Gesicht und zeigte auf die Tür. Wortlos folgten Mom und Morgan ihrer Aufforderung und ließen mich endlich allein.

Der Schmerz über den Verlust von Morgan überschattete alles. Vielleicht taten auch die Schmerzmittel ihren Teil dazu, dass ich mich so taub und gleichzeitig so verwundet fühlte. Tagelang lag ich reglos im Bett und starrte an die Decke. Ließ alle pflegerischen und medizinischen Maßnahmen über mich ergehen, als wäre es nicht ich, den sie versorgten. Ob es mir wenigstens körperlich besser ging, wusste ich nicht. Ich testete es nicht. Wollte nur vergessen. Mich. Meine verdammte Krankheit. Meine Hilflosigkeit. Morgan. Mom. Selbst sterben wäre mir egal gewesen. Meinem Wunsch nach mehr Morphium gaben die Ärzte nicht nach. Morphium hatte mir immer beim Vergessen geholfen. Aber sie hatten kein Mitleid, gönnten mir keine Pause von der Realität.

Ich liebte Morgan wie verrückt. Daran hatte sich nichts geändert. Nie würde sich daran etwas ändern. Aber es war besser so. Für uns alle. Auch Mom sollte sich nicht mehr mit mir belasten. Sie hatte endlich ein eigenes Leben verdient. Wie es weitergehen sollte, schob ich von mir. War froh über jeden Tag, der zu Ende ging. Und gleichzeitig verzweifelt, weil ich noch lebte. Zumindest respektierten die Schwestern und Pfleger meinen Wunsch nach Einsamkeit, denn tatsächlich besuchte mich niemand mehr.

Es gab nur einen Menschen, auf den ich mich zu einhundert Prozent verlassen konnte und den ich ertragen konnte. Der meine Entscheidung akzeptieren würde, auch wenn er nicht damit einverstanden war.

Obwohl es schon weit nach Mitternacht war, ging Brian nach dem ersten Läuten ran.

»Wo bist du gerade?«, fragte ich ohne Begrüßung.

»Zuhause. Was ist los? Es ist mitten in der Nacht.« Er klang besorgt. Die nächsten Minuten brachte ich ihn auf den neuesten Stand bezüglich meines Gesundheits- und Beziehungsstatus.

»Scheiße, Bro. Das ist echt übel«, sagte er nur. Er hielt mir keine Standpauke, was ich für ein Idiot war, so eine Frau wie Morgan abzuschießen. Er wusste, dass ich das jetzt nicht hören wollte. Und nicht konnte. Ich brauchte einen Freund. Ins Gewissen geredet hatte er mir oft genug. Er würde es irgendwann tun, das war mir klar. Aber jetzt wäre er ohne weitere Fragen für mich da. Wie immer.

»Was soll ich denn jetzt machen?« Meine Stimme stockte und ich fing an zu weinen.

Er schwieg, ich hörte ihn atmen. »Magst du herkommen?«

Ich nickte, dann fiel mir ein, dass er das nicht sehen konnte. »Kannst du mich hier rausholen?«, schniefte ich wie ein jämmerliches Baby. Ich hatte den Liebeskummer meines Lebens, da durfte ich theatralisch sein.

»Klar, ich lass mir was einfallen. Habe ich dich schon jemals hängenlassen?«

Nein, das hatte er nicht. Und dafür liebte ich ihn.

Morgan

Tagelang ließen sie mich und seine Mom nicht zu ihm. Da er geistig voll zurechnungsfähig und volljährig war, mussten sie seine Wünsche respektieren, erklärten sie uns. Mehrmals am Tag rief ich ihn an, aber er hob nie ab. Auf Nachrichten reagierte er nicht. Irgendwann flog Mrs Flannagan schließlich zurück nach Miami. Er brauchte Zeit, würde wieder zur Vernunft kommen, hätte sich ganz sicher nicht von uns beiden losgesagt, versicherte sie mir beim Abschied. Keine Ahnung, wen von uns beiden sie damit beruhigen wollte.

Meinen Alltag erledigte ich mechanisch. Ging arbeiten, putzte das Haus, strich Pausenbrote, wusch Kleidung.

Dass es einfach aus sein sollte, wollte und konnte ich nicht akzeptieren. Dafür liebte ich Nate zu sehr. Und er liebte mich. Das wusste ich. Liebe verschwand nicht einfach von einem Tag auf den anderen. Oder konnte ausgeschaltet werden, nur weil der Kopf sich einbildete, es wäre besser so. Ich hoffte, er würde irgendwann verstehen, dass wir zusammengehörten. Dass er für mich keine Last darstellte, egal wie schlecht es ihm ging. Dass ich für ihn da sein wollte. Dass er mich in sein Leben lassen durfte. Ich weigerte mich, unsere Trennung hinzunehmen. *Seine* Trennung. Wollte ihm sagen, dass ich ihn immer als vollwertigen Mann gesehen hatte und dass sich das auch nie ändern würde. Wir waren doch so glücklich gewesen. Wie konnte er das alles hinschmeißen? Aus der irrwitzigen Überzeugung heraus, dass ich etwas Besseres verdient hätte? Er war das Beste, was mir jemals passiert war. Warum kapierte er das nicht?

Eine Woche, nachdem Nate mich und seine Mom von sich gestoßen hatte, berichtete mir die nette Schwester von Nates Entlassung. Allerdings nur, damit ich nicht noch länger vor der Station rumlungerte. Wohin er gegangen war und wer ihn abgeholt hatte, verschwieg sie. Berief sich auf die Schweigepflicht.

Mit dem Ersatzschlüssel von Laura fuhr ich zu seiner Wohnung und klingelte. Niemand öffnete. Von drinnen war nichts zu hören, also sperrte ich auf. Natürlich war er nicht da. Weder Laura noch Petra hatten mitbekommen, dass er nach Hause gekommen wäre. So verlassen wie ich mich fühlte, wirkten auch die Räume seines Appartements. Als hätte dort nie jemand gewohnt. Im Wäschekorb im Schlafzimmer fand ich ein gebrauchtes Hemd. Ich drückte es an mein Gesicht, sog Nates vertrauten Geruch in mich hinein. Das Bett war zerwühlt und beinahe glaubte ich, seinen Abdruck noch darin erkennen zu können. Wie auf dem Grabtuch Jesus. Tränen liefen unkontrolliert über meine Wangen, durchnässten Nates Hemd, das er wie mich zurückgelassen hatte, tropften auf den Boden und auf mein T-Shirt. Weinend und schluchzend und das Leben verfluchend legte ich mich in Nates Bett, wickelte mich in seine Decke und schlief mit dem Hemd an die Nase gedrückt erschöpft ein.

Die Wochen vergingen, aber immer noch kein Lebenszeichen. Ich lebte nicht mehr, ich funktionierte. Steuerte wie eine Maschine mit zu schwachen Batterien durch die Tage. Meine Familie machte sich Sorgen, versuchte, mich zu schonen. Alle rissen sich zusammen, ließen nicht einmal eine einzelne Socke irgendwo liegen. Ich schaffte es nicht, ihnen dafür zu danken. Jeden Abend weinte ich mich in den Schlaf. Jeden Tag wählte ich seine Nummer. Aber die Leitung war tot. Wie mein Herz und meine Seele. Seine Bettwäsche hatte ich mitgenommen und ungewaschen auf meine Decken und Kissen gezogen. So hatte ich wenigstens seinen Geruch bei mir. Doch auch der verblasste von Tag zu Tag mehr. Wie ein Foto, das zu lange in der Sonne lag.

Trotzdem hielt ich an der Hoffnung fest. Sie war das Einzige, was mir geblieben war. Zum Selbstschutz wäre es vermutlich vernünftiger gewesen, ihn gehen zu lassen. Ihn zu vergessen. Doch ich konnte die Liebe meines Lebens nicht abhaken wie eine belanglose Affäre oder wie einen Pullover, der in der Wäsche eingegangen war.

Nichts konnte mich trösten. Weder meine Familie noch Laura oder Mrs Flannagan, mit der ich regelmäßig telefonierte. Brian wusste auch nichts. Zumindest behauptete er das. Ob er die Wahrheit sagte, konnte ich nicht einschätzen. Ich hatte jegliches Gespür für andere Menschen verloren. Das einzige übriggebliebene Gefühl war grenzenloser Schmerz.

Genau wie ich suchten Nates Eltern verzweifelt nach ihm, doch er blieb verschwunden. Bis dahin war mir nie klar gewesen, wie gut man in den USA untertauchen konnte. Wenn er nicht wollte, dass wir ihn fanden, würde es uns niemals gelingen.

»Geben Sie ihn nicht auf. Irgendwann wird er erkennen, wie sehr er Sie braucht. Er wird zurückkommen, wenn er bereit ist. Bis dahin geben Sie die Hoffnung nicht auf«, trichterte mir Mrs Flannagan bei einem unserer Telefonate ein. Unsere Gespräche gaben mir nur kurzfristig Halt. Sobald ich auflegte, fiel ich wieder zurück in mein abgrundtiefes, stockfinsteres Loch.

Selbst Laura schaffte es nicht, mich aufzuheitern, obwohl sie sich wirklich Mühe gab und versuchte, mir in meiner Trauer beizustehen. Sie verschonte mich sogar mit Ratschlägen oder Männer-sind-Schweine-Kommentaren. Schleppte mich zum Friseur und überredete mich, meine hüftlangen Haare abzuschneiden. Veränderungen im Leben bräuchten eine neue Frisur, erklärte sie mir wie in einer billigen Frauenzeitschrift. Danach hatte ich einen schulterlangen, gestuften Bob mit langem Pony, der mir die ganze Zeit in den Augen kitzelte. Ich konnte nicht einmal sagen, ob es mir gefiel oder nicht. Die Frau im Spiegel mit den unendlich traurigen, rot geränderten Augen und der modernen Frisur war nicht ich.

Mai

Morgan

Sechsunddreißig Tage, vier Stunden und sechzehn Minuten nachdem mich Nate aus seinem Leben geschmissen hatte, rief mich Brian an.

»Ich habe gelogen«, begann er ohne Begrüßung. »Ich weiß, wo er ist. Nämlich bei mir. Und es geht ihm beschissen. Ich habe wirklich versucht, ihn in Ruhe zu lassen, bis er so weit ist. Aber so geht es nicht weiter. Er weiß nicht, dass ich dich anrufe. Er würde mich dafür umbringen.« Er schnaubte. »Wenn er die Kraft dazu hätte. Er siecht dahin, Morgan. Ich sehe mir nicht weiter mit an, wie mein bester Freund aufgibt. Sich und euch. Du musst kommen. Bitte. Nur du kannst ihn retten.«

Mein Herz pochte. Er war bei Brian. Er lebte. Erleichterung stieg in mir auf. Und unbändige Wut. Auf Brian und auf Nate.

»Er will mich nicht sehen. Er hat mit mir Schluss gemacht«, erinnerte ich Brian, obwohl ich am liebsten ins Auto gesprungen und losgefahren wäre.

»Doch, will er schon, aber er kann es nicht zugeben. Er redet sich ein, dass er dich nicht braucht. Er weiß es nicht besser. Verdammter Idiot!« Er holte tief Luft und stieß sie langgezogen wieder aus. »Also, kommst du?«

»Ja. Ich muss mir noch einen Wagen ausleihen. Dad braucht seinen.«

»Du wirst nicht zweieinhalbtausend Kilometer alleine mit dem Auto fahren«, widersprach er barsch. »Ich zahl dir den Flug. Gib mir deine Daten, ich organisiere alles.«

Eine Stunde später meldete er sich erneut, gab mir alle Informationen zu meinem Flug und seine Adresse durch.

»Ich hole dich vom Flughafen ab. Ich habe mir ein paar Tage freigenommen. Er interessiert sich ohnehin nicht dafür, ob jemand da ist oder nicht.«

»Wie geht es ihm?«, stellte ich endlich die Frage, die mich seit Wochen quälte. Das *Beschissen* von vorhin reichte mir nicht.

»Körperlich ist er so weit wiederhergestellt. Beinahe wieder wie vor der Grippe. Nur seine Lähmungen sind noch stärker als sonst, vor allem, weil er sich so vernachlässigt. Macht keine Übungen, bewegt sich kaum. Das rächt sich natürlich. Das ist aber nicht das, was mir solche Sorgen bereitet. Das wird mit Training wieder. Er ist total im Arsch, Mo. So habe ich ihn noch nie gesehen. Eine Leiche ist nichts dagegen. Nachts höre ich ihn weinen. Das ist echt heftig, weil er nie weint. Nicht einmal nach seinem Schlaganfall damals. Oder als er sich von Carla getrennt hatte. Ich kenne ihn ewig, aber so ... Das bricht mir das Herz. Das mit seiner Mom wird sich schon wieder einrenken. Die beiden haben immer wieder mal Phasen, in denen sie sich aus dem Weg gehen. Sie weiß, dass er jedes Mal wiederkommt. Mit dir ist das etwas anderes. Er liebt dich so sehr, braucht dich auf eine Weise, dass er ohne dich nicht mehr überleben kann. Keine Ahnung, warum er sich so extrem dagegen wehrt. Irgendwas läuft da in seinem Kopf verdammt schief. Entweder du kommst oder ich stecke ihn in die Geschlossene. Er braucht dringend Hilfe.«

»Ich bezweifle, dass er mich lässt«, flüsterte ich.

»Das müssen wir herausfinden.« Ich hörte seine Verzweiflung. Im Hintergrund brüllte ein Baby, eine sanfte Frauenstimme redete beruhigend auf das Kind ein. »Wenn ihr euch nicht versöhnt, weiß ich nicht, ob er ...« Er stockte und schluckte. »Ich weiß, das klingt übertrieben, aber das ist es nicht. Du bist seine einzige Chance, Morgan.« Einen Moment schwiegen wir.

»Danke, dass du mich angerufen hast.«

»Danke fürs Retten meines besten Freundes«, fügte er leise hinzu.

Ob ich Nate tatsächlich retten konnte, würde sich noch zeigen. Aber ich würde alles dafür tun, ihn ins Leben zurückzuholen. Selbst wenn er mich trotzdem nicht wollte. »Bis morgen. Guten Flug.«

Einen Tag später saß ich im Flugzeug nach New York. Seit gestern hatte ich vor Aufregung nichts gegessen und kaum geschlafen. Meine tolle Familie half mir, so gut es ging. Parker versprach, keinen Ärger in der Schule zu machen, Donovan niemanden zu schwängern, und Tristan übernahm für die nächsten Tage meine Nachmittagsschichten im Laden. Vormittags musste Sheila alleine zurechtkommen. Petra und Laura wollten alle mit Essen versorgen. Nur mit Mühe konnte ich Dad überreden, sich nicht krank zu melden, damit er sich zuhause um alles kümmern konnte. Aber wenn er nicht arbeiten ging, bekam er kein Geld und das benötigten wir dringend.

»Hol ihn dir wieder. Sonst bin ich dir auf ewig böse«, hatte er mir beim Abschied eingetrichtert und mich so fest umarmt, dass er mir beinahe die Rippen gebrochen hätte.

Laura wäre am liebsten mitgekommen, um mich zu unterstützen, aber sie war mir eine größere Hilfe, wenn sie auf meine Lieben in Minot aufpasste.

Minütlich wechselte meine Stimmung zwischen Hoffnung und Hoffnungslosigkeit. Einen Plan, wie ich ihn zurückgewinnen konnte, hatte ich nicht. Denn wenn Nate mich eines gelehrt hatte, dann dass das Leben nicht planbar war.

Wie verabredet wartete Brian am Flughafen. Als er mich entdeckte, lief er auf mich zu, schlang seine Arme um mich und drückte mich fest. Ich erwiderte seine Umarmung und gegenseitig spendeten wir uns Trost. Beide waren wir dabei, einen geliebten Menschen und Seelenverwandten zu verlieren.

Die Fahrt vom Flughafen zu Brians Haus verlief zuerst schweigend. Aber nach und nach erzählte mir Brian alles. Wie er sich gefühlt hatte, als sein bester Freund neben ihm zusammengebrochen war. Wie Nate im Koma lag und anschließend ein Vollpflegefall war. Von der Angst, die er um ihn hatte. Vieles davon wusste ich bereits von Nates Mom. Es noch einmal aus einer anderen Sicht beschrieben zu bekommen, wühlte mich umso mehr auf. Selbst nach so langer Zeit spürte man, wie Brian damals gelitten hatte. Wie sehr auch er Nate liebte. Und was der für ein Glück hatte, einen Freund wie Brian zu haben.

»Glaubst du, er wird mit mir sprechen?«, fragte ich irgendwann.

Brian zuckte die Schultern. »Er wird müssen. Zur Not halte ich ihn fest und zwinge ihn, dir zuzuhören.« Er wich einem LKW aus, der gefährlich nah vor uns eingeschert war, und fluchte leise. »So geht es auf jeden Fall nicht weiter. Natürlich darf er bei mir wohnen, solange er will. Unser Haus ist groß genug. Silvie beschwert sich nicht. Sie macht sich auch große Sorgen und würde ihm den Kummer gern abnehmen. Aber das kann nicht die Lösung sein, dass er bis zu seinem Lebensende bei uns rumhängt und sich aufgibt. Er ist doch keine achtzig. Und wir sind kein Altenheim.« Er sah mich kurz an, bevor er seine Augen wieder dem chaotischen New Yorker Verkehr zuwandte.

Auf die Stadt und die vielen Eindrücke konnte ich mich nicht konzentrieren. Je näher ich Nate kam, umso aufgeregter wurde ich. Und umso mehr stieg meine Panik. »Was soll ich ihm denn sagen?«

Er seufzte und parkte vor einem hübschen, backsteinfarbenen Reihenhaus, wie ich es aus Serien und Filmen kannte. Dann schnallte er sich ab und drehte sich zu mir. »Ich habe ehrlich gesagt keine Ahnung, Mo. Ich hoffe, du weißt es im richtigen Moment.«

Das hoffte ich auch.

Brian nahm meinen Koffer und führte mich die Stufen zum Eingang hoch. Für einen Moment blieben wir vor der Tür stehen, atmeten tief ein, sahen uns an und nickten, bevor er aufsperrte und wir eintraten. Im Haus roch es nach frisch gebackenen Keksen, warmer Milch und einem dezenten, sauberen Zitronenduft. Putzmittel vielleicht. Auf einer Kommode im Flur standen frische Blumen, die Wände waren dekoriert mit Fotos von Brian und seiner Frau, seiner kleinen Familie und Brian mit Nate. Eines der Bilder kannte ich, weil es auch bei Nate hing. Die zwei besten Freunde als Teenager in bunter Fahrradkleidung, die Arme umeinander gelegt, beide lachten in die Kamera, Nate streckte den Daumen nach oben, weil er irgendein Highschoolrennen gewonnen hatte.

»Hey, meine zwei Prinzessinnen, bin zuhause«, rief Brian ins Haus, während er seine Schuhe auszog und sie ordentlich nebeneinander unter die Garderobe stellte. Ich schlüpfte ebenfalls aus meinen Sneakers und meiner Jacke und schlang die Arme um meinen zitternden Körper. Plötzlich fühlte ich mich unwohl, weil ich mir wie ein Eindringling vorkam. Der Eindruck verschwand jedoch schnell, als Brians Frau zu uns kam, um uns zu begrüßen. Silvie war eine der schönsten Frauen, die ich jemals gesehen hatte. Und sie hatte eine Wahnsinnsfigur für eine Mom, selbst mit dickem Schwangerschaftsbauch. Ein kleines Mädchen, Emma, saß auf ihrem Arm und klammerte sich fest, sah mich schüchtern unter den Haaren ihrer Mom hervor an. Brian trat zu seiner Frau, legte den Arm um sie und küsste erst sie, dann seine Tochter auf den Kopf.

»Komm zu Daddy«, sagte Brian zärtlich. Man konnte die Liebe für diese zwei Menschen in seinen Augen sehen und in seiner Stimme hören. Emma strahlte, streckte die Ärmchen aus, kletterte zu ihrem Dad und drückte sich eng an ihn.

Silvie lächelte mich freundlich an. Ich mochte sie sofort. Sie strahlte eine allumfassende Ruhe und Lebendigkeit und Liebe aus, die einen unwillkürlich streichelte. »Schön, dich kennenzulernen und dass du da bist, Morgan. Willkommen in New York.«

Ich erwiderte ihr Lächeln und nickte, wusste nicht, was ich antworten sollte. Brian hatte mir versichert, dass ich ebenfalls bei ihm wohnen könnte, so lange es nötig war. Sprich, bis ich Nate davon überzeugt hatte, mit mir nach Hause zu kommen.

Ich wollte nicht mehr warten. »Wo ist er?«, fragte ich deswegen.

»Im Wohnzimmer«, erwiderte Silvie. Auf einmal wirkte sie traurig. Sie zeigte auf eine Tür am Ende des Flurs. Mein Herz raste, meine Beine zitterten und mir war schlecht.

Entschlossen holte ich tief Luft und lief los. Silvie und Brian standen dicht hinter mir. Meine Hand schwitzte, als ich sie auf den Türknauf legte. Ich schaffte es kaum, ihn herumzudrehen und die Tür zu öffnen. Bevor ich hineinging, sah ich über die Schulter zu Nates Freunden. Beide lächelten mir ermunternd zu.

Und dann stieß ich endlich die Tür auf.

Nate saß in eine Decke gewickelt auf der Couch, der Fernseher lief, aber er sah nicht hin, sondern starrte mit leerem, totem Blick zur Wand. Seine Haare waren fettig und ungekämmt. Ein ungepflegter, zauseliger Bart bedeckte sein fahles, eingefallenes Gesicht. Er sah schrecklich schlecht aus. Als würde er tatsächlich gar nicht mehr leben. Seine Hände lagen schlaff auf der Decke in seinem Schoß, die Finger der gelähmten Hand hielt er mit der gesunden Hand verkrampft fest.

»Ich habe jemanden mitgebracht, Bro«, sagte Brian hinter mir. So leise, als könnte er seinen Freund mit einer zu lauten Stimme verschrecken. Zuerst reagierte Nate nicht. Dann drehte er unendlich langsam seinen Kopf in unsere Richtung. Unsere Blicke trafen sich, doch statt Freude las ich nur Leere und Kälte in seinem Gesicht. Er hatte aufgegeben.

»Warum hast du sie hergeholt? Ich will sie nicht sehen«, nuschelte er. Seine Stimme war schwach und undeutlich und unsicher, als hätte er seit Ewigkeiten nicht gesprochen. Er blinzelte schwerfällig, wandte sich wieder ab und ignorierte mich. Alle Bewegungen wirkten wie in Zeitlupe.

Ich hörte, wie Brian tief Luft holte. »Weil ich mir dein Selbstmitleid nicht mehr anschauen werde, du Wichser! Es reicht! Du leidest. Sie leidet. Ihr braucht euch. Was ist daran so schwer zu kapieren?«

Weil Brian brüllte, erschrak Emma und fing an zu weinen. Er streichelte ihr über den Kopf, übersäte sie mit kleinen Küssen, bis sie sich beruhigte und aus seinen Armen wand. Er stellte sie auf den Boden und sie stapfte zu Nate, hielt sich an der Couch fest und klopfte ihm aufs Knie. Ein kleines Lächeln erschien auf seinem traurig-mürrischen Leichengesicht und er half Emma auf die Couch zu klettern und sich neben ihn zu setzen. Die Decke rutschte dabei herunter. Jetzt sah ich auch, wie abgemagert er war. Sein T-Shirt hing von seinen Schultern, als wäre es ihm mehrere Nummern zu groß, die Pyjamahose schlackerte um seine Beine.

Ich konnte mich nicht bewegen. Konnte nur Nate, oder das, was von ihm übrig war, anstarren. Brian schien das zu spüren, denn er stieß mir in den Rücken, sodass ich zu Nate stolperte. Er hob den Kopf, sah mich gequält an. »Geh weg.« Er senkte den Blick wieder, verschränkte seine Finger und krallte seine Fingernägel in die Handrücken.

»Nein, das werde ich nicht«, sagte ich bestimmt und schaffte es tatsächlich, dass meine Stimme nicht brach. »Ich werde nicht gehen. Erst wenn du zustimmst, mit mir nach Hause zu kommen.«

»Und wenn ihr euch versöhnt habt«, warf Brian von hinten ein. »Ich sperre euch hier ein, wenn es sein muss.«

»Wir sind nicht mehr zusammen«, murmelte Nate, ohne mich anzusehen. »Ich hab Schluss gemacht.«

»Kann sein, aber das akzeptiere ich nicht.«

»Geh, Morgan«, wiederholte er. »Es ist besser so.« Emma kuschelte sich an ihn, legte ihr Köpfchen auf seinen Oberschenkel und brabbelte etwas vor sich hin. Er ließ es zu, beschäftigte sich aber nicht mit ihr, stierte nur wieder an die Wand.

»Warum? Wir waren so perfekt zusammen.«

Zuerst schwieg er.

»Ich will nicht, dass du mich so erlebst«, sagte er nach einer Ewigkeit. Zwar war es keine akzeptable Begründung, aber immerhin sprach er mit mir.

»Was meinst du? Krank? Jeder von uns wird einmal krank. Jeder von uns braucht ab und zu Hilfe. Das ist keine Schande.«

Endlich drehte er seinen Kopf zu mir. Sein Blick war so voller Schmerz, dass ich schlucken musste und mir Tränen in die Augen stiegen. Vorsichtig, als wäre er ein wildes, verletztes Tier, setzte ich einen Fuß vor den anderen und näherte mich ihm, ließ aber einen Sicherheitsabstand zwischen uns.

»Ich brauche nicht ab und zu Hilfe«, stieß er resigniert und tonlos hervor. »Das hier wird immer wieder passieren. Glaub mir, so etwas willst du nicht wirklich. Du willst einen gesunden Mann. Nicht jemanden wie mich.«

»Denk nicht, du wüsstest, was ich will. Ich will *dich*, verdammt!«, schrie ich lauter als beabsichtigt.

Trotz meiner Lautstärke und meiner deutlichen Worte war keine Emotion in seinem Gesicht zu erkennen. »Du hättest nicht herkommen sollen. Das Geld hättest du dir sparen können«, antwortete er lediglich, schloss die Augen und legte den Kopf auf die Rückenlehne.

Mir reichte es mit seinem immer gleichen Gerede.

Brian trat einen Schritt näher. Sein Oberkörper war leicht vornübergebeugt, seine Hände zu Fäusten geballt, als wollte er seinem Freund gleich eine reinhauen. »Mach die Augen auf, Arschloch!« Nate reagierte nicht. »Mach deine verfluchten Augen auf!« In Zeitlupe hob Nate seine Lider. »Ich habe den Flug bezahlt. Weil wir alle davon überzeugt sind, dass du völlig irre bist. Du benimmst dich schlimmer als ein bockiges Kind.« Er schnaubte abfällig. »Langsam habe ich kein Verständnis mehr. Buhu, ich bin so krank und tue mir selbst so leid. Keiner soll mich so sehen. Ich will nicht, dass mich jemand pflegt, weil die das alle nur aus Mitleid tun. Ich bin kein ganzer Mann«, äffte er Nate mit weinerlicher Stimme nach. Heulgeräusche folgten. Nate presste die Lippen zu einem Strich und endlich kam Regung in sein Gesicht. Wenn auch nicht die erhoffte. Er war genervt und wütend. Trotzdem schwieg er beharrlich, zog sich die Decke bis zum Kinn hoch und wandte seinen Kopf ab.

»Du bist kein Pflegefall«, ergänzte ich, diesmal in etwas ruhigerem Ton, auch wenn es mir schwerfiel. »Also steigere dich nicht in etwas hinein, das nicht vorhanden ist. Du bist krank, ja. Du hattest einen Schlaganfall. Und du hast deswegen immer noch Probleme. Das ist tragisch. Aber das ist kein Grund für mich, dich anders anzusehen als in den vergangenen Monaten. Oder dich nicht mehr zu lieben. Ich werde mich für dich auch nicht aufopfern, wie du es nennst. In einer Beziehung hilft man sich gegenseitig. Das ist selbstverständlich, keine Last. Jeder weiß das, nur du nicht, du sturer, hirnverbohrter Idiot!« Er setze an, um etwas zu sagen, aber ich winkte ab. »Du Intelligenzbestie hältst jetzt den Mund und hörst mir zu. Ich bleibe so lange hier, bis du kapierst, dass du falsch liegst. Und bis du deinen knochigen Hintern hochkriegst und mit mir nach Hause fährst. Oder fliegst. Mit mir als deiner Freundin. Verstanden, du gehirnamputierter Vollhorst? Ich weigere mich, dich aufzugeben. Außer du liebst mich nicht mehr. Tust du das? Liebst du mich nicht mehr? Wenn das so ist, dann sieh mich an und sag es mir offen ins Gesicht. Dann geh ich sofort und lass dich endlich in Ruhe. Aber falls auch nur ein Rest von Gefühlen für mich übrig ist, dann sei ehrlich zu dir und zu mir. Wir können nicht ohne einander. Oder täusche ich mich? Reiß dich zusammen und komm von deinem Trip herunter!« Ich atmete schwer.

Brian und Silvie starrten mich mit offenem Mund an.

»Also: liebst du mich nicht mehr? Dann sag es jetzt.«

Nate blieb stumm.

Erleichterung durchzuckte mich. Aber noch hatte ich nicht gewonnen. »Dachte ich mir.«

Ich atmete pumpend. Das hier war anstrengender als stundenlanges Fitnesstraining.

»Morgan«, flüsterte Nate.

Abwehrend wedelte ich mit den Händen in der Luft herum, ich wollte seine dummen Ausreden nicht hören. »Alles, was du sagst, ist sowieso nur gequirlte Kacke! Du irrst dich in allem! Es ist mir scheißegal, welche Probleme du hast. Denn Probleme sind dazu da, um sie zu lösen. Gemeinsam. Dann ist es nämlich leichter. Ich liebe dich, Nate! Den Mann, der mich glücklich macht. Und der immer behauptet hat, dass ich ihn glücklich mache. Liebe. Bedingungslos. Egal wie krank oder gesund du bist. LIEBE! Geht das nicht in deinen Schädel? Mir ist es egal, dass du dich aus total egoistischen, unsinnigen Gründen hast sterilisieren lassen. Dabei wärst du ein großartiger Vater!« Er zog die Augenbrauen hoch. »Ja, ich weiß alles. Deine Mom und dieser Kerl«, ich zeigte auf Brian, »die dich beide genauso sehr lieben wie ich und sich um dich sorgen und denen du auch keine Last bist, was du auch weißt, sonst wärst du nicht hier«, ich holte tief Luft, weil ich kurzzeitig den Faden verloren hatte, »haben mir alles erzählt. Alles!« Ich stützte meine Hände in die Hüften und funkelte ihn wütend an. »Du kannst nicht für andere entscheiden. Erst recht nicht für mich. Ich bin nicht Carla. Mich wirst du nicht so einfach los.«

»Mo«, setzte er wieder an.

»Nein!«, sagte ich abwehrend. »Mir reicht´s für heute. Ich bin müde. Es ist nämlich schon spät. Ich werde meine Familie anrufen. Weil es normal ist, dass man sich um Menschen, die man liebt, sorgt und wissen will, wie es ihnen geht. Das ist Liebe, Nate«, wiederholte ich. »Man ist füreinander da. In guten wie in schlechten Zeiten. In Krankheit und Gesundheit.«

»Wir sind nicht verheiratet«, murmelte er.

Ich krallte meine Finger in meine Kopfhaut. »Aaarrghh!«, knurrte ich, drehte mich um und verließ schnaubend den Raum. Während Brian noch blieb und ich hörte, wie er leise auf Nate einredete, folgte mir Silvie mit Emma im Arm.

»Tut mir leid. Normalerweise fluche ich nicht so. Schon gar nicht vor Kindern.«

»Ist schon in Ordnung. Sie ist von ihrem Dad einiges gewöhnt.« Sie lächelte. »Kaffee?«

Ich seufzte. »Ein Schnaps wäre mir lieber.«

Sie lachte. »Auch gut.« Ich ging hinter ihr her in eine modern eingerichtete Küche, der man ansah, dass sie auch benutzt wurde. Sie stellte Emma auf den Boden und mir ein Glas und eine Flasche Tequila hin, dazu Salz und eine geschnittene Zitrone. Ohne die anderen Zutaten zu beachten, goss ich mir das Schnapsglas voll und trank auf ex. Erst dann setzte ich mich zu Silvie, die mich mit in die Hände gestütztem Kinn grinsend beobachtete, während Emma die Schublade mit den Plastikbehältern ausräumte. »Ich würde ja mittrinken, aber ...« Sie strich über ihren Kugelbauch.

»Glückwunsch übrigens«, sagte ich, auf einmal traurig, dass Brian und sie etwas hatten, was mir vielleicht nie vergönnt sein würde. Denn mit einem anderen Mann konnte ich mir kein Leben vorstellen. Ich wollte nur ihn.

Brian gesellte sich zu uns, schenkte sich ebenfalls einen Shot ein und stürzte ihn hinunter.

»Gut gemacht, Black Cat. Das hat er gebraucht. Ist ja nicht so, dass ich ihm nicht auch schon die Hölle heiß gemacht hätte. Die letzten Wochen waren echt verdammt hart. Ich habe abwechselnd auf ihn eingeredet und ihn in Ruhe schmollen und leiden lassen. Aber ... « Er beendete den Satz nicht. Schweigend stießen wir noch einmal an und kippten noch einen Tequila. »Ich hätte nicht gedacht, dass du so viele Schimpfwörter in deinem aktiven Wortschatz hast.«

»Teenagergeschwister«, sagte ich, weil damit alles klar sein müsste. »Ich kenne Wörter, bei denen selbst du rot werden würdest.«

Er schüttelte grinsend den Kopf. »Was heißt hier selbst ich? Bin ich so ein Prolet?«

»Ja, bist du«, sagte seine Frau trocken und küsste ihn auf die Wange.

»Soll ich dich auch küssen wie ein Prolet?« Er packte sie am Nacken und zog sie zu sich, küsste sie wild und schmatzend und mit viel Zunge. Sie kicherte und wand sich, schaffte es aber nicht sich loszumachen und ergab sich irgendwann. Nach einer Weile hörten sie auf zu knutschen. Silvies Wangen waren rot und leise kichernd streifte sie sich die zerwühlten Haare glatt.

»Komm, ich zeige dir das Gästezimmer«, sagte sie, noch immer ein wenig atemlos. »Schlaf dich aus. Vielleicht ist er morgen zugänglicher.«

»Oder auch nicht«, murmelte Brian und verdrehte die Augen. Dann sah er mich an. »Wir kriegen das schon hin. Versprochen.«

Wie denn? Hatte Brian einen geheimen Masterplan, den er mir nur noch nicht verraten hatte? Wie lange würde ich tatsächlich hierbleiben? War es erbärmlich, ihn anzubetteln, mich zurückzunehmen? Sollte man sich Nates Verhalten als starke, unabhängige Frau wirklich gefallen lassen oder ihm doch lieber den Stinkefinger zeigen und ihn in seinem Selbstmitleid verrotten lassen? Aber es gab keine Alternative. Ich wollte ihn. So einfach war das. Wer brauchte schon Stolz und Würde, wenn er stattdessen vielleicht Nate haben konnte?

Ich seufzte. »Man sollte nichts versprechen, was man vielleicht nicht halten kann. Das solltest du als Dad eigentlich wissen.« Erschöpft und ausgelaugt stand ich auf. »Kann ich noch duschen?«

»Das Gästezimmer hat ein eigenes Bad. Fühl dich wie zuhause«, erklärte Silvie. »Frische Handtücher findest du neben der Badewanne. Das Bett ist auch frisch bezogen. Wenn du noch was brauchst, dann sag einfach Bescheid.«

Ein eigenes Bad? Das war ja wie Wellnessurlaub. »Danke.« Damit meinte ich alles. Dass sie Nate Asyl boten und für ihn da waren, dass sie mich hergeholt hatten, dass ich hier schlafen durfte, dass sie hinter mir standen.

Brian griff nach meiner Hand und drückte sie, lächelte, antwortete aber nichts. Nachdem Silvie die Schnapsgläser und die Flasche kindersicher verstaut hatte, brachte sie mich in den ersten Stock zum Gästezimmer, wo meine Tasche schon auf mich wartete.

»Wo schläft Nate?«, fragte ich. Sie sah mich an, als überlegte sie, ob ich mich nachts in sein Zimmer schleichen wollte. Wollte ich nicht. Er sollte von sich aus kommen. Sonst hätte das ganze keinen Sinn.

»Unten. Er schläft im zukünftigen zweiten Kinderzimmer. Treppen steigen fällt ihm momentan noch schwer. Und er hat es von dort nicht so weit zur Couch und zur Küche. Wenn er sich mehr bewegen würde, hätte er schon längst weniger Probleme. Er lässt sich lieber gehen, als Brian zum Sport zu begleiten. Aber: alles wird gut. Wir müssen nur daran glauben.« Ich wünschte, ich wäre auch so zuversichtlich.

Sie drückte mich, als wären wir schon lange Freundinnen. »Gute Nacht, Morgan.«

Wir lächelten uns an. »Gute Nacht. Danke noch mal.«

»Ich liebe Nate auch, weißt du«, ergänzte sie. »Ach ja, das hätte ich fast vergessen. Emma steht gern um fünf Uhr morgens auf und macht dann High Life. Hoffentlich kannst du trotzdem schlafen.«

Ich verzichtete darauf, ihr meine beengten Wohnverhältnisse zu erklären und wie egal es meinen Geschwistern war, ob sie Lärm machten, der mich stören könnte, und lächelte nur.

»Gute Nacht«, sagte ich noch einmal und schloss die Tür hinter mir.

Das Zimmer war sparsam, aber liebevoll eingerichtet. Es wurde dominiert von einem Doppelbett aus hellem Holz, das an die Wand geschoben war. An der freien Seite stand ein mit rotem Stoff bezogener Hocker, der als Nachtkästchen diente. Die geblümte Bettwäsche war etwas ausgeblichen, aber sauber und roch gut nach dem teuren Weichspüler, den ich mir nicht leisten konnte. Komplett angezogen legte ich mich aufs Bett, dachte an Nate, der ein Stockwerk unter mir mehr tot als lebendig vegetierte.

Ohne zu duschen oder mir die Zähne zu putzen, schlief ich vor Erschöpfung ein. Ich träumte wirr von Nate und von mir beim Sex in unserer Lieblingsstellung, beide seitlich liegend, einander zugewandt, die Beine ineinander verflochten, mein Gesicht an seinen Hals gedrückt. Er wiegte sich in mir, streichelte meine Brüste, meine Hüften, meinen Po, flüsterte mir Liebesschwüre ins Ohr. Doch bevor wir beide zum Höhepunkt kamen, zog sich Nate auf einmal aus mir zurück, stand auf und verließ wortlos das Bett. Unendlich traurig wachte ich auf, meine Wangen nass, als hätte ich im Schlaf geweint.

Draußen war es noch stockdunkel, die Uhr auf meinem Handy zeigte kurz nach fünf. Ich hörte jemanden im Haus herumlaufen, kleine Füße und große. Jemand redete, den Stimmen nach Brian und Emma. Also waren sie schon wach und ich würde niemanden aufwecken, wenn ich duschte. Meine Klamotten ließ ich neben dem Bett fallen und lief nackt ins angrenzende kleine, blitzsaubere Bad. Eine Ewigkeit blieb ich unter dem heißen Wasserstrahl, seifte mich mit dem duftenden Duschgel ein und wusch meine Haare. Danach wickelte ich mich in ein trockenweiches Handtuch und setzte mich mit meinem Kamm aufs Bett, um meine Haare zu entwirren, was nicht mehr ganz so mühevoll und langwierig war, seit sie kürzer waren.

Ich war noch nicht ganz fertig, als, ohne anzuklopfen, die Tür geöffnet wurde. Erschrocken ließ ich den Kamm sinken und sah auf. Nate stand schweigend im Türrahmen und betrachtete mich. Er war offenbar so schwach, dass er sich festhalten musste. Seine Beine und Arme zitterten, sonst bewegte er sich nicht. Seinen Gesichtsausdruck konnte ich nicht deuten. Ich auf jeden Fall war aufgeregt, mein Herz schlug mir bis zum Hals, mein Mund war trocken.

War es ein gutes oder ein schlechtes Zeichen, dass er sich die Treppe hochgequält hatte? Wie hatte er das in diesem Zustand überhaupt geschafft? Hatte Brian ihm geholfen?

»Du hast dir die Haare geschnitten«, sagte er.

»Ist das dein einziges Problem?«

»Und du bist dünner.«

Wie er beides fand, behielt er für sich. Das war mir momentan auch reichlich egal.

Er atmete geräuschvoll aus, biss auf seiner Unterlippe herum, wandte aber den Blick nicht ab. Seine Haltung war unsicher, er schwankte und musste sich erneut am Türrahmen abstützen.

Ohne nachzudenken, stieß ich mich vom Bett ab, lief zu ihm und griff seinen Arm. Zwar blickte er mir zweifelnd in die Augen, wehrte sich aber erstaunlicherweise nicht, als ich ihn stützte und zum Bett führte, wo er sich schlaff setzte und ich meine Hände löste und vorsichtshalber wieder einen Schritt zurücktrat. Sein Körper war ohne jegliche Spannung, keine Spur mehr von dem fitten, vitalen, muskulösen Mann, den ich ihn Minot kennen- und lieben gelernt hatte. Aber das spielte keine Rolle. Egal wie schwach oder stark, hilfsbedürftig oder selbstständig er jemals sein würde, an meinen Gefühlen würde es nichts ändern.

Unangenehmes Schweigen breitete sich zwischen uns aus. Beide wussten wir nicht, was wir sagen oder tun sollten. Vielleicht war sein freiwilliges Hiersein ja ein Anfang.

»Deine Frage von gestern«, setzte er zu sprechen an, den Blick gesenkt, die Hände neben sich abgestützt. »Ja. Ich liebe dich, Morgan.« Endlich hob er den Kopf. »Ich liebe dich. Wie verrückt«, wiederholte er.

»Es ist so verdammt anstrengend, sich dagegen zu wehren. Ich kann das nicht mehr.«

Mein Herz beschleunigte sich noch einmal. So musste es sich anfühlen, wenn man einen Herzinfarkt hatte. Meine Hände zitterten, weshalb ich sie in den Bund meines Handtuchs krallte. Mir war bewusst, dass meine Haare ein einziges Chaos sein würden, wenn ich sie nicht weiter auskämmte und trocknete, und wie schmerzhaft es sein würde, sie danach zu entwirren. Noch nie war mir etwas so egal gewesen, wie dieser Umstand in diesem Augenblick.

»Dann wehr dich nicht mehr«, flüsterte ich.

»Ich habe Angst«, sagte er ebenso leise. »So verdammte Angst. So viel, dass ich nicht atmen kann. Dass ich nicht schlafen kann. Dass ich keinen klaren Gedanken fassen kann.«

Ich kniete mich vor ihn auf den Boden, wagte aber nicht, ihn zu berühren, und sah zu ihm hoch. »Wovor?«

»Vor allem«, gab er zu. Sein verzweifelter Blick übertrug sich auf mich, bis ich seine starken, verwirrenden Gefühle beinahe selbst spürte. »Davor, irgendwann kein Glück mehr zu haben und endgültig zum Pflegefall zu werden. Davor, dass du mich irgendwann nicht mehr als Mann, sondern als«, er schloss die Augen, schüttelte den Kopf, »ich weiß nicht was ansiehst. Davor, dass du mir irgendwann vorwirfst, dass du keine Kinder mit mir haben kannst. Davor, dass mich mein Penis irgendwann genauso im Stich lässt wie mein restlicher Körper und wir nicht mehr miteinander schlafen können. Davor, dass ich dir irgendwann zu viel werde und du mich verlässt, weil du doch lieber einen gesunden Mann willst. Davor, dass du deine Träume nicht lebst, weil ich dich daran hindere. Weil ich dich so sehr brauche. Hier.« Er deutete auf seine Brust. »Und wegen dem hier.« Seine Hand zeigte an seinem Körper hinauf und hinab. »Davor, dass du mir nie verzeihen wirst, dass ich dich von Anfang an belogen habe. Vor der Intensität meiner Gefühle für dich. Vor deiner Stärke und deinem Mut.« Er stockte, schnappte nach Luft.

Nun legte ich doch meine Finger auf seine verkrampften Hände. Ich wollte ihn endlich berühren. »Seit Jahren entscheidet mein Körper für mich, wie ich leben soll. Aber *ich* will entscheiden. Ich selbst. Verstehst du? Ich bin ein starker, harter Kerl, gefangen im Körper eines Opas. Irgendwann hättest du das alles herausgefunden. Und das wäre das Ende gewesen.«

Lange Zeit sah ich ihn an. Ich wusste nicht, wie ich ihm begreiflich machen konnte, dass er mit so vielem falschlag. »Du bist immer noch stark, Nate. Und du kannst auch mit mir zusammen selbst über dein Leben bestimmen. Die vielen Irgendwanns werden nicht passieren. Wir werden für alles eine Lösung finden. Einen Schritt nach dem anderen. Du bist mein Mann und daran wird sich nichts ändern. Auch ohne Sex und ohne Kinder. Es gibt künstliche Befruchtungen, falls wir tatsächlich doch mal Kinder wollen. Oder man kann die Sterilisation rückgängig machen. Obwohl Kinder momentan das Letzte sind, woran ich denke. Erst einmal will ich dich zurückhaben.«

»Ehrlich? Du würdest auch ohne Sex bei mir bleiben?« Ein leichtes Schmunzeln stahl sich auf seine Lippen, das mich an den alten Nate erinnerte.

»Natürlich, du Vollidiot!« Ich lächelte. »Auch wenn es sehr schade wäre.« Er stieß Luft aus, sein Lächeln verschwand. »Meine Gefühle zu dir machen mir auch Angst, aber sie machen mich auch stark. Und lebendig.« Ich würde es ihm so lange versichern, bis er es endlich verstand.

»Denkst du, du kannst Geduld mit mir haben? Ich werde es vermutlich nicht schaffen, von heute auf morgen ...« Wieder hielt er inne, schloss kurz die Augen. Als er sie wieder öffnete, sah ich zum ersten Mal, seit ich hier war, ein wenig Hoffnung darin. »Aber ich werde mir Mühe geben. Ich kann nicht mehr ohne dich sein. Ich will dich. Für immer. Die ganze Nacht habe ich wachgelegen, wusste, du bist nur wenige Meter von mir entfernt. Habe über das nachgedacht, was du mir an den Kopf geworfen hast. Warum ich mich getrennt habe. Habe versucht, herauszufinden, ob ich egoistisch genug bin, dich trotz allem zu wollen. Mich und mein Glück über deins zu stellen. Weil ich dachte, du findest dein Glück nur ohne mich. Dabei können wir nur zusammen glücklich sein. Statt mich all dem zu stellen, habe ich mich versteckt. Vor dir. Vor mir. Vor Mom. Vor der Erkenntnis, dass Liebe nichts mit Opfer zu tun hat. Und dass du allein entscheiden darfst, was mit deinem Leben passiert. Vor meinen Gefühlen. Und meinen Gedanken. Denn hätte ich nur einmal richtig nachgedacht, hätte ich zugeben müssen, dass ihr alle recht habt. Dass ich euch brauche. Auf verschiedenste Art. Und dass das in Ordnung ist. Aber ich war noch nicht so weit. Ich wollte nicht so leben.« Er zeigte auf sich, schluckte, schaute für ein paar Sekunden aus dem Fenster. Seine Hand fiel kraftlos in seinen Schoß. Dann fuhr er fort: »Du hast was Besseres verdient. Davon bin ich immer noch überzeugt. Aber ich habe dich so vermisst, Süße. Es gab Tage, da habe ich es kaum ausgehalten und wäre lieber tot gewesen, als ohne dich zu sein. Trotzdem, die Vorstellung, dass du nur noch für mich da sein könntest, dein Leben vernachlässigst, mich behandelst wie meine Mom oder Carla, vielleicht sogar aus Mitleid oder Pflichtgefühl, das hielt ich genauso wenig aus. So wollte ich nicht für dich sein«, wiederholte er. »Und da ich nichts an meinem Zustand, meinem Arschlochkörper ändern kann, dachte ich, du lebst besser ohne mich weiter. Nur, es funktioniert nicht, wie wir sehen.« Er spielte abwesend mit meinen Fingern. »Als ich dich gestern gesehen habe, da ist alles über mir und in mir zusammengebrochen. Es war einfach zu viel. Solange du nicht da warst, konnte ich mir einreden, ich hätte richtig gehandelt. Jetzt geht das nicht mehr. Ich brauche dich. Weil ich dich liebe.« Seine eigentlich harmlosen Berührungen fühlten sich so intensiv an, brachten mein Herz dazu, wieder wirklich zu schlagen, Blut und Lust rauschten durch meine Adern wie die letzten Wochen nicht mehr, in denen ich genauso tot gewesen war wie Nate. Am liebsten hätte ich ihn auf der Stelle bestiegen und mich mit ihm verloren. Alles vergessen, was war. Trotzdem mahnte ich mich zu der Geduld, die er sich von mir erhoffte.

»Ich habe so viel Geduld wie nötig. Vergiss nicht, ich bin Buddha, wenn es ums Aushalten von Spinnereien geht.«

Er lachte tonlos. »Es tut mir leid«, fügte er leise hinzu.

Unbemerkt hatte ich mich ein wenig aufgesetzt, hatte er sich ein wenig vorgebeugt. Unsere Gesichter hatten sich angenähert, so dass wir nur noch wenige Zentimeter voneinander getrennt waren. Sein warmer Atem strich über meine Haut. Er kam mir entgegen, zögernd, zweifelnd, aber unausweichlich wurden wir voneinander angezogen. Wir gehörten zusammen. Wenn er es nicht wusste, unsere Körper bewiesen es uns.

Sanft senkten sich seine Lippen auf meine, bewegten sich aber nicht, warteten, bis ich ihm erlaubte, weiterzugehen. Baten mich stumm um Vergebung. Ich öffnete meine Lippen, schob meine Zunge in seinen Mund und lud ihn in mich ein, lud ihn ein, sich mir erneut zu schenken. Hieß ihn in meinem Leben, meiner Seele, meinem Herzen, meinem Körper willkommen. Mit allen Konsequenzen. Er stöhnte, seine Zunge schnellte vor und umschlang meine, begrüßte mich ebenfalls zurück. Minutenlang küssten wir uns nur, schmeckten die Verzweiflung und die Liebe und die Hoffnung und die gegenseitigen Entschuldigungen und unausgesprochenen Worte und Versöhnung.

Mein Herz pochte nur für ihn.

Bumm. Bumm. Bumm.

Liebe. Liebe. Liebe.

Nate und Morgan. Nate und Morgan. Nate und Morgan.

Ohne meinen Mund von seinem zu lösen, kletterte ich rittlings auf seinen Schoß. Seine Hände zitterten, als er den Knoten meines Handtuchs löste und es mir abstreifte. Ich packte den Saum seines Shirts und zog es hoch, entblößte seinen harten Bauch, den ich so liebte. Unendlich zärtlich streichelte er meine Brüste, unterbrach unseren Kuss, entledigte sich des lästigen T-Shirts und betrachtete mich mit seiner ganzen Liebe. Beide atmeten wir schwer. Die Erregung, die Liebe und der angestaute Schmerz der letzten Wochen pulsierten zwischen uns.

»Wie gern würde ich jetzt mit dir schlafen. In dir sein«, keuchte er. »Aber ich fürchte, ich schaffe das heute nicht. Ich bin zu schwach.« Er rieb sich übers Gesicht und gab ein gequältes Geräusch von sich.

»Ich kann warten«, versicherte ich. Mein Körper allerdings war da anderer Meinung. »Komm erst wieder zu Kräften. Wir haben noch unser ganzes Leben Zeit für Sex. Sex ist nicht alles.«

Er küsste mich entschuldigend und verzweifelt, schwach und leidenschaftlich. »Ja, das haben wir«, bestätigte er.

Zusammen rutschten wir auf der Matratze nach hinten. Ich half ihm, seine Klamotten auszuziehen, und nackt drängten wir uns aneinander, klammerten uns am anderen fest. Versicherten uns stumm, uns nie wieder loszulassen.

»Du liebst mich also nicht nur wegen meines Körpers?«, hakte er nach. Wieso war er so unsicher?

»Nein, du Doofie.« Mit dem Finger tippte ich ihm auf die Stirn. »Ich dachte, du wärst schlauer.«

»Tja, so kann man sich täuschen«, sagte er, wieder in resigniertem Ton.

»He, nicht wieder grübeln.« Er lächelte gequält. Ich küsste ihn, hoffte sehnlichst, dass seine Zweifel endlich verschwanden. »Hauptsache, du kommst wieder mit mir zurück.«

»Lieber heute als morgen.« Er drückte einen Kuss auf meinen Mundwinkel und zog mich noch fester in seine Arme, bis wir zu einer einzigen Person verschmolzen. »Ich war ganz schön blöd, oder?«, fügte er hinzu.

»Kann ich die Aussage verweigern?«

Wieder lachte er. Diesmal ehrlich fröhlich. Vermutlich würden wir noch eine Weile mit seinen Stimmungsschwankungen zurechtkommen müssen.

Aneinander geschmiegt schliefen wir ein.

Zwei Stunden später wachten wir in derselben Stellung auf. Nate stöhnte, machte sich frei und rappelte sich auf. Er setzte sich an den Bettrand und streckte sich.

»Tut mir leid. Mir tut alles weh. Nur deswegen lasse ich dich los.« Er rieb seine Gliedmaßen. »Ich muss dringend wieder anfangen zu trainieren.« Mühsam stand er auf und schlurfte ins Bad. Er wirkte müde und ausgelaugt wie ein alter Mann. Ich hörte ihn pinkeln und die Spülung und wie er sich die Hände wusch. Dann schlüpfte er wieder zurück zu mir unter die Decke und ich kuschelte mich an ihn.

Träge streichelten wir uns, küssten uns, hielten uns am anderen fest.

»Das war einfacher als gedacht, dich zu überzeugen, wieder mit mir zusammen zu sein«, murmelte ich glücklich. Mein Kopf lag auf seiner Brust, mein Finger zog Kreise um seine Brustwarze.

Er schaute an die Decke, seine schlaffe Hand lag auf seinem Bauch, mit dem starken Arm presste er mich an sich. »Findest du? Eine andere Frau wäre nicht so geduldig gewesen, so lange, wie ich gebraucht habe, bis ich es endlich kapiert hatte.«

»Ich bin eben keine andere Frau. Außerdem liebt dich auch keine andere so wie ich.«

»Hm«, brummte er bloß.

Ich stützte mich auf meinen Ellbogen, damit ich ihm in die Augen sehen konnte. »Und was hast du kapiert? Ich will es hören.« Er murmelte irgendwas. Ich beugte mich mit gerunzelter Stirn vor. »Wie bitte? Tu nicht so, als würde deine Stimme versagen. Vorhin hast du ganz deutlich gesprochen.«

»Dass Liebe alles schafft«, brummte er. »Oder sowas in der Art. Quäl mich nicht. Bitte.«

»Na gut. Ich bin gnädig. Aber wehe, du spinnst noch einmal so rum. Dann sorg ich dafür, dass du wieder einen Katheter gelegt bekommst und häng dich daran auf.«

Er verzog vor imaginären Schmerzen das Gesicht und schüttelte entrüstet den Kopf. »Versprochen.« Sein Blick wurde wieder ernst. »Nein, im Ernst. Ich habe es verstanden. Ich lasse dich nicht mehr gehen.«

»Darf ich dir in Zukunft auch helfen, wenn es dir schlecht geht? Oder wenn du stolperst? Oder dich wieder vollkotzt?«

Er seufzte und nickte. »Ja, darfst du.« Ich spürte, wie schwer ihm das fiel, obwohl er versuchte, es zu verbergen. »Darf ich mich jetzt trotzdem alleine anziehen und ohne Hilfe zum Frühstück laufen? Und ich kann auch selbst meinen Kaffee umrühren und meinen Toast schmieren.« Er lachte und quälte sich umständlich aus dem Bett, während ich die Augen zusammenkniff und ihn mit meinem Laserblick vierteilen wollte. Das funktionierte nicht, was ja im Grunde gut war. Schließlich wollte ich ihn in einem Stück.

Er öffnete meine Tasche, zog wahllos eine Bluse heraus und warf sie mir zu. »Komm, Süße, zieh dich an, damit wir Brian und Silvie die frohe Nachricht überbringen können.«

Er selbst stieg in seine Pyjamahose und schlüpfte in sein Shirt, ich dagegen beobachtete ungeniert, wie sich seine Rückenmuskeln bewegten, statt mich ebenfalls anzuziehen. Zwar wirkte er besser als gestern, stand und bewegte sich aber immer noch unsicher. Er war eindeutig noch stark angeschlagen.

Er hielt inne und sah mich an. Ein Lächeln breitete sich auf seinem wunderschönen Gesicht aus.

»Was ist?«, fragte ich.

»Du bist fantastisch. Und ich liebe dich so. Ich frage mich gerade, wie ich so verbohrt sein konnte.«

Das wollte ich auch gerne wissen, aber ich schwieg, glücklich über unsere Versöhnung und die Aussicht auf unsere tolle gemeinsame Zukunft.

Er humpelte zu mir, legte sich auf mich und stützte sich seitlich von mir ab. Dann küsste er mich wortlos.

Ich schmeckte ihn. Und Liebe. Und eine Million Entschuldigungen. Für jede Minute, die wir getrennt waren oder in denen er mich angelogen hatte, eine. Seine Lippen waren ein Versprechen auf das, was uns erwartete und mein Herz quoll über von Liebe zu diesem Mann.

Nachdem wir uns voneinander gelöst und ich mich angezogen hatte, stiegen wir Hand in Hand die Treppe hinunter, dem leckeren Kaffeegeruch, dem Lachen von Brian und seiner Familie und unserem gemeinsamen Leben entgegen.

Ein Jahr später

Nate

In meinem neuen Anzug sitze ich auf diesem unbequemen Stuhl hinter dem kleinen wackeligen Tisch, der nur von einer schummrigen Leselampe beleuchtet ist. Harold´s Buchladen ist voll besetzt. Die Regale sind zur Seite geschoben, Stühle und Hocker aufgestellt, einige Menschen lehnen an den Wänden oder stehen im hinteren Teil des Ladens, weil es keine freien Sitzplätze mehr gibt. Sicher an die hundert Leute sind gekommen, um mir zuzuhören, wie ich aus meinem Buch lese. Meine allererste Lesung nach dem Erscheinen von *Trinopolis*. Sogar mein Agent und mein Verleger sind da. Dazu Reporter, zum Teil von weit angereist, der Bürgermeister von Minot und die hiesige Kulturbeauftragte. Ich habe darauf bestanden, dass meine Lesetour hier in Minot, in genau diesem Buchladen beginnen soll. Von hier aus geht es durchs ganze Land, in große und kleine Lesesäle. Brian steht mit Silvie und seinen beiden Kindern Emma und dem kleinen Benjamin bei meiner Mom und unterhält sich mit ihr. Dad holt etwas zu trinken. Parker lungert mit ihrer Freundin Gwen auf den Stühlen in der ersten Reihe herum, direkt neben Donovan, der ausnahmsweise kein Mädchen dabeihat. Als Ausgleich hat er sich heimlich Alkohol aus einem Flachmann in seine Coke gegossen. Ich werde ihn nicht verpetzen. Tristan hält verliebt grinsend die Hand seines Mädchens und küsst sie immer wieder. Bevor er mit ihr zusammengekommen war, hatte er mich gefragt, wie er sie am besten ansprechen könnte. Weil ich ja so ein Beziehungsexperte bin ...

Trotz der vielen Zuhörer und den Vertretern aus Presse und Kultur interessiere ich mich nur für einen einzigen Menschen hier im Raum.

Meine Morgan. Mit vor Freude und Aufregung geröteten Wangen wuselt sie zwischen den Gästen herum, begrüßt VIPs und Zuhörer und gibt jedem das Gefühl einzigartig und willkommen zu sein, wie nur sie es kann. Sheila, deren Aufgabe das eigentlich wäre, schmeißt sich derweil an den Sohn des Bürgermeisters ran, der auf ihr Anbiedern grinsend eingeht und sich von ihr befummeln lässt. Sicher verschwinden sie in den nächsten Minuten zusammen.

Nur wenige Monate nachdem Morgan mich aus New York nach Hause geholt hatte, fand mein Agent einen Verlag für *Trinopolis*. Keiner der ganz großen, dazu ist es zu wenig Mainstream, aber renommiert genug, um landesweit in den Buchhandlungen ausgelegt und in den Medien besprochen zu werden. Es gibt bereits Verhandlungen zu meinen weiteren Büchern und einem ganz neuen Projekt. Gemeinsam mit meinem Agenten und den zuständigen Lektoren im Verlag habe ich einen Plot ausgearbeitet, der massentauglich genug ist, um hohe Verkaufszahlen erreichen zu können, aber immer noch meiner, was Stil, Thema und die nicht eindeutige Zuordenbarkeit zu einem bestimmten Genre betrifft.

Morgans und mein Blick treffen sich und sie lächelt mir liebevoll zu. Sie sagt etwas zu ihrem momentanen Gesprächspartner, einem alten Mann mit hellem Leinenanzug und Gehstock.

Dann kommt sie zu mir. Sie küsst mich kurz, streicht über meinen Rücken und beruhigt mich allein durch ihre Liebe und ihre Anwesenheit. Ins Wasserglas vor mir hat sie ein paar Tropfen meines Cannabinoids getan, gerade so viel, dass ich nicht müde, aber entspannt bin. Mittlerweile kennt sie sich mit meinen Medikamenten besser aus als Mom.

Es war leichter als befürchtet, mich auf ihre Hilfe einzulassen. Denn zu keinem Augenblick gibt sie mir das Gefühl, schwach oder hilflos zu sein. Sie versorgt mich mit einer Selbstverständlichkeit und einer Hingabe, wie sie es auch bei Parker, Tristan, Donovan und ihrem Dad tut. Weil sie uns liebt und nicht aus Pflichtgefühl heraus. Wie konnte ich nur jemals etwas anderes denken? Dass sie mich als ganzen Mann liebt und begehrt, beweist sie mir oft.

Doch nicht nur wegen unseres fantastischen Sex liebe ich sie so wahnsinnig. Sondern weil sie Morgan ist. Endlich habe ich verstanden, dass sie *mich* liebt und nicht das, was ich glaubte, für sie sein zu müssen.

Nach unserer Rückkehr aus New York begleitete sie mich zum Training und übte auch zuhause so lange mit mir, bis ich wieder den Zustand von vor meinem Zusammenbruch erreichte. Über das Thema eigene Kinder sprechen wir nicht mehr. Ich vertraue darauf, dass Morgan mich schon informieren wird, wenn sie sich welche wünscht. Noch bin ich nicht bereit dafür, mir komplett einzugestehen, wie normal ich trotz allem bin und wie unbelastet ich mein Leben und meine Beziehung führen kann. Aber ich gebe mir Mühe.

Meine Tantiemen werde ich sparen, damit Morgan und ich irgendwann zusammenziehen können. Die immer noch getrennte Wohnsituation ist das Einzige, was unser Glück etwas trübt. Aber anders ist es im Moment noch nicht möglich.

Die meiste Zeit verbringe ich ohnehin bei Morgan. Mittlerweile sind alle in mein Krankheitsbild eingeweiht und gehen so ungezwungen damit um, dass ich mich manchmal nur wundern kann. Alle nehmen Rücksicht auf mich, nicht auf die unangenehme Weise, sondern auf eine, bei der man sich geliebt und beschützt fühlt. Sie schleichen nicht auf Zehenspitzen um mich herum, das Chaos dort herrscht nach wie vor, aber sie lassen mich in Ruhe, wenn mir alles zu viel wird. Bald habe ich hoffentlich genug Geld, um für mich und meine neue Familie ein größeres Haus zu mieten oder sogar zu kaufen. In meiner Wohnung bin ich im Grunde nur noch zum Arbeiten. Oder um mich zurückzuziehen, wenn ich schlechte Phasen habe, die natürlich nach wie vor existieren. Und mich immer begleiten werden. Aber mit Morgan sind sie nun leichter zu ertragen.

Morgan richtet sich auf, klatscht in die Hände und räuspert sich. Einige Köpfe wenden sich ihr zu, aber erst, als sie »Guten Abend an alle« ruft, verstummen die Gespräche. »Guten Abend«, wiederholt sie und lächelt in die Menge. »Ich freue mich, dass Sie alle heute hier zu unserer Lesung erschienen sind. Ich darf Ihnen Nate Flannagan vorstellen, einen aufstrebenden jungen Schriftsteller, der uns heute aus seinem Debütroman *Trinopolis* vorlesen wird.«

Den Rest blende ich aus. Ich konzentriere mich auf ihre wiegenden Hüften, ihre mittlerweile wieder längeren, weichen Haare, die sich leicht bewegen, auf ihre beruhigende Stimme und die Verbindung, die unauslöschlich zwischen uns wabert.

Ich liebe sie wie verrückt. Sie ist meine Muse, meine Geliebte, meine Seelenschwester, meine beste Freundin, meine Retterin, meine Süße. Die Frau, die mich verstehen hat lassen, was Liebe ist. Dass Hingabe kein Verzicht ist.

Als Morgan am Ende ihrer Vorrede angelangt ist, lächelt sie mir aufmunternd zu. Ich trinke einen Schluck Wasser, hole tief Luft, schlage die markierte Seite in meinem Buch auf und beginne zu lesen.

Während der ganzen Lesung weicht Morgans Blick nicht von mir, gibt mir die Kraft und den Mut, die ich so dringend benötige.

Morgan, meine Liebe und das einzige Medikament, das mich jemals wirklich heilen kann.

Danke

Ein neues Projekt zu beginnen, ist immer spannend. Vor allem, wenn es sich dabei um eine neue Reihe handelt. Aber es macht auch viel Spaß, sich in neue Figuren, neue Orte und neue Konstellationen hineinzudenken und hineinzufühlen. Dabei gibt es immer Charaktere, bei denen es leichter, und andere, bei denen das schwerer fällt. Obwohl ich selbst Gott sei Dank gesund bin, konnte ich Nates Zweifel und Gefühle gut nachvollziehen. Hilflos zu sein, ist furchtbar, das wünsche ich niemandem. Sich dabei nicht aufzugeben fordert Mut und Stärke. Ich wünsche euch, dass ihr beides nie verliert. Gebt euch nie auf, egal wie aussichtslos alles manchmal scheinen mag.

Diesmal möchte ich mich bei meinem Papa bedanken, der mich von seiner Wolke aus immer unterstützt. Durch seine Liebe konnte ich meinen eigenen Weg finden und gehen. Danke auch an meine Mama, die mir die Lust am Lesen vererbt hat und immer für mich da ist.

Danke an meine vier Männer: meinen Mann, der meine Launen (fast immer) klaglos erträgt, zum Beispiel, wenn ich mal wieder so in meiner Geschichte drinstecke, dass er wegen meiner Protagonisten zurückstecken muss. Meinen Sohn, der mir zum Geburtstag Liebesromane schenkt und meine Büchersucht teilt. Und meine zwei Kater. Wenn sie nicht gerade draußen unterwegs sind und mir Mäuse bringen (die ich leider nicht essen mag), leisten sie mir beim Schreiben Gesellschaft und erinnern mich mit kläglichem Hungermiauen daran, auch mal Pause zu machen.

Danke an Sabine, die nicht nur eine meiner ältesten und besten

Freundinnen ist, sondern praktischerweise auch promovierte Neurologin, und die mich bei allen Fragen zu juvenilem Schlaganfall und seinen Folgen fachmännisch beraten hat.

Danke an meine wunderbare Testleserin Triggermaus, die mir immer ehrlich sagt, wenn etwas nicht passt.

Wie immer Danke an das wunderbare Team von Forever und dass ich Teil davon sein darf.

Alles wird gut, auch wenn es nicht immer gleich danach aussieht. Ihr müsst nur daran glauben.

Besucht mich auf meiner Webseite www.christiane-boessel.de, auf Instagram autorin_christianeboessel oder auf Facebook. Ich freue mich über jeden Kommentar, den ihr zu meinen Büchern hinterlasst.

Liebste Grüße,
Christiane Bößel